U0233191

皮肤美容与护理

主　编　王聪敏　杨蓉娅

副主编　刘　畅　李　烨　周双琳　龚丽娟

编　者（按姓名汉语拼音排序）

安俞熙　敖俊红　陈飞跃　樊　昕　高　洋
龚丽娟　国　晶　李　娜　李　烨　李海涛
李慧莉　刘　畅　刘　丹　刘丽红　马继红
祁子煊　宋艳超　隋志甫　田欢欢　王爱华
王聪敏　魏　薇　吴　冕　吴艳丽　吴英英
夏志宽　徐晓敏　闫　娜　杨蓉娅　姚美华
余明莲　袁　越　张　华　张佳丽　周双琳
庄新颖

北京大学医学出版社

PIFU MEIRONG YU HULI

图书在版编目（CIP）数据

皮肤美容与护理 / 王聪敏 , 杨蓉娅主编 . – 北京：
北京大学医学出版社 , 2018.1（2022.9 重印）
ISBN 978-7-5659-1720-2

Ⅰ . ①皮⋯　Ⅱ . ①王⋯ ②杨⋯　Ⅲ . ①皮肤—美容术
②皮肤—护理　Ⅳ . ① R622 ② TS974.1

中国版本图书馆 CIP 数据核字 (2017) 第 291475 号

皮肤美容与护理

主　　编：王聪敏　杨蓉娅
出版发行：北京大学医学出版社
地　　址：（100191）北京市海淀区学院路 38 号　北京大学医学部院内
电　　话：发行部 010-82802230；图书邮购 010-82802495
网　　址：http：//www.pumpress.com.cn
E — mail：booksale@bjmu.edu.cn
印　　刷：北京信彩瑞禾印刷厂
经　　销：新华书店
责任编辑：李　娜　责任校对：金彤文　责任印制：李　啸
开　　本：787 mm×1092 mm　1/16　印张：23　字数：540 千字
版　　次：2018 年 1 月第 1 版　2022 年 9 月第 2 次印刷
书　　号：ISBN 978-7-5659-1720-2
定　　价：160.00 元

主编简介

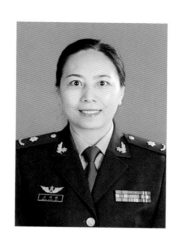

　　王聪敏，1971年出生，本科，主任护师。现任解放军总医院第七医学中心全军皮肤损伤修复研究所护士长、《实用皮肤病学杂志》和《中国美容整形外科杂志》编委、中国整形美容协会护理分会会长、中华医学会医学美学与美容学分会美容护理与咨询管理学组组长。

　　先后发表学术论文140篇，主编及参编专业书籍28部，获批专利12项，参与基金课题7项。获得军队和地方科研奖一等奖、二等奖、三等奖共6项。牵头制定团体标准1项。

　　荣获个人三等功2次、原北京军区优秀护士2次、解放军总医院优秀护士长2次、优秀党务工作者1次、基层先进医务工作者1次。荣获集体三等功5次、先进基层单位3次、先进基层党组织3次。

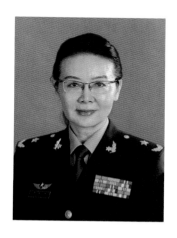

杨蓉娅，1958 年出生，博士，主任医师，教授，博士生导师，专业技术少将军衔，享受国务院特殊津贴。现任解放军总医院第七医学中心全军皮肤损伤修复研究所所长、皮肤科主任、国家临床重点专科（军队项目）学科带头人。第八、九、十、十一届全国人大代表。

先后承担国家及军队科研课题 21 项，发表学术论文 496 篇，主编及参编专业书籍 35 部；获得军队和地方医学科技成果奖 19 项，获得国家（实用新型）发明专利 24 项；创办了国家级专业学术期刊《实用皮肤病学杂志》并任总编。

学术任职：泛亚地区面部整形与重建外科学会中国分会副主席，中国整形美容协会副会长兼微创与皮肤整形美容分会、激光美容分会副会长，中国女医师协会副会长，中华预防医学会皮肤病与性病预防与控制专业委员会主任委员，中华医学会医学美学与美容学分会候任主任委员，全军皮肤病专业委员会主任委员，中华医学会皮肤性病学分会常委兼医学激光学组组长，《中华医学美学美容杂志》副总编，《中华皮肤科杂志》《中国皮肤性病学杂志》《临床皮肤科杂志》《感染、炎症、修复》《中国真菌学杂志》《解放军医药杂志》等 10 余本学术期刊编委。

所获荣誉：第五届"全国十佳优秀科技工作者"称号，"全国妇女创先争优先进个人"称号，中国首届五洲女子科技奖——临床医学科研创新奖，全军首届杰出专业技术人才奖，全国"三八红旗手"称号，国之名医·卓越建树奖，中国首届美行业科技人物"终身成就奖"，中国女医师杰出贡献奖，解放军医学院教学先进个人、优秀医学专家，获得中央军委授予的荣誉称号 1 次，荣立个人二等功 2 次、三等功 1 次，所带领的全军皮肤损伤修复研究所于 2011 年被全国妇联授予"全国三八红旗集体"称号，荣立集体三等功 4 次，先进党支部、先进基层单位和先进科室等 11 次。

序　言

　　随着我国社会经济的快速发展、人民生活水平的不断提高，近年来，皮肤美容发展迅速，人们爱美、求美的需求日益增加，已经成为人们日常生活中最为关注的热点和焦点之一。因此，各种皮肤美容技术不断出现，不仅解决了求美者的各种需求，也对美容皮肤科学的学科发展起到非常重要的推动作用。皮肤美容护理是美容的关键与核心，而治疗前、后以及治疗过程中的皮肤护理对皮肤美容治疗后的快速恢复和减少不良反应起着非常重要的作用。

　　目前，系统介绍皮肤美容技术以及应用过程中皮肤护理的专著和参考用书较少。因此，我们汇集了在皮肤美容诊断、皮肤美容治疗、皮肤美容护理以及从事普通护理多年的权威专家、教授、护理部主任、护士长和资深护师编纂了这本书，旨在系统介绍各种皮肤美容治疗技术以及配套的皮肤护理措施，将皮肤美容的诊断、治疗、护理有效整合，使患者的治疗达到一个更完美的效果。

　　本书经多轮讨论、多次修改，最后定稿，内容详实，涉及面广，涵盖了目前已有的绝大多数皮肤美容治疗技术以及相应的医美护理，如激光和光电美容技术与护理、注射填充技术与护理、皮肤中医美容技术与护理、皮肤外科手术、手术麻醉与护理，以及当前最流行和最热门的水光针、微针、埋线等美容技术与护理，特别是还增加了皮肤美容的心理护理，因为皮肤美容不仅仅是容貌的问题，还会影响患者的心理健康，因此对患者的治疗要身心兼治、统筹兼顾。

　　本书主要适用于从事医美行业的医生、医学生、护理人员、技师、咨询人员等，也适用于广大医美爱好者，希望能成为他们工作和生活中一本有用的参考书。

　　在本书编纂过程中，主编王聪敏、杨蓉娅从本书编纂的筹划、人员组织、内容设计、各章节内容的把关与校稿，都付出了大量的心血。为了尽量减少错误，全书由多名编者共同编辑、交叉校对完成，在此我代表主编对全体编者表示衷心的感谢。由于水平有限，书中难免会有错误，请读者朋友不吝赐教。

李世荣

第三军医大学西南整形美容外科医院

前　言

随着人们的求美需求日渐增加，皮肤美容行业迅速发展，各种美容技术层出不穷，几乎一到两年就有一种新的美容技术问世，临床治疗手段极为丰富，但是仍然无法满足求美者的需求。除了与求美者的期望值过高、美容技术自身发展仍不足有关，与美容治疗过程中以及治疗后相应的护理措施配合不到位也有很大关系。由于皮肤美容学科发展时间比较短，人们更侧重于各种美容治疗技术的应用，对应用过程中的配套护理缺乏足够的重视，操作不规范的问题突出，使求美者的治疗效果大打折扣，甚至在治疗过程中和治疗后出现一些完全可以避免的不良反应，不仅给求美者造成了经济损失，还给他们带来了很大痛苦。

解放军总医院第七医学中心全军皮肤损伤修复研究所有多年从事皮肤病、皮肤激光美容、皮肤整形美容、皮肤中医美容和医美护理的专家、教授、护士长、资深护师，在皮肤美容治疗及美容护理方面有非常丰富的经验，不仅对各种美容治疗技术的应用非常熟悉，而且对应用过程中常见的不良反应、并发症以及相关问题进行了很好的积累和总结，并在临床上进行了多年的实践，极大地提高了治疗效果，大大减少了治疗中及治疗后出现的不良反应和并发症，取得了很好的社会效益和经济效益。为此，我们编纂了《皮肤美容与护理》一书，将我们多年的积累和体会进行了系统总结、归纳，以便更多从事医疗美容、美容护理的医护人员和更多的求美者受益。本着客观、准确、实用的原则，我们对内容设计、写法、分工、读者对象等相关细节进行了多次研讨，将当前常用的、先进的皮肤美容治疗技术以及相应的护理措施很好地结合起来，系统阐述了各种皮肤美容治疗技术治疗前、治疗中和治疗后的护理基本理论、操作规范和注意事项等。全书深入浅出，以实用为主，以指导临床护理实际工作为目的，为广大从事医美工作的医护人员提供了很好的参考。

美容皮肤科学是一门新兴学科，很多方面还在探索中。编者在各章节相关内容中加入了很多经过实践得出的见解和经验，希望能起到抛砖引玉的作用。

由于编者水平有限，编写时间匆忙，难免会出现错误，敬请广大读者和同道批评指正。

特别要感谢为此书付出了巨大努力的常务编委刘畅、李烨、周双琳等人。感谢各位编者在工作之余为本书付出的辛勤劳动。最后祝愿我们的皮肤美容护理事业蓬勃发展！

王聪敏　　杨蓉娅

目　录

01

第一章
绪　论

第一节　皮肤美容护理发展历史

一、护理的概念及其发展简史

19世纪中叶，在西方某些发达国家创立了"护理"这一概念。我国在秦汉前后称护理为"服侍"，西方从近代开始称为"看护"。

1. 服侍　国内外最早都是医护不分，简单的治疗性护理都是由医生兼作（例如采药、煎药、给药等）。以后，有些教堂、庙宇、寺院等兴起慈善事业，空出房屋收容远道而来烧香、朝拜的信徒患者。之后，有些民间或军队首领效仿上述做法，选用空屋收容伤病员，集中治疗伤病员或隔离传染病患者。因为这种"服侍"主要是帮助患者的饮食、起居、服药，直到中华人民共和国成立之后，还有少数人认为护理是服侍人的事，因而不大热爱护理工作。

2. 看护　公元前后，古印度、古希腊、古罗马等开始兴办慈善性的医疗机构，负责收容生病的奴隶、士兵、远道朝圣的信徒，开始固定一些未经培训但愿意做善事的男女人员，专门从事帮助患者进食、饮水、服药等工作，并根据病情需要，按照医生提出的方法，给伤病员做冷、热敷，包扎伤口，变换体位等简易的治疗。后来，这种简易的医疗实践活动被称作"看护"。这也延续到中华人民共和国成立之后，特别是在军队中应用，设有"看护员""看护长"等岗位。

3. 护理　1859年，英国的南丁格尔在总结当时克里米亚战争战伤救护工作的基础上，正式提出"护理"的概念。其含义是"负责人们的健康，以及把人置于最佳状态，待其自然康复"。1922年，国际红十字会在日内瓦开会，正式接纳中国护士会为第十一名会员国。1924年，由中国护士伍哲英担任中华护士会理事长；1936年改名为中华护士学会；1964

年改名为中华护理学会。1941—1942 年，中华护士学会在延安成立分会。毛泽东为大会题词："护士工作有很大的政治重要性"和"尊重护士，爱护护士"。延安分会的成立推动了护理学术和护理质量的提高，促进了中国当代护理学的发展。

4. 中华人民共和国成立后，随着卫生事业的发展，我国护理工作进入了一个新的时期。1985 年经卫生部（现称国家卫生和计划生育委员会）批准，成立了护理中心，以加强对护理工作的领导、监督和指导，进一步取得了世界卫生组织对我国护理学科发展的支持。随着医学科学的发展和社会的进步，医学模式已由生物医学模式转变为生物 - 心理 - 社会医学模式。护理学的地位、任务、作用和目标也随之发生了很大的变化。护士既是治疗疾病的合作者，又是预防疾病的宣传者，还是家庭护理的教育者和社区护理的组织者。护士专业化和多面手的完美结合将使以患者为中心的护理得以进一步发展，护理的目标不仅是满足患者生理上的需求，还着眼于患者心理的平衡、社会的适应，所有这一切都标志着传统护理向现代护理的过渡。

二、美容专科护理的发展

爱美之心，古今中外，人皆有之。美容外科作为学科理论体系出现于 19 世纪初，1907 年由 Milles 编著的美容外科专著出版。美容外科萌发过程中，在西方受到"人是上帝创造的，在人身上做手术是对上帝的不恭"的宗教观的反对，在中国受到"身体发肤，受之父母，不敢伤毁也"的封建礼教的阻挠，故萌芽虽早，但发展缓慢。

中华人民共和国成立后，人民生活逐步改善，随着医学技术不断进步与发展，外来文化与生活方式的渗透，追求自身美的人越来越多，尤其是演艺人员、外事人员、喜好旅行和部分经济条件优越的青年男女，对形体与容貌美的需求更加迫切，在这种需求下，相关医疗技术应运而生。20 世纪 60 年代，我国现代美容科室开始孕育：一是最有代表性的医疗美容机构；二是条件较优的综合性医院皮肤科；三是条件较好的少数综合性医院的口腔科、眼科、理疗科等都设有"美容工作室"。

美容临床护理是刚刚兴起的一个新的护理专业，它包括美容医学诊疗护理、美容心理护理、美容医疗环境卫生管理、美容手术护理和美容护理记录等方面。其范围包含两个方面：一是辅助美容诊疗护理；二是美容保健护理，例如护肤、养颜、按摩、养生保健和心理协调、美容医疗环境美化以及美容文饰与修饰等美容护理技艺实施。以医学美学、护理美学的理论与护理技艺相结合，借鉴其他医学专业护理，特别是美容护理技艺与规范，总结现行的医疗美容的护理实践经验进行整理、加工、提炼，建立、健全美容护理学的理论体系，并不断加以补充和修改，使之逐步完善，形成一门新的护理学理论体系与技艺规程。在总结现行美容护理经验的基础上，逐步建立美容整体护理机制。

新的医学模式，即生物 - 心理 - 社会医学模式表明，人体的美丑形象或形态往往是生物 - 心理 - 社会综合性因素的产物。美容护理同样要求做到生物护理、心理护理和社会性护理三结合。所谓生物护理，主要指诸如辅助医学美容诊疗，给予求美者自我护理、自我保健的知识指导，安全有效地实施美容保健护理等；所谓心理护理，主要指做好求美者的心理咨询，纠正求美者过高的求美期望值，疏导求美者的心理障碍，调整求美者的消极情绪，提高求美者的自尊心等；所谓社会性护理，主要指给予住院的求美者妥善的生活关照和料理，做好基础护理工作，协调人际关系，尽可能地为求美者创造有利就医的心理，内、外可接受的环境等。

系统化整体美容护理是美容护理的一个空白，应该逐步建立和完善美容护理的技术操作规程。美容护理工作者应该通过自己的专业知识和技能为广大求美者维护、修复、塑造和增进内在美的品质和外在美的形象，而且应当遵循救死扶伤、防病治病、全心全意为人民服务的医学伦理原则以及至善至美的审美原则，把审美理想和道德情操结合在一起，形成坚定而高尚的敬业信念，使美容护理能高质量、高水平地为求美者提供安全、有效的服务。

（刘 畅）

第二节 美容护理人员职业形象和美学护理要求

一、职业形象

美容护理职业形象是美容医务人员职业形象在上岗期间的具体要求。护理从业人员应通过一定的方式、设施，运用正确的审美观点和审美标准，结合护理专业的特点，培养正确健康的审美观和审美情趣，提高自身的鉴赏水平，塑造良好的职业形象。

"素质"是指事物本来的性质。医美护理工作者的素质，是指美容护理工作者应当具有的职业本质或本色，包括他们应有的健康素质、文化与专业知识素质、思想品德素质等基本内涵。①美容护理工作者首先应具有良好的健康素质，体弱多病（尤其是患有传染性疾病）者，不适合从事美容护理工作。②美容护理工作者与其他医务人员一样，应具有中专毕业工作3年以上或大专以上护理专业知识水准，而且应具有与自己技术职务相当的美容医学相关技术操作技能，并能与时俱进，不断创立或运用新的相关美容技术。③美容护理工作者应具有以人为本，关爱和理解求美者的求美需要（动机与目的），并真心实意地为满足他们的求美欲望而提供安全有效的技术服务的思想品德。心灵美是做好整体护理工作的前提。心灵美是人的内心世界的美，是一种精神境界，它就像一面镜子，反映出护士美的心灵。护士在平凡的职业中，要不断升华自己的精神境界。护理学科的创始人南丁格尔十分重视护士的品德教育。她说："我们要求妇女正直、诚实、庄重。没有这三条，就没有基础，则将一事无成。"这说明一个护士要有心灵美，要有高尚的道德情操，热爱自己的护理工作。无论患者地位高低，都应一视同仁，给予同情和帮助。护士的心灵美是情感美、情操美、宽容美的综合体现。三者的总和，我们称之为美容护理工作者应当具有的职业素质形象美，给求美者以美容护理人员"素质"高的信任感。

二、气质形象

人的"气质"是指人"相当稳定的个性特点"，亦称"风度"，如活泼、直爽、沉静和浮躁等。①医美护理人员的活泼，非指如儿童般的蹦蹦跳跳，而是在自己的职业活动中表现出灵活、干练、主动、积极、自信的精神风貌。②医美护理人员的直爽，是指美容护理人员在职业活动中对人说话语言清晰、语气温和办事有条不紊、动作明快、机动灵活，给美容就医者以精明能干的美感。③医美护理工作者的沉静，表现在进行美容施术时，做到保持沉着、机智、不慌、不乱，施术操作敏捷、准确和对待性格暴躁的求美者，做到耐心、冷静、劝说与安慰，不与之对抗。④医美护理人员的"浮躁"，是指有些人在日常生活和工作时间表现出"轻浮急躁"。而我们美容护理工作者，尤其在美容操作时切忌轻浮急躁，必须严肃、认真、谨慎地进行技术操作和对待同事及求美者。任何形式的轻浮、急躁都可能导致技术操作失误，甚至导致事故发生，并可能使求美者见之产生厌恶乃至降低对美容施术者的信赖感。上述的总和可使求美者视之产生美容技术人员外在气质好的美感，使其对医方的信任度又增加许多。

三、职业体态形象

一个合格的护士，不仅要有丰富的理论知识、熟练的技术操作和高尚的道德品质，还要有良好的护士形象。形象美是护士素养的体现。形象美包括仪表美、姿态美、表情美。护士的仪表要端庄，服饰要整洁、大方得体；要有良好的坐、站、行走的姿态；要时刻注意自己的情绪与表情，要精神饱满，面带微笑。

这里所言的职业体态形象，是指美容护理人员的身体外观。美容护理人员的外观既有静态外观，又有动态外观，因而在谈美容护理人员身体外观时也必须谈到动姿和静姿。具体说，作为一个美容护理工作者，第一，他们的身高、体重、三围（胸围、腹围和臀围）都要符合或接近于人体美学所既定的体美参数，过于高于、低于、胖于或瘦于"体美参数"，就不很适合美容护理工作者的形体要求；第二，他们的眼睑、耳郭、鼻梁、口唇、眉形（尤其是这些器官的曲线度及其间距）都应符合或接近对称、均衡、协调、适度的审美要求；第三，美容护理工作者的坐姿应保持躯干挺拔、端正，两肩稍后展，两腿并拢稍后收，肩臂放松，避免双手叉腰的凶相出现；第四，他们在进行美容技术操作时，应当面带笑容，手法轻盈、准确，尽量避免或减轻由于操作力度过重而增加求美者的痛苦。以上几点可谓动态外观。美容护理工作者良好的身体外观形象，可使求美者产生一种亲近和愉悦感。

四、职业仪表形象

所谓职业仪表形象，是指美容护理工作者在进行职业活动的形象。美容护理工作者在上班前都应做必要的、适当的衣着整理和修饰。

护士的仪表应以庄重、典雅为美。护士时刻面对着生命的挑战和患者痛苦。护士的仪表美会让患者产生良好的第一印象。因此，护士应服装整洁、仪表端庄、举止稳重、面带微笑、风度优雅，表现出良好的精神风貌。

与其他医务人员一样，护士的工作衣帽应整齐统一，色泽应符合一般大众的心理和视觉要求。男士着白色工作衣帽，女士工作时的发型要整洁大方，梳理整齐，前额刘海以不遮盖眼、眉为度，头后部毛发不得披肩，更不许蓬头散发，一是避免污染，二是防止求美者见之不安甚至厌恶。如留有长发，应梳辫盘绕半圈形，并置于工作帽内。美容科护士的工作衣宜为连衣裙或衣裤分身装，多采用小高领、收腰并佩以宽窄适度的腰带，衣袖收口且松紧适度，显现护士的干练与整洁。手术护士衣帽宜是苹果绿色，冷色能使求美者镇定与冷静，有利于手术进行。护士在工作时应穿白色软底鞋，经常擦油，保持光泽清洁，但不得光脚穿鞋，穿肉色长袜，袜口不宜露出裙外。美容护理人员的仪表形象对求美者来说，也是审视某一医疗美容单位可信度的重要外观形象。如果某医疗美容机构工作人员不论男女，均衣冠不整、蓬头散发，都是一种丑态仪表形象，将影响求美者对该医疗美容机构的信任度。

五、在护理实施中的美学护理要求

美容科室临床护理就是对求美者术后体态美的维护和塑造的过程，稍有不慎就会导致美容外科手术效果受影响。

（一）护理用语美

语言美是护患间进行有效沟通的重要手段，在实际工作中，护士须高度重视语言的学习与提高，提高个人修养；善于使用语言进行交流，帮助患者恢复健康。护士不但要有熟练的操作技术，而且应具备广博的学识，要熟悉了解自己所接触的每一类患者，给予最恰当的语言交流。

护理用语是护理人员心灵美的体现，是心理治疗的基本手段之一。早在两千年前，伊朗医学家就说过："医生有三种治疗武器——语言、药物和刀。"明确地指出了语言是治疗疾病的重要手段，这对求美者也不例外。

护理用语美，是指护理语言的规范性、情感性和道德性。符合礼仪要求的日常护理用语有招呼用语，如"请""对不起"等，对于不同年龄的患者要给予尊称，如"老人家""小朋友"等，不可用床号称呼求美者。对于疼痛显著或术后出现不良反应者，则使用安慰用语，要使求美者听后获得依赖感和安全感。对新入院的求美者，护士应起立迎接，并护送求美者到医生身边并热情向求美者做各项介绍。求美者出院时，护士应送求美者到门口，用送别的语言向求美者告别，如注意手术后出现有何不适，请及时告诉我们。

在进行护理操作时，应使用解释用语。操作前，解释操作的目的和术中可能产生某种不习惯的感觉，护理人员要用熟练的护理技术尽量减轻求美者的不适；操作中，具体交代求美者配合的方法，并想方设法转移求美者注意力，或用鼓励性语言，增强其信心；操作后，应询问求美者的感觉，是否有什么不适，并向求美者介绍一些必要的注意事项以及感谢求美者的配合。

（二）护理操作美

现行的护理操作规程是前人总结出来，后人经过无数次的实践证明，并进行了不断的修改和完善得来的。因此，必须自觉遵守、严格执行。不少医疗事故的发生，主要原因在于有的医务人员无视操作规程而造成的。

（三）维护室内外环境美

基础护理中的形式美是护理活动中护理措施及环境外观的形式美。

护理工作应为美容就医者营造一个安全、宁静、整洁的环境，以满足就医者的生理、心理及治疗的需要。具体要求主要是：

1. 保持院内安静　凡与环境不协调的声音，求美者不需要的或感到不愉快的声音都是噪声。长时间受噪声骚扰会影响情绪，易产生疲倦和不安，甚至出现眩晕、恶心、失眠等。护理人员应尽量采取措施消除一切可能产生的噪声和噪声源。要做到开门轻、走路脚步轻，穿着软底鞋；讲话语音要轻，禁止任何人在工作区内大声喧哗和吵闹。

2. 保持工作区内环境整洁　一个合理的观察室，设备的陈设、床上用品的铺叠、墙的色彩、张贴物的大小和位置等都必须符合规范和要求。如床位与墙壁、床位与床位之间的距离，大单、中单等都应符合统一的尺度规定。

3. 保证受术人员居住舒适　室温过高、过低都会引起求美者的不适。如室温过低，求美者容易着凉；室内温度过高，会影响机体散热而使求美者感到烦躁。潮湿的空气则有利于细菌的繁殖，同时患者有闷热感，又可导致呼吸道黏膜干燥、咽痛、口渴。空气流通可降低二氧化碳及空气中微生物的密度。充足的光线有利于护理和观察求美者。色彩对人的情绪、行为及健康有一定的影响，留观室及走廊的墙壁、窗帘、卧具宜选择素雅的色彩。如绿色使人感到安静、舒适；奶黄色给人柔和与宁静感；浅蓝色则使人心胸开阔等。

为患者创造一个整齐、清洁、舒适、安静、安全的修养环境，有助于增强患者对医院的信任感和战胜疾病的信心。通过各种护理手段，可保持患者躯体整洁，恢复各系统功能，维护患者自尊，满足患者基本需要，从而维护人体美。护理美学的建立体现了护理实践中的人文关怀，有利于展示护士高品质、高修养、高素质形象。

（刘　畅）

02

第二章
皮肤美容基础理论

第一节　皮肤组织结构与皮肤美容

　　皮肤（skin）由表皮、真皮和皮下组织构成，并含有皮肤附属器、丰富的神经、血管、淋巴管和肌肉。皮肤是人体与外界环境直接接触的重要器官，为人体的第一道屏障，保护机体免受外界各种因素的伤害（图 2-1-1）。皮肤位于人体体表，是人体的天然外衣，自然构成人体美的重要标志。

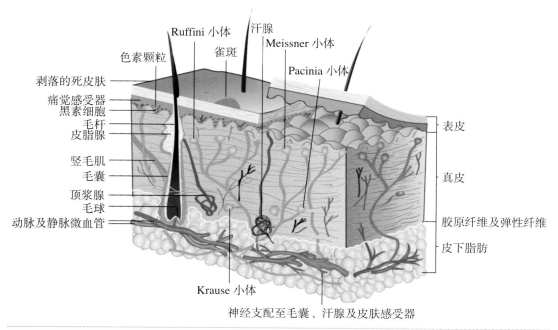

图 2-1-1　皮肤结构示意图

一、表皮

表皮（epidermis）属复层鳞状上皮，厚度随部位而异，一般为 0.07 ~ 0.12 mm。表皮有两类细胞，一类是属于外胚层的上皮细胞，构成表皮的主体。此类细胞不断由深向浅增殖分化形成角质层细胞，故上皮细胞又称角质形成细胞。另一类为树枝状细胞，数量较少，散在于角质形成细胞之间，包括黑素细胞、朗格汉斯细胞和 Merkel 细胞。根据角质形成细胞各分化阶段的细胞特征，将表皮分为五层，即角质层、透明层、颗粒层、棘层和基底层。

（一）角质层

角质层是皮肤的"卫士"，由 5 ~ 15 层角质细胞和角层脂质组成，与皮肤美容关系最密切，具有五大功能：

1. 美学功能　光线在厚薄不一的皮肤中散射后，表皮颜色会出现变化，如光滑、含水较多的角质层有规则的反射，可形成明亮的光泽，而干燥、有鳞屑的角质层以非镜面反射的形式反射光线，使皮肤灰暗。角质层过厚，皮肤会显得粗糙、暗淡无光；角质层过薄，如过度"去死皮""换肤"等，皮肤的防御功能减弱，容易受到外界不良因素的侵害而出现皮肤问题，如出现皮肤潮红、毛细血管扩张、色素沉着、皮肤老化甚至引起某些皮肤疾病。

2. 保护功能　角质层的主要成分角蛋白及脂质紧密有序的排列能抵御外界各种物理、化学和生物性等有害因素对皮肤的侵袭。

3. 防晒功能　角质层可吸收紫外线，主要是中波紫外线（UVB），因此角质层具有防晒功能。

4. 吸收功能　角质层是皮肤吸收外界物质的主要部位，占皮肤全部吸收功能的 90% 以上。由于角质层间隙以脂质为主，角质层主要吸收的是脂溶性物质，所以皮肤科的外用药物和美容化妆品多是乳剂和霜剂。

5. 保湿功能　正常角质层中的脂质、天然保湿因子使角质层保持一定的含水量，稳定的水合状态是维持角质层正常生理功能的必需条件。角质层能保持经皮肤失水量仅为 $2 \sim 5$ g/（h·cm^2），使皮肤光滑柔韧而有弹性。

（二）透明层、颗粒层和棘层

透明层、颗粒层和棘层位于表皮的中间。透明层和颗粒层中的酸性磷酸酶、疏水性磷脂和溶酶体等构成一个防水屏障，使水分既不易从体外渗入，也阻止了角质层下水分向角质层渗透。棘细胞层有分裂功能，可参与表皮的损伤修复，还具有一定的吸收长波紫外线（UVA）的作用。

（三）基底层

基底层位于表皮的最底层，仅为一层柱状或立方状的基底细胞，与基底膜带垂直排列成栅栏状，是除角质层以外与皮肤美容关系最密切的结构，为表皮细胞的"发源地"，与皮肤自我修复、创伤修复及瘢痕形成有关。外科或手术，尤其是进行面部美容磨削术与激光治疗时，只要注意创面不突破真皮浅层，没有破坏嵌在真皮浅层的表皮层，其修复由基底层完成，皮肤就能恢复到原来的状态。若突破真皮浅层，由真皮结缔组织增生修复创面，则会形成瘢痕。

（四）表皮通过时间

角质形成细胞从基底细胞层移至角质层脱落，约需要 28 天，称为角质形成细胞的通过时间（ transit time ），或称为表皮更替时间（ turnover time ）。皮肤美容应该遵循"皮肤生命周期"，不应人为干预，特别是在进行美白祛斑时应注意遵循皮肤代谢生理特点，不宜使用强效剥脱剂，打破细胞经表皮通过的时间规律；同时也提示皮肤基础护理美容是一个循序渐进的过程，必须持之以恒。

（五）黑素细胞

黑素细胞位于基底细胞层，是黑色素的"加工厂"。黑素细胞的功能为：

1. 决定皮肤颜色的主要因素　不论何种肤色，产生色素的黑素细胞数量是大致相同的，肤色不同是由于各人种黑素小体的大小、种类、数量和分布不同。黄种人皮肤的黑色素主要分布在表皮基底层，棘层内较少；黑种人则在基底层、棘层及颗粒层都有大量黑色素存在；白种人皮肤内黑色素分布情况与黄种人相同，只是黑色素的数量比黄种人少。

2. 防晒作用　黑色素可吸收或反射长波紫外线，保护深部组织免受辐射损伤。此外，黑色素还能保护叶酸和类似的重要物质免受光线的分解。

3. 黑素细胞的影响因素　黑色素的产生和代谢受多种因素影响，如紫外线、内分泌、细胞因子、精神因素、睡眠及使用含铅汞重金属的化妆品等。黑素细胞功能异常可导致色素增加性皮肤病，如黄褐斑、雀斑、里尔黑变病；黑色素减少性皮肤病，如白癜风、白化病等。这些疾病发生于身体的暴露部位时，直接影响皮肤的颜色、光泽、细腻等美学特征。

（六）几种与皮肤美容密切相关的重要结构

1. 皮脂膜　为覆盖于皮肤表面的一层透明薄膜，又称为水脂膜。主要由皮脂腺分泌的皮脂、角质层细胞崩解产生的脂质与汗腺分泌的汗液乳化形成，呈弱酸性，其主要成分为神经酰胺、角鲨烯、亚油酸、亚麻酸及其他脂质成分。

2. 皮肤"砖墙结构"　"砖墙"代表角质形成细胞；"灰浆"则指角质细胞间隙中的脂质（含神经酰胺、脂肪酸、胆固醇等），限制水分在细胞内外及细胞间流动，保证不丢失水分。"砖墙"和"灰浆"使表皮形成牢固的结构，使皮肤维持重要的屏障功能。银屑病、皮炎、湿疹及长期外用激素等均会破坏皮肤"砖墙结构"，使经表皮水分丢失增多，皮肤变得干燥、脱屑。

皮脂膜和"砖墙结构"具有的四大功能包括：

（1）屏障功能：构成了防止物理、化学和生物因素进入皮肤的第一道屏障。

（2）保湿功能：皮脂膜中的脂质能锁住水分，阻止真皮营养物质、保湿因子、水分散失，使角质层含水量保持在 20% 左右，对皮肤起到滋润、保湿作用。

（3）调节炎症反应：皮脂膜中亚油酸、亚麻酸可对炎症有一定的调节作用。

（4）防晒功能："砖墙结构"本身就是一道抵御日光的屏障，而皮脂膜内的角鲨烯具有防晒作用。

3. 水通道蛋白（AQPs）　AQPs 在角质形成细胞中是一个完整的跨膜蛋白通道，它的分子量为 28 kDa。一个 AQPs 分子每秒钟可以允许 30 亿个水分子通过。由于 AQPs 的存在，细胞才可以快速调节自身体积和内部渗透压。AQPs 不仅能转运水，而且也能转运尿素和甘油等物质进出皮肤，是维持皮肤水合作用的一个关键因素，与细胞的迁移以及皮肤的创伤愈合也有密切的关系。

4. 天然保湿因子（natural moisturizing factor，NMF）　NMF 是存在于角质层内能与水结合的一些低分子量物质的总称，包括氨基酸、乳酸盐、尿素等及其他未知的物质。NMF 是角质层细胞中中间丝相关蛋白不断降解并最终由多种氨基酸产物衍化而成，其代谢周期为 48 h。NMF 是参与减少皮肤透皮水分丢失的重要生物分子，它的水溶性极强，很容易随着水分移出细胞外。

5. 角质层"三明治"结构（sandwich model）　"三明治"结构存在于角质层中，厚度约为 13 nm，由三层组成。第一层及第三层由晶状体网格结构组成，中间是液相，由类脂构成，主要含有不饱和脂肪酸及胆固醇，由于存在少量流动的长链饱和烃链，靠近液相的晶状体结构具有缓慢的流动性。层状结构形成过程中，神经酰胺与胆固醇起到很重要的作用，而在其横向堆积中，是脂肪酸在起作用。"三明治"结构在角质层的保湿、保护方面起到了很重要的作用。

二、真皮

真皮（dermis）由胶原纤维、弹力纤维、基质、细胞成分、皮肤附属器及血管、神经组成。全身各部位厚薄不一，一般 1～3 mm，眼睑最薄，为 0.3 mm。

（一）胶原纤维

胶原纤维（collagen fiber）又称胶原蛋白，大部分为 I 型和 III 型胶原，其中 I 型胶原占 80% 左右，是成熟胶原；III 型胶原是幼稚、纤细的胶原纤维。胶原纤维的主要作用是维持皮肤的张力，其韧性大、抗拉力强，但缺乏弹性。日晒可减少 I 型胶原的形成，使皮肤出现松弛和皱纹。因此胶原蛋白可用来添加在化妆品中、注射或口服，以达到保湿、抗皱的目的。

（二）弹性纤维

弹性纤维（elastic fiber）又称弹性蛋白（elastin）。弹性纤维是由交叉相连的弹性蛋白外绕以微纤维蛋白所构成，对皮肤的弹性和顺应性起着重要的作用，使皮肤有弹性、光滑，减少皱纹的产生。在皮肤的自然老化中，弹性纤维可进行性地降解、变细、消失，锚纤维变短；紫外线所致的皮肤光老化可使弹性纤维变性、增生、变粗、卷曲，形成浓染的团块状聚集物，锚纤维几乎消失，皮肤弹性和顺应性亦随之丧失。

（三）网状纤维

网状纤维（reticular fiber）在创伤愈合时或肉芽组织中可大量增生。

（四）基质

基质（ground substance）为填充于纤维、纤维束间隙和细胞间的无定形物质，是皮肤的"营养剂"，不仅有支持和连接细胞的作用，而且还有保湿，参与细胞的形态变化、增殖、分化、迁移及促进胶原纤维成熟等多种生物学作用。基质由多种结构性糖蛋白、蛋白多糖和氨基聚糖构成。氨基聚糖包括透明质酸、硫酸软骨素、肝素等。虽然氨基聚糖占皮肤干重不足 1%，但它对组织的水化起重要作用，可结合 1000 倍于自身重量的水。真皮组织含有大量的水，是细胞生理活动的基础，也是表皮的物质基础，因此皮肤不仅需要表皮层的保湿，还需要真皮层保湿。

（五）细胞

真皮中的细胞成分主要有成纤维细胞、肥大细胞、巨噬细胞、淋巴细胞、朗格汉斯细胞和噬黑素细胞等，还有少量淋巴细胞和其他细胞。其中成纤维细胞是真皮结缔组织中最重要的细胞，其主要功能包括合成各种胶原、弹性纤维及细胞外基质成分，同时还产生分解这些成分的酶类，来维持代谢平衡，在创伤愈合和皮肤的老化中十分重要。

（六）皮肤附属器

1.皮脂腺　分布于头面及躯干中部、外阴部皮脂腺较多的皮脂溢出区，是皮肤的"润滑剂"。皮脂腺的分泌受雄激素、年龄、性别、饮食、温度、湿度等因素影响。皮脂腺分泌皮脂，润滑皮肤，对真菌和细菌的生长有一定抑制作用。

2.汗腺　是皮肤的"呼吸通道"，其分为小汗腺及大汗腺。小汗腺除口唇、龟头、包皮内层、阴蒂外，分布于全身，以掌趾部较多，其分泌受乙酰胆碱能作用的影响，起到调节体温的作用；大汗腺分布在腋窝、脐周、乳晕、外生殖器，主要受肾上腺皮质激素的调控。汗腺可吸收水溶性物质。汗腺分泌的汗液有调节体温、软化角质、作为水相参与形成皮脂膜的作用，酸化的汗液还可调节皮肤表面的酸碱度。

3.毛发　是皮肤的主要附属器，主要分为两部分，即突出皮肤表面的毛干和生长于皮肤内的毛囊。

4.甲　甲是指（趾）末端伸面的坚硬物质，由甲板以及周围组织构成。

（1）甲的作用

1）保护作用：甲可保护其下方的组织免受伤害。

2）反映机体的健康状况：①健康人的指甲色泽粉红；②指甲表面出现棕色的纵纹或纵裂，显示患有肠道炎症疾病或预示维生素缺乏和缺铁等症状；指甲部分发白表示缺锌，普通发白表示贫血；③指甲上若有许多顶针样的小坑内陷，一般是银屑病的晚期病症表现；④指头有肿胀，指甲上有紫晕，很可能是肺部疾病；⑤指甲变薄、变脆，甚至裂开，很可能是呼吸系统和循环系统疾病；⑥指甲中间内陷，形同羹匙状，显示已患有糖尿病、贫血、甲状腺功能亢进或营养不良等症；⑦指甲下面见到有暗红紫色血斑，常表示患紫癜、血液病等。

（2）甲部疾病：由于变应性接触性皮炎、银屑病、湿疹、扁平苔藓等疾病可导致甲剥离；有时会出现甲变色、弧影病变；甲板受累时会出现杵状指、反甲、甲板增厚、钩甲、甲营养不良；甲会发生恶性肿瘤，如恶性黑素细胞瘤。

5.皮肤血管　皮肤血管构成了微循环的一个重要动力系统，是皮肤的"生命之源"，对皮肤颜色、温度调节、皮肤代谢和透皮转运起着非常重要的作用。改善皮肤微循环是预防和延缓皮肤老化的一个手段。

三、皮下组织

皮下组织又名浅筋膜或脂膜，由疏松结缔组织和脂肪组织构成，位于真皮与深筋膜之间，可使皮肤具有一定的移动性。皮下组织的厚度随体表部位、年龄、性别、内分泌、营养和健康状态等有着明显差异。皮下脂肪具有海绵垫的作用，适度厚度的皮下组织可使皮肤显得丰满；太薄则显得干瘪，易出现皱纹。皮下脂肪充填人体各处，使人体显得丰满而拥有柔美圆润的曲线，充分体现出人的形体美。

（杨蓉娅）

第二节　皮肤的功能

皮肤具有保护、外表显示、知觉、体温调节、分泌排泄、吸收、代谢及自我呼吸功能。

一、保护功能

保护功能是皮肤生理作用中最重要的功能，保护功能的皮肤覆盖于人体表面。

1.抵御外界各种损伤

（1）抵御机械性损伤：真皮中含有大量的胶原纤维和弹性纤维，使皮肤既坚韧又柔软，具有一定的抗拉性和弹性，对长期机械性作用可产生保护性增生，如胼胝的形成。皮下组织疏松，皮下脂肪有软垫作用，对来自外界的挤压及冲撞有缓冲作用，保护内部组织不受损伤。

（2）抵御物理性损伤：皮肤可以阻绝电流，皮肤的角质层是不良导体，对电流有一定的绝缘能力，可以防止一定量电流对人体的伤害。皮肤的角质层和黑素颗粒能反射和吸收部分紫外线，能发挥紫外线滤器的作用，使内部器官和组织免受损伤。

（3）抵御化学性损伤：表面角质及角质蛋白，对弱酸和碱性损伤有一定屏障作用。汗液在一定程度上可冲淡化学物的碱度，保护皮肤。

（4）抵御生物学损伤：角质可阻止细菌和病毒进入皮肤内。皮肤的弱酸性对微生物生长不利，能阻止皮肤表面的细菌、真菌侵入，并有抑菌、杀菌作用。

2.屏障作用

（1）防止体内营养物质的丧失，如角质层具有半透膜的特性，体内的营养物质、电解质及水不能透过角质层，从而防止这些物质的流失。

（2）限制体外物质透入。角质层越厚，对外界有害物质或药物透入皮肤的限制作用越大。

二、外表显示功能

皮肤能显示人种、性别、人体情感及内部健康状况。如受惊时皮肤会变白；愤怒时会转红；患肝胆疾病时，皮肤会发黄；外界某些因素对皮肤不利时，机体可通过皮肤提供信息，如接触性皮炎等。

三、知觉功能

外界刺激作用于皮肤后，引起神经冲动，通过不同途径传递到中枢神经系统，产生触、冷、温、热、痛、压及痒觉，还可以由不同感受器或神经末梢的共同感知，经大脑综合分析后产生多种微妙的复合感觉，如潮湿、干燥、平滑、粗糙、柔软及坚硬等。

四、体温调节功能

在外界温度不断变化下，人体可以进行自主性调节，主要调节形式是皮肤浅层血管的舒缩及汗液的蒸发。当外界气温较高时，皮肤毛细血管网大量开放，体表血流量增多，皮肤散热增加，使体温不至于过高。当气温较低时，皮肤毛细血管网部分关闭，部分血流由动脉不经体表，直接由动静脉吻合支进入静脉中，使体表血流量减少，减少散热，保持体温。当外界气温太高时，以至于通过辐射不足以散热时，人体大量出汗，汗液蒸发过程中可带走身体的部分热量，起到降低体温的作用。

五、分泌排泄功能

皮脂腺分泌油脂，能滋润皮肤、毛发，并防止水分蒸发。汗腺分泌汗液，帮助肾排泄 1/3 的尿素、尿酸，也排泄体内的部分新陈代谢产物、乙醇（酒精）及铅等。

六、吸收功能

表皮能从外界吸收各种物质，如水分及保养品的渗透、吸收。一般情况下，脂溶性物质易于透入皮肤，水溶性物质以及无机盐类一般不能透入皮肤。

1. 皮肤吸收途径

（1）通过角质层细胞膜，进入角质细胞。

（2）少量水溶性、大分子物质通过毛孔、汗孔而被吸收。

（3）通过表面细胞间隙渗透进入真皮。

2. 影响皮肤吸收的因素

（1）角质层厚薄：角质层越薄，越易吸收。

（2）皮肤含水量多少：含水量越多，吸收能力越强。

（3）毛孔状态：毛孔扩张时，吸收力强。

（4）局部皮温：按摩、热敷、蒸汽等使局部皮温增高，吸收力增强。皮肤易吸收脂溶性物质，不易吸收水溶性物质。

七、自我呼吸功能

皮肤呼吸作用与肺呼吸比例：O_2 为 1：180，CO_2 为 1：220。皮肤的呼吸作用为皮肤活动的原动力，皮肤最旺盛的活动时间为晚上 10 点至凌晨 2 点。

八、代谢功能

皮肤参与整个机体的糖、蛋白质、水和电解质等新陈代谢过程，以维持机体内外的生理需求的平衡。皮肤中有大量的水分和脂肪，它们不仅使皮肤丰满润泽，还为整个机体活动提供能量，可以补充血液中的水分，储存人体多余的水。皮肤是糖的储库，能调节血糖的浓度，以保持血糖的正常。

（安俞熙）

第三节　皮肤的类型

皮肤按照皮脂腺的分泌状况、角质层含水量、角质层表面的 pH 及皮肤特点，可分为四种类型：干性皮肤、中性皮肤、油性皮肤、混合性皮肤。即使同一个个体，年龄、季节、身体状况不同，皮肤也可能存在不同的类型。

一、中性皮肤（健康理想的皮肤状态）

中性皮肤是最美丽、最理想的一种皮肤，肌肤状况稳定，对外界刺激不敏感。皮肤红润，富有光泽；润滑不黏，无粗糙感；纹理细腻，富有弹性；厚薄适中。多见于 14 岁以下的儿童。

特点：中性皮肤油分和水分比例均衡，并具有① pH 5.0 ~ 5.6。皮肤含水量 25% 左右。②皮沟稍深，皮丘细小且排列整齐。③毛孔细小，纹理细腻，皮肤光滑滋润、有弹性，表面不粗不黏。④化妆后不易掉妆。⑤皮肤易随季节和健康状态的变化而局部性地变油或变干。

二、干性皮肤（缺油型、缺水型）

皮肤缺乏光泽；手感干涩粗糙，缺乏柔软感，弹性较差；纹理较细，毛孔较小；皮肤薄而多皱褶；容易起皮屑。

特点：干性皮肤油分和水分均少。并具有① pH 为 5.6 ~ 6.6。含水量 10% 左右。②皮沟极浅，大部分单侧皮沟消失不见，皮丘隆起不明显。③毛孔极小，几乎看不见，纹理特别细腻，皮肤干燥、无光泽，较粗糙，缺乏娇嫩感。④清洁皮肤有紧绷感，易老化，容易长黑斑及细小皱纹，但不易出粉刺及面疱。⑤附着力强，化妆后不易掉妆。⑥皮肤对外界刺激缺乏抵抗力，夏日晒后皮肤往往发红、易起屑，冬天遇冷又容易干裂、脱皮。有个别皮肤还表现为毛细血管表浅，出现红血丝面容，严重者即为敏感性皮肤。

三、油性皮肤

皮肤出油多，有光泽；毛孔粗大，纹理粗，呈橘皮状。

特点：油性皮肤油分和水分的分泌均多。并具有① pH 为 4.5 ~ 5.0。含水量适中。②皮沟较深，皮丘的形状较大且排列不整齐。③毛孔粗大明显，皮肤纹理粗糙，表面肥厚，油光满面，严重者呈"橘皮样"皮肤，易生粉刺及面疱，但不易起皱，也不易过敏。④附着力弱，化妆后易掉妆。

四、混合性皮肤

混合性皮肤在亚洲人群中占到 80% 左右，包括中性混合性皮肤和干性混合性皮肤，以后者居多。混合型皮肤具备干性皮肤和油性皮肤的双重特征。调查显示，23～35 岁的女性中有 70%～80% 属于这一类皮肤。

特点：T 形区域（额头、鼻子、人中、下巴）呈油性皮肤特征，包括前额、鼻翼两侧、嘴巴周围、下巴；而眼部及两颊则呈现干性状态，且 T 形区纹路不清晰，有油光，眼部及两颊处纹路较明显，鼻周及下巴处有颗粒状阻塞物。

另外，人们现在又增加了敏感性皮肤和计算机型皮肤的说法。敏感性皮肤的肤质特征为皮肤表面细薄，微血管清晰可见；受外界刺激易出现瘙痒、发红和斑疹。计算机型皮肤的肤质特征主要是长期使用电脑导致的皮肤两颊极度出油，面色黯淡、干燥。

（李海涛）

第四节　皮肤的老化

人体老化是一个复杂的生物学过程，而皮肤最先表现出老化征象。这些老化征象可始于 30 岁左右，如眼角开始出现鱼尾纹，皮肤也逐渐变得粗糙。皮肤老化的改变可发生在皮肤的各层，随着年龄增长，皮肤老化也就越来越明显。皮肤会出现弹性纤维变性、胶原纤维变性、皮肤变薄等现象，这些改变会发生在身体所有部位的皮肤而不仅仅是曝光区皮肤。

一、皮肤老化的表现

皮肤老化的表现首先在于功能的减退。由于皮肤的分泌作用和新陈代谢的衰退，皮肤变得干燥、缺乏光泽和柔润感。其次表现为皮肤色泽变化，可以出现黑斑或白斑，口唇灰暗，指甲干燥，缺乏光泽。此外，尤其是面部皮肤老化还表现为皱纹。面部出现皱纹除与皮肤变薄、真皮弹性纤维减少和肌肉松弛有关以外，还与表情肌的收缩运动有密切关系。一般来说，男性呈现皱纹较女性晚些，黑皮肤的人较白皮肤的人皱纹形成要晚些，油性皮肤的人比干性皮肤的人皱纹出现要晚些。在药物的作用下，皮肤的结构也可发生变化，如长期应用激素可使皮肤变薄、弹性降低。

二、影响皮肤老化的因素

皮肤老化出现的迟早程度与个人的年龄、体质、遗传因素、营养状况、生活习惯以及环境因素有关，例如由于疾病或其他原因造成全身性营养不良时，皮肤代谢减慢，皮肤容易老化；饱受风吹日晒的人，皮肤容易老化（日光能缓慢破坏真皮的弹性纤维和胶原纤维，使之变性、断裂等，外观上表现为：皮肤粗糙、松弛，出现皱纹，还可出现色斑和毛细血管扩张，也称为光老化）；有酗酒、吸烟、经常熬夜等不良习惯的人，皮肤易老化。影响皮肤老化的因素有很多，但不是对每个人都起作用，并且往往是多因素共同作用导致的。

三、皮肤老化的类型

（一）自然性皱纹

自然性皱纹多呈横向弧形，与生理性皮肤纹理一致。自然性皱纹与皮下脂肪厚度有关，伴随年龄增大，皱纹逐渐加深，纹间皮肤松垂。如颈部的皱纹，为了颈部能自由活动，此处的皮肤会较为充裕，自然形成一些皱纹，甚至刚出生就有。早期的体位性皱纹不表示老化，只有逐渐加深、加重的皱纹才是皮肤老化的象征。

（二）动力性皱纹

面部表情肌与皮肤相附着，表情肌收缩，皮肤在与表情肌垂直的方向上就会形成皱纹，即动力性皱纹。动力性皱纹是由于表情肌的长期收缩所致。早期只有表情肌收缩，皱纹才出现；以后表情肌不收缩，动力性皱纹亦不减少。如长期额肌收缩产生前额横纹，在青年即可出现；而鱼尾纹是由于眼轮匝肌的收缩作用所致，笑时尤甚，也称笑纹。

（三）重力性皱纹

重力性皱纹是在皮肤及其软组织松弛的基础上，再由于重力的作用而形成皱襞和皱纹。重力性皱纹多分布在眶周、颧弓、下颌区和颈部。

（四）混合性皱纹

混合性皱纹由多种原因引起，机制较复杂，如鼻唇沟、口周的皱纹。

四、预防皮肤老化

1.维护全身健康，保持开朗乐观的情绪，调整不良的心理状态；有规律地生活，合理营养，平衡膳食；坚持适当的体力劳动和体育锻炼，丰富文娱生活；注意休息和睡眠，养成良好的卫生习惯，防治各种疾病。

2.注意保护皮肤，避免受到外伤、阳光、强风、寒冷、热浪与化学品的伤害，保持皮肤卫生，经常正确地按摩皮肤。

3.讲究饮食营养，不偏食，少食白米、白面，限制食盐，既要有足够的蛋白质、脂肪、碳水化合物，又要有丰富的维生素及必要的矿物质，增强皮肤弹性，延缓皱纹出现。

4.要调节生活习惯，改变大笑、皱鼻、皱眉、眯眼等不良动作；切不可熬夜，避免失眠，做到劳逸结合，精神愉快。

五、皮肤老化的治疗方法

治疗皮肤老化的方法很多，通常包括非手术方法和手术方法。

（一）非手术方法

包括药物疗法、化学剥脱、微波疗法、化妆品、酵素等，可用于轻、中度的面部皱纹。

1.药物疗法　主要是对皮肤细胞进行生物活性调控以改善皮肤营养状况。

2.化学剥脱　主要作用是除去老化的表皮角质层，促进基底细胞增生，修复老化胶原纤维，提高皮肤张力和弹性。常用的剥脱剂有维 A 酸和三氯乙酸。维 A 酸是细胞分化诱导剂，调整角朊细胞的增殖分化，抑制角化过程，溶解角质而起剥脱作用，并促进基底细胞增生，真皮乳头层增厚，基底膜锚状纤维增加，毛细血管增生。刺激朗格汉斯细胞增生，调节皮肤免疫功能，减少细小皱纹，改善表面光泽。应用维 A 酸治疗经检测发现真皮乳头层 Ⅰ 型胶原形成增多。三氯乙酸适用于中等深度的化学剥脱。运用三氯乙酸治疗光老化皮肤皱纹，剥脱后皮肤内成纤维细胞增多，Ⅰ 型胶原总量增加。皮肤化学剥脱的潜在并发症是色素改变和浅表瘢痕，使用时需要有经验和合理配制。

3.微波疗法　其面部除皱的原理是：不同波长的微波作用于皮肤和皮下各层次，可促进恢复皮肤弹性活力，刺激胶原纤维增生修复。此外，还可通过电离渗透作用，促进皮肤吸收水分营养，促进微循环和新陈代谢。

4.化妆品　化妆品对抗衰老的原理是：一是根据自由基衰老学说，清除过量的自由基。拥有清除自由基功能的活性原料以维生素 C、维生素 E、辅酶 Q 为代表。二是根据光老化学说，预防紫外线。日光中的紫外线可引起皮肤红斑和延迟性黑色素沉着，破坏皮肤的保湿能力，使皮肤变得粗糙、皱纹增多。同时，化妆品还有促进皮肤细胞新陈代谢、补充胶原蛋白和弹性蛋白、保湿和修复皮肤屏障功能等作用。

5.酵素（酶）　其对抗皮肤老化的原理是：酵素可消除体内废物，强化细胞平衡的肠道细菌，增强新陈代谢作用。新陈代谢即细胞的汰旧换新，其过程需要各种酵素共同参与完成。

（二）手术方法

包括擦皮术、皮下填充法和面部除皱术等。

1.擦皮术　常用于光老化皮肤，磨削水平达真皮乳头层。擦皮术后皮肤组织学改变，胶原增生，真皮乳头层成纤维细胞增多。免疫组织学观察可见 Ⅰ 型前胶原产生增多，表明皮肤磨削可改善光老化皮肤。

2.皮下填充法　包括自体脂肪注射、皮下胶原注射和种植体植入，目的在于利用皮内填充物以减少面部皱纹，但效果不持久，脂肪、胶原于半年后往往被吸收。

3.面部除皱术　经历了从第一代到第三代的发展，最理想的除皱方法是恢复深层结构年轻时的解剖关系和位置，而不能破坏它们之间的解剖关系。复合除皱术包括深层除皱，同时行眼轮匝肌剥离松解、上提复位，颞脂肪垫松解、悬吊复位。

（刘丽红）

第五节　美容皮肤科的特点

1.美容皮肤科学是一门新的学科，是现代皮肤科学中的一个重要组成部分。由于研究内容与很多相关学科具有一定的交叉，因此不同背景的人，对美容皮肤科学具有不同的理解，甚至出现较大的分歧。美容皮肤科学是以医学美学为指导，皮肤科学为基础，研究人体皮肤的结构与功能，维护、改善、修复和重塑人体健美皮肤及相关规律的学科。

2.美容皮肤科学与其他学科的交叉性。任何一个临床学科不会独立存在，必定会与其他学科存在交叉，如同皮肤科与外科的交叉以及与药物学的交叉一样，美容皮肤科学也与其他学科具有一定的交叉。这些领域包括化妆品学科、物理治疗、皮肤生理学等。

3.美容皮肤科与普通皮肤科的关系。它们都是现代皮肤病学中的重要内容。美容皮肤科的重点是解决皮肤自然而健康的美学问题；而普通皮肤科所关注的问题是"真正的"皮肤疾病问题，解决皮肤病的诊断和治疗问题。

4.美容皮肤科与化妆品学科的关系。它们都是美容这个大市场中的重要组成部分，前者是以皮肤科的诊疗手段来解决部分皮肤的美容问题，而后者则是以非药物、非治疗性手段对皮肤进行养护。

5.由于美容皮肤科所要解决的问题是皮肤美观的问题，所以求医者的心理状态与普通皮肤科求医者的心理状态是不同的。由于美观本身并没有一种客观的金标准，所以对皮肤美的理解，不同的人可能有很大的差别；而且对待皮肤美的问题上，不同的人也存在很大的心理差别。因此，在美容皮肤科临床中，求美者的心理问题可能比较突出，是一个不可忽视的问题。

6.皮肤美容通常指一种改变原有的不良行为和疾病（面部或皮肤），使之成为文明的、高素质的、具有可以被人接受的外观形象的活动和过程。由于美容皮肤科刚刚兴起，各方面存在很多问题，在学科上认识不足，比较混乱，业务范围上也很混乱，如很多并不具备皮肤科执业资格的人员也在进行美容皮肤科的诊疗工作。这是今后需要进一步讨论与规范的。然而从全国范围来看，这样的局面可能还会持续一段时间。

7.美容皮肤科的诊疗范围。美容皮肤科学源于皮肤科学，皮肤科学的基本理论、基本技术方法是美容皮肤科学的基础，但两者又有一定区别。皮肤科学侧重研究皮肤疾病的病因、病理及其发生发展的规律；而美容皮肤科学则主要研究损容性皮肤病对人的心理、容貌和形体的影响，以去除疾病，调整皮肤的功能与结构，提高心理素质，维护改善、修复和再塑人体皮肤的健美，增进人的生命力美感，提高生命质量为基本实施目标。美容皮肤科的临床诊疗包括以下几个方面：

（1）对机体各部位，尤其是颜面或其他暴露部位的皮肤疾病，如痤疮、扁平疣、各种皮肤肿瘤、皮炎及皮肤感染等的治疗。

（2）对先天性损容性皮肤病，如血管瘤、血管痣、毛细血管扩张、色斑、色素痣、褐蓝痣等的治疗。

（3）对一些疾病经治疗后，虽然功能恢复，但外观形态未恢复的皮肤缺陷如炎症后色素改变、瘢痕的治疗。

（4）对解剖及生理功能正常，但皮肤某方面的不完美，如单睑、皮肤脂肪堆积等的修复与治疗。

8.美容皮肤科的诊疗原则。由于皮肤疾病多数发生在外露部位，如头部、面部、颈部、四肢等，大都不同程度地存在着"损容"问题，故称"损容性皮肤病"。损容性皮肤病患者几乎都不同程度地存在着各种美容心理问题。因此，美容皮肤科学工作者在美容皮肤科的临床诊疗过程中，必须考虑人体皮肤的美与审美规律，注重损容性皮肤病所产生的社会心理问题，结合皮肤科学诊疗原则，运用心理美容技术给求美者提供满意的服务，以达到展示生命美感的目的。皮肤科学中有关皮肤病诊治过程中的基础原则在美容皮肤科学中仍然适用。但是在美容皮肤科学工作者的临床工作中，必须在正确诊治皮肤疾病的基础上，把医学美学、审美及美容心理学等环节贯穿始终，充分运用医学知识、审美技能及美容心理技能的优势给求美者提供满意的服务。

（王聪敏）

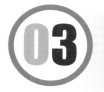

第三章

激光与皮肤美容及护理

第一节　激光与光子基础知识

一、电磁辐射

（一）电磁辐射波谱

目前，电磁辐射（electromagnetic radition，EMR）已被广泛地应用于各个领域。电磁波是电场和磁场交替所形成的波。在交流电的高压线下，电磁场同样地反复交替，形成低频率的电磁波。电磁波谱包括短波长的 X 线（X-rays）和伽马线（gamma rays）至长波长的微波和无线电。大多数激光处在可见光部分（波长为 400~700 nm）。

（二）电磁辐射的特性

电磁辐射波具有两种特性：波的特性和粒子的特性。电磁辐射表现为电场和磁场的快速交替，因此具有波的特征。电磁辐射能量具有波长和频率。波长（λ）是指一个完整的电磁波循环，频率（f）是指每秒钟电磁波经过某一点的数量。

电磁辐射波的粒子特性表现为它所携带的能量是以光子的形式进行传导的，也就是说电磁辐射波的能量要么就是一个光子的能量，要么就是两个光子的能量，没有中间的能量方式。电磁辐射波的能量释放并不表现为连续而"光滑"的模式，而是呈现出粒子的特点。电磁辐射的这一特性是激光产生的重要因素。

（三）电磁辐射的能量

电磁辐射的所有作用，包括激光对皮肤的照射，都是从对电磁波的吸收开始的。电磁波是能量的一个基本形式，根据 Planck 定律：波长较长的光子所携带的能量要较短波长光子的能量低。能量是以焦耳来描述的。单位面积的能量大小称为能量密度，有时也称为剂量。能量释放的速度称为功率。激光的照射时间是非常重要的，它决定了整个能量释放的时间。能量密度即辐射度乘以照射时间。其他重要的因素还有激光的光斑大小，对光线是否会发生汇聚、发散或弥散以及在光斑范围内激光辐射度的均一性等。

在脉冲激光与光子的治疗过程中，能量密度通常是最重要的治疗参数之一，它与疗效相关，也与并发症有关。当激光或光子的能量密度释放超过了正常皮肤所能承受的极限时，皮肤就会被灼伤而产生并发症。而在弱激光或光动力学治疗过程中，光子输出的速度，也就是功率显得重要一些，因为单位时间上所接受的总焦耳数往往与疗效关系更密切。

二、激光

（一）自发释放与受激释放

能够产生激光的物质（原子、分子、离子、化合物等状态）在特殊的条件下（电、光激发）发生离子数反转，通过谐振腔的放大所释放出来的光就是激光。换言之，激光就是受激释放并放大的光（light amplification by stimulated emission of radiation，laser）。

当一个处在静态时的电子吸收特定波长的光波的光子后，电子能从低能量的轨道跃迁到高能量的轨道中，因而能量转变为受激发状态，这种状态的电子不稳定，通常会自动释放出 1 个光子的能量，恢复到静态。能量释放的这一过程称为电磁波的自发释放。

电磁波的释放也能通过激发来产生。在自发释放的过程中，能量较高的电子轨道变为低能量状态。如果处在受激状态的电子被另外一个相当能量的光子激发后，电子轨道的这一转变会发生得早一些，结果导致两个光子的释放。这两个光子在方向及周相上完全相同。光子的这一释放过程称为受激释放。

（二）离子数反转和谐振腔

在正常情况下，大多数的电子处于静止状态，受激状态的电子很少。如果要增加受激释放的可能性，一定要提高受激状态电子的比例，使处于受激状态的电子数多于处在静态的电子数，这一过程称为离子数反转。这对于产生激光来说是一个先决条件。

激光介质是产生激光的物质，它提供了产生光子时受激释放的电子。在谐振腔内填充的这些介质可以是固体、液体或气体的，谐振腔内的介质决定了激光器产生激光的波长。

（三）激光的物理特性

1.单色性　受激辐射光（激光）是原子在发生受激辐射时释放出来的光，它的波长是单一的或波长范围很窄，颜色呈单一颜色，其波长由填充在激光腔内的激光介质所决定。激光的单色性非常重要。通俗一点讲，就是受激辐射光单色性非常好，激光的"颜色"非常纯（不同颜色实际就是不同频率）。

2.相干性　激光的光波表现在时间和空间上具有高度统一性。

3. 平行性　由于激光光波是在时间和空间的统一，这就使激光在传播的过程中很少发生弥散，而是平行地进行传播。激光的方向性比现在所有的其他光源都好得多，它几乎是一束平行线。如果把激光发射到月球上去，历经 38.4 万 km 的路程后，也只有一个直径为 2 km 左右的光斑。

4. 高能量和易于聚焦　由于激光波长较为单一，相干性好，所以激光几乎能聚焦成一点，并具有非常高的能量。普通光源的光是向四面八方发射的，光能无法高度集中。普通光源上不同点发出的光在不同方向上、不同时间里都是杂乱无章的，经过透镜后也不可能汇聚在一点上。激光与普通光相比则大不相同。因为它的频率很单纯，从激光器发出的光就可以步调一致地向同一方向传播，可以用透镜把它们汇聚到一点上，把能量高度集中起来。

（四）激光的分类

激光器依据激光产生的介质不同可有不同的名称，如介质为 CO_2，则产生 10 600 nm 的激光，故称为 CO_2 激光；如填充的介质为红宝石，则产生的激光波长为 694 nm，故称为红宝石激光。

激光依据其释放能量的方式，可分为连续激光、半连续激光或准连续激光和脉冲激光。连续激光是以稳定的、连续的光束释放其激光能量的，如 CO_2 激光、氩离子激光、氪离子激光、氩离子染料激光等。依据脉冲宽度，这类激光又可分为长脉冲激光和短脉冲激光。这类激光有 Q- 开关激光（Q- 开关红宝石激光、Q- 开关翠绿宝石激光、Q- 开关 Nd：YAG 激光）、长波长的倍频 Nd：YAG 激光、脉冲 CO_2 激光等。

（五）临床激光系统

1. 连续激光　如 CO_2 激光、氩激光、铜蒸气激光、氩 - 泵染料和氪激光、氦激光等。这类激光由于治疗的选择性不好，因此在美容皮肤科的治疗中不能满足患者和医生的要求，故很少使用。

2. 用于血管性病变治疗的激光　目前用于血管性疾病的激光系统主要有染料激光（585 nm、595 nm）、倍频 Nd：YAG 激光（532 nm）、长冲脉红色激光（755 nm、810 nm）和近红外线激光（980 nm、1064 nm），脉冲宽度大多为毫秒级。

3. 用于色素性疾病治疗的激光　常用的有色素性染料激光（510 nm）、Q– 开关红宝石激光（694 nm）、Q– 开关翠绿宝石激光（755 nm）、Q– 开关掺钇钕石榴石激光（1064 nm）和倍频激光（532 nm）。

4. 脱毛激光　常用的有红宝石激光、长脉冲翠绿宝石激光、半导体激光、Nd：YAG 激光、Q– 开关 Nd：YAG 激光。

5. 红外线激光　这类激光有 Nd：YAG1064 nm 激光、Nd：YAG1320 nm 激光、半导体 1450 nm Er：glass1540 nm 激光等，其共同特点是脉冲宽度较宽。

6. 紫外线激光　它的主要特点是波长短、功率高。目前临床常用单波长 308 nm 的氯化氙光斑式准分子激光治疗白癜风。

（六）皮肤科最常用的激光类型（表 3-1-1）

表 3-1-1　皮肤科常用激光类型

原色基	激光	波长（nm）	模式 / 脉宽范围	典型应用	预期临床治疗终点	不良治疗终点
N/A	准分子	308	QCW（ns 脉冲）	银屑病的 UVB 光疗、白癜风、特应性皮炎	非选择性损伤、红斑、轻微红肿	选择性光热作用不应存在：消融、均匀的灰色凝固、阳性 Nikolski 标志、正常皮肤收缩或变黑（如金沉着病）
血红蛋白	脉冲染料（黄色）	577 ~ 600	脉冲 0.45 ~ 1.5 ms；10 ~ 40 ms 重复脉冲	鲜红斑痣、毛细血管扩张、疣、红色瘢痕、轻微光损伤	过敏性紫癜、持续性脉管黑变、血管消失、选择性凝固	
血红蛋白、黑色素	KTP	532	QCW、CW 或脉冲	毛细血管扩张、良性雀斑样痣、疣		
黑色素、血红蛋白、水(弱)	氙，闪光灯（IPL）	500 ~ 1200	脉冲 2~50 ms；20 ~ 100 ms 重复脉冲或单脉冲	毛细血管扩张、轻微光损伤、脱毛、良性雀斑样痣	色素性病变轻微加深、血管消失	
黑色素、血红蛋白（弱）	长脉冲翠绿宝石	755	脉冲 1.5 ~ 40.0 ms 重复脉冲	脱毛、腿部静脉曲张、肥厚性葡萄酒色斑	毛囊周围红斑 5 min 内水肿	
黑色素	长脉冲红宝石	694	脉冲 3 ms；100 ms 重复脉冲	脱毛、色素痣		
黑色素	半导体	800	脉冲 5 ~ 500 ms	脱毛、静脉湖、毛细血管扩张、腿部静脉曲张		
黑色素	长脉冲 Nd：YAG	1064	脉冲或重复脉冲，3 ~ 100 ms	黑皮肤的脱毛、腿部静脉曲张		
黑色素和文身	QS Nd：YAG	532 1064	QS 5 ~ 10 ns	532：表皮色素；红色文身 1064：表皮 / 真皮色素（黑子、太田痣等）；文身（黑色 1064，红色 532）	即刻变白	
黑色素和文身（除外红色）	QS 红宝石	694	QS 20 ns	表皮 / 真皮色素；黑子、太田痣；文身（黑色、蓝色、绿色）		
	QS 翠绿宝石	755	QS 50 ~ 100 ns	表皮 / 真皮色素；黑子、太田痣；文身（黑色、蓝色、绿色）		

续表

原色基	激光	波长（nm）	模式 / 脉宽范围	典型应用	预期临床治疗终点	不良治疗终点
水	中红外 Nd：YAG	1320	脉冲 20~50 ms 重复脉冲	非剥脱真皮重建	非选择性损伤：红斑、水肿，有时点状出血	
水	中红外半导体	1450	脉冲 5~260 ms	非剥脱真皮重建、点阵重建		
水	铒：玻璃	1540	脉冲 1~10 ms	非剥脱真皮重建、痤疮、点阵换肤		
水	铥：YAG	1927	脉冲 10 ms	非剥脱 / 剥脱真皮重建、痤疮、点阵换肤		
水	铒：YAG	2940	脉冲 0.1~3 ms	表皮病变去除、皮肤重塑、剥脱点阵重塑		
水	CO_2	10600	CW，扫描或脉冲/1 μs~1 ms	病变去除、中重度光损伤的修复、皱纹、瘢痕、剥脱性激光换肤		

三、强光

（一）脉冲强光

脉冲强光（intense pulsed light，IPL）虽然不是激光，但其工作原理与激光一样，在美容皮肤科治疗中，同样遵循选择性光热作用原理。它是由闪光灯产生和发射的一种波长在 500~1200 nm 的强复合光，同样具有粒子性和波的特性。

（二）强光治疗设备

最强的脉冲强光治疗设备是 PhotoDerm VL，用于腿部静脉的治疗。经过多年的开发和改进，分别推出了 Vasculight（第二代光子机）、Quantum（第三代光子机）和 Lumenis One（第四代光子机）。

（三）脉冲强光的临床应用

1. 色素沉着斑 强脉冲光对表皮来源的皮肤色素增加性疾病的疗效非常理想，如雀斑、日光性黑子、脂溢性角化等。

2. 血管性疾病 强脉冲光对皮肤表浅的血管扩张疗效比较好，如面部毛细血管扩张。对血管畸形（如鲜红斑痣）的疗效也很好，尤其是具有 OPT 模式的强脉冲光（Lumenis One）对鲜红斑痣具有不错的疗效。而血管瘤则不建议使用强脉冲光治疗，因为血管瘤的损害太深，治疗效果不是很好。强光治疗皮肤血管性疾病通常需要多次反复的治疗。

3. 脱毛 激光单色性好，相干性强，是"金标准"式的脱毛。但无论使用什么类型的激光或新一代的强光进行脱毛治疗，只能做到长久性的毛发脱减而不是永久性除毛。

4.嫩肤　在我国，photo rejuvenation被翻译成光子嫩肤。最初这是一种利用强脉冲光治疗皮肤光老化的技术，光老化的皮肤改变通常包括皮肤色素斑的增加、毛细血管扩张和皮肤质地改变等。要想取得较理想的疗效，应每月进行一次治疗，治疗连续3~5次，疗效虽然有差异，但大多数显示出良好的治疗效果，尤其是对色素性皮损，见效快、疗效高，能有效地改善皮肤质地，治疗安全，副作用相对较少。

四、射频

无线电和微波都是电磁辐射能量，统称为射频（radiofrequency energy，RF）。

（一）射频场的能量单位

由于电磁辐射场由电和磁两个场所组成，所以射频场能用这两个场来衡量大小。通常用每平方米的瓦特数（W/m）来表达和测量电场的大小，而用每平方米的安培数（A/m）来表达和测量磁场的大小。

（二）射频的生物学作用

1.能量　射频对组织的生物学作用是热学作用，射频能量能使组织迅速地加热。热作用的程度取决于几个因素：辐射的频率、大小、形态和照射部位的方位（位置）、辐射时间、周围的环境状态、热消散是否有效等。

2.频率　除了能量大小外，频率也是决定组织是否吸收射频并由此引起损伤的重要原因。用来表达机体吸收射频的一个名称就是所谓的特定吸收率（SAR），它的单位是每千克体重的瓦数（W/kg），或每克的毫瓦数（mW/g）。

（三）临床应用

单极射频是利用紧肤机制来治疗眶周皱纹的非剥脱性技术，但治疗时疼痛感非常强烈。射频紧肤治疗成为非剥脱性激光治疗的一种补充，在某些方面，它可代替非剥脱性激光技术。随着技术的发展，推出了治疗安全性和精确度更高的双极射频，这是一种低频率、低辐射源、可控的治疗设备，非常适合治疗面部的皱纹，尤其是眶周皱纹。

五、其他光源

在美容皮肤科治疗中，除了激光、强脉冲光和射频外，尚有其他光源的治疗设备。例如治疗痤疮的蓝光、红光以及具有光调作用的LED光源。这些光属于非热学作用的光源。

（杨蓉娅　王聪敏）

第二节 光－组织相互作用

一、光－组织相互作用

当用一束光照射皮肤时，可发生四种情况：反射、吸收、散射和传导。根据 Grothus-Draper 定律，只有组织吸收光能后才会发生作用。4%～7% 的光会从皮肤上反射出来，这部分光和在组织中传导的光对组织是没有任何作用的，但反射回的激光对工作人员的防护有意义。

激光是否吸收取决于其波长，如果光要改变靶组织的结构，除了被吸收，还必须有充足的能量。光可以通过以下途径影响组织：光刺激、光动力反应、光热和光机械作用。

光动力反应是构成光动力疗法的基础，包括一种光敏性药物或其前体的局部或系统应用。适宜的光源可诱发两种反应，即光氧化反应和即刻细胞毒素反应。

二、热变性与组织凝固

（一）热对组织细胞的影响

在激光－组织间相互作用中，在一定的温度－热时间的联合作用下，热凝固能导致细胞的坏死、止血及细胞外基质的改变。热凝固也是一种烫伤，所以治疗医生要特别注意，激光外科主要是控制热损伤，以达到治疗目的。

（二）热对细胞的损伤作用

人类大多数细胞能长时间地耐受 40 ℃。在 45 ℃、20 min 时，人成纤维细胞可能会受到致命的损伤。但是，如果加热的时间仅仅为 10^{-3} s 时，人成纤维细胞则能耐受 100 ℃的高温。因此，细胞或分子的损伤并非仅是温度决定的，而是温度－时间共同决定的。

（三）热变性与凝固

与表皮不同，结缔组织（如真皮）含有大量的细胞外基质，由结构蛋白（如胶原和弹性蛋白）组成。弹性蛋白热稳定性极高，即便煮开数小时也不会发生明显的改变。然而，真皮中的主要胶原如 I 型胶原在 60～70 ℃时具有剧烈的溶解变化。

三、选择性光热作用原理

（一）热弛豫与热弛豫时间

当组织靶目标吸收激光能量后，温度一定会升高，也必定会向周围邻近组织发生热的传导。那么，靶目标的热向周围组织发生的这种热传导的过程就是热弛豫，而衡量热弛豫速度的快慢就是热弛豫时间，实际上就是衡量组织冷却的快慢。热弛豫时间就是显微靶目标显著地冷却（温度降低一半时）所需要的时间。

（二）选择性光热作用理论

要实现选择性光热作用理论，必须具备三个基本的条件：

1. 透入到皮肤的激光波长必须为理想的靶目标优先地吸收。
2. 激光的照射时间必须短于或等同于靶目标冷却所需要的时间。
3. 足够引起靶目标达到损伤温度的能量密度。

当激光满足这三个条件后，便可获得对数以万计的纤维靶目标的选择性损伤，而无须激光对每个细小目标进行逐一照射。

四、扩展的选择性光热作用理论

组织的热损伤时间（thermal damage time，TDT）是另一个相对重要的名词，它是指色基吸收光所产热和热量传导到远处的靶组织并引起损伤的时间，这个时间明显长于热弛豫时间。这一理论是对选择性光热作用的补充，强调对色基以外靶组织的治疗必须考虑组织的热损伤时间，这一理论被称为"扩展的选择性光热作用理论"。

五、局灶性光热作用理论

局灶性光热作用（fractional photothermolysis，FP）理论是哈佛大学 Wellman 实验室的 Andeson 和 Manstein 博士及 Reliant 公司的 Herron 和 DeBenedictis 博士在 2003 年提出的，是指用特定的一类激光产生一组可达到一定深度但不伴有周围组织损伤的显微热损伤灶（microscopic treatment zone，MTZ）。在治疗中角质层保持完整，损伤不明显，同时还扮演天然的绑带作用。在保证相应激光疗效的前提下，可大幅度降低治疗后的副作用。

六、光调作用

波长为 590 nm 的低能量密度的黄光 LED，可以在皮肤内通过目前知之甚少的非热亚细胞信号途径调节细胞活性，这种效应对波长和脉冲宽度敏感，这种作用被称为光调作用（photomodulation）。光调作用对皮肤老化的治疗作用正受到越来越多的关注。

（刘丽红　余明莲）

第三节　各型医用激光器的分类选择

激光器种类繁多，分类方法也有很多种。按产生激光的工作物质不同，可以分为气体激光器、固体激光器、半导体激光器、液体激光器、化学激光器等。按工作方式，激光器可分为连续激光器和脉冲激光器两大类。按激光技术，激光器可分为静态脉冲激光器、调Q激光器、锁模激光器，也可分为单模（单纵模和单横模）激光器和多模激光器等。

一、依激光介质的物质三态分类

1. 固体激光　如掺钕钇铝石榴石激光（简称石榴石激光）、红宝石激光、翠绿宝石激光、铒钇铝石榴石激光（简称铒激光）、半导体激光等。

2. 气体激光　如CO_2激光、氩离子激光、铜蒸气激光、溴化铜激光、准分子激光、氦氖激光等。

3. 液体激光　如染料激光。

二、依激光输出模式分类

（一）连续性激光

脉冲时间或称脉宽大于0.1 s以上的激光系统，如石榴石激光（手术切割凝血用）、CO_2激光（手术切割用）、氦氖激光（刺激效应用）等。

（二）脉冲式激光

脉冲时间低于0.1 s以下的激光系统有：

1. 一般脉冲式激光　CO_2激光（手术切割组织气化用）。

2. 超脉冲式激光　CO_2激光（手术切割组织气化用，0.6～1.0 ms）。

3. 长脉冲式激光（脉冲时间以毫秒为单位的激光系统）　如红宝石激光（脱毛用）、翠绿宝石激光（脱毛/嫩肤用，755 nm，0.5～3～40 ms）、半导体激光（脱毛用，810 nm，5～30～250 ms）、石榴石激光（脱毛/嫩肤用，1064 nm，0.1～300 ms）。

4. Q开关式激光（脉冲时间以纳秒为单位的激光系统）　如红宝石激光（去色素/去文身用，694 nm，脉冲时间20～40 ns以下）、翠绿宝石激光（去色素/去文身用，755 nm）、石榴石激光（去色素/去文身用，1064/532 nm，脉冲时间5～10 ns或20 ns以下）。

三、依激光输出波长分类

1. 紫外光激光　准分子激光（308 nm）。
2. 可见光激光　如氩离子激光（488/514 nm）、铜蒸气激光（511 nm）、溴化铜激光（578 nm）、染料激光（585/590 nm）、氦氖激光（632.8 nm）、红宝石激光（694 nm）、翠绿宝石激光（755 nm）、半导体激光（810 nm）等。
3. 红外线光激光　石榴石激光（1064 nm）。
4. 远红外线激光　CO_2 激光（10 600 nm）。

四、目前用于皮肤病变的各型激光治疗仪

（一）CO_2 激光治疗仪

波长为 10 600 nm，属远红外线，是目前获得连续输出功率最高的一种激光器，皮肤科常用输出功率是 3～50 W。输出方式有：大功率治疗机用关节臂输出，小功率治疗机则用波导输出。

1. 作用机制　主要是热效应。组织对 CO_2 激光的吸收无选择性，CO_2 激光的能量主要是被细胞内外的水分所吸收，穿透极为表浅，达到精确的烧灼和切割病变组织。

2. 临床适应证　①各种皮肤良性赘生物的治疗，如寻常疣、尖锐湿疣、毛发上皮瘤、汗管瘤、软纤维瘤、睑黄瘤、脂溢性角化病、各种色素痣等；②局限性毛细血管扩张、蜘蛛痣、酒渣鼻等表浅毛细血管扩张性损害；③恶性病变如表浅基底细胞癌；④带状疱疹及后遗神经痛、慢性溃疡、寒冷性多形红斑、毛囊炎、疖和疖病、化脓性甲沟炎、结节性红斑及斑秃等，可用 CO_2 激光低功率扩束局部照射。

（二）主要用于治疗血管性疾病的激光治疗仪

血红蛋白可以吸收蓝、绿和黄色的光，因此治疗血管性疾病的激光主要有 488 nm 氩激光、532 nm 倍频 Nd:YAG 激光或 KTP 激光、568 nm 氪激光、578 nm 铜蒸汽激光、585 nm 和 595 nm 脉冲染料激光等。较短波长激光的缺点在于穿透深度比较表浅，并且和黑色素有强烈的吸收竞争。下面列出了主要的几种治疗血管性疾病的激光仪。

1. 氩离子激光　氩离子激光（Ar^+ 激光）波长为 488 nm 和 514 nm，是一种蓝绿色激光。

（1）作用机制：其波长恰好在血红蛋白和黑色素吸收光谱的曲线峰值中，即光作用的靶组织是血红蛋白和黑色素，因此临床上用于治疗皮肤血管增生和色素增多的皮肤病。

（2）临床适应证：过去广泛用于鲜红斑痣、草莓状血管瘤、小型海绵状血管瘤、血管角化瘤、蜘蛛痣、毛细血管扩张症、酒渣鼻、色素痣、雀斑样痣、太田痣、毛痣、文身等，因其可能有永久性色素减退和瘢痕形成的副作用，近年仅偶用于治疗管径较粗的毛细血管扩张、血管淋巴样增生、卡波西肉瘤和化脓性肉芽肿等，或在光敏剂配合下应用于鲜红斑痣的光动力学治疗。

2. 铜蒸气激光和溴化铜激光 铜蒸气激光和溴化铜激光（copper vapor and copper bromide lasers）是高频脉冲激光，有两个波长，即 511 nm 的绿光和 578 nm 的黄光。

（1）作用机制：该激光的两个波长都接近血红蛋白的吸收峰值 577 nm，用 Q 开关将速度控制在 200 ms，开关每打开一次约释放 3000 个脉冲的剂量，可起到凝固血管的作用，又可使血管周边组织因有足够的冷却时间而不被损伤，因而是治疗鲜红斑痣和各型血管瘤的理想激光。

（2）临床适应证：① 578 nm 的光波主要治疗鲜红斑痣、浅表的草莓状血管瘤等，疗效优于其他黄色激光，对静脉湖、血管角皮病、化脓性肉芽肿等亦有一定的疗效；② 511 nm 的绿光多作用于黑色素，因此多用于治疗色素性病变，如对黑子、雀斑、雀斑样痣有很好的疗效；③治疗方法：用光导纤维垂直对准皮损，距离 1 cm，对病灶进行均匀扫描照射，不重复和遗漏，使病灶变为灰白色或灰褐色即可，每次照射 2 cm^2 左右，面积大者分次照射。治疗后数小时至次日可出现红肿，甚至出现水疱，2～3 天红肿会消退，3～5 天水疱会吸收、干燥结痂，2 周后脱痂。

3. 染料激光 根据输出的方式将染料激光分为两种，有闪光灯泵脉冲染料激光和氩离子光泵可调染料激光。皮肤科临床常用的是 585 nm 和 595 nm 染料激光，如意大利戴克（DEKA）公司生产的 595 nm 染料激光 PULSED DYE LASER 2000 和美国 Candela 公司生产的 V-Beam 染料激光。

（1）作用机制：使热量从加热的红细胞传导至血管壁外层，以利于选择性地作用于血红蛋白，能有效地将血管封闭，达到选择性地治疗血管性病变。

（2）临床适应证：鲜红斑痣、毛细血管扩张、蜘蛛痣、浅表的草莓状血管瘤等。

（三）主要用于治疗色素性损害的激光治疗仪

多种脉冲激光和连续波激光对雀斑样痣、雀斑、脂溢性角化病等浅表色素性疾病都有效，但最常用的脉冲激光是 Q-开关 Nd:YAG 激光（1064 nm 及倍频 532 nm）、694 nm Q-开关红宝石激光、755 nmQ-开关翠绿宝石激光和 510 nm 色素性损害染料激光。色素减退或色素脱失在 Q-开关红宝石激光治疗中出现的概率比 Q-开关翠绿宝石激光和 Q-开关 Nd:YAG 激光治疗要高。下列为主要的几种治疗血管性疾病的激光仪：

1. Q-开关红宝石激光 Q-开关红宝石激光光波为 694 nm，是理想的治疗深在性色素性皮肤病的激光。

（1）作用机制：该激光的波长是 694 nm，将脉冲时间调制成 20～40 ns 时，有良好的光热分离效应，其光能仅为黑色素吸收，而血红蛋白几乎无吸收，且对周边邻近组织几乎无损伤。同时这一波长的穿透较深，因此用于治疗深在的色素性皮肤病效果较理想。

（2）临床适应证：主要用于太田痣和深色染料所致文身，亦可用于雀斑、雀斑样痣、咖啡斑和贝克痣。

2. 510 nm 色素性损害染料激光 510 nm 色素性损害染料激光是一种临床用于治疗浅表性皮肤色素性损害的激光，波长为 510 nm，脉冲时间为 300 ns。

（1）作用机制：504～510 nm 的激光对黑素细胞具有特异性选择损伤作用，而这一损伤作用又与脉冲时间密切相关。为了避免脉冲时间过长造成的色素失禁或过短达不到破坏靶细胞的作用，该激光器选择了脉冲时间为 300 ns。

（2）临床适应证：雀斑样痣、雀斑、咖啡斑、脂溢性角化病、继发性色素沉着等，亦可治疗贝克痣和 Spilus 痣。

3. Q-开关翠绿宝石激光　Q-开关翠绿宝石激光是近年研制出的新型激光装置。该激光波长为 755 nm，脉冲时间为 100 ns。

（1）作用机制：该激光的作用靶组织主要是黑色素。经该激光治疗后的太田痣，组织真皮乳头层和中部的痣细胞消失而表皮无损伤。Q-开关紫翠玉激光的穿透性较 Q-开关红宝石激光更深，适合治疗更深部的色素性损害。

（2）临床适应证：主要用于治疗太田痣和文身，目前还较多应用于激光脱毛。

4. 掺钕钇铝石榴石激光和脉冲倍频钇铝石榴石激光　掺钕钇铝石榴石激光（Nd:YAG）波长为近红外线的 1064 nm 光波，过去临床使用这一类的治疗器均为连续波，因而对组织无选择性吸收，易产生瘢痕，故现已少用。脉冲钇铝石榴石激光是利用 Q 开关将连续波调制成脉冲波。脉冲倍频钇铝石榴石激光则是掺钕钇铝石榴石激光通过双重水晶玻璃倍频后，产生 532 nm 光波，用 Q 开关调制成脉冲激光后用于治疗的，如英国林顿石榴石激光。

（1）作用机制：两种钇铝石榴石激光的靶组织均是黑色素和深色染料，脉冲钇铝石榴石激光是 Q 开关调制的脉冲波，根据"光热分离"理论及该激光自身穿透组织深的特性，对于较深在的色素性皮肤病和深色染料的文身可取得较好疗效，而脉冲倍频钇铝石榴石激光产生 532 nm 光波，作用部位较脉冲钇铝石榴石激光表浅。

（2）临床适应证：脉冲钇铝石榴石激光主要治疗太田痣等深在性的色素性皮肤病和深色文身、各类血管瘤和其他损害较深大的各型皮肤良性或恶性肿瘤以及病毒性疣类。脉冲倍频钇铝石榴石激光则主要用于治疗鲜红斑痣和浅表的皮肤色素性损害，如咖啡斑、贝克痣、雀斑等。

（四）主要用于皮肤重建的激光治疗仪

CO_2 激光是第一个被用于皮肤重建的，也是被持续应用的最流行的皮肤重建激光。早期的连续波 CO_2 激光皮肤重建的副作用比较大，瘢痕形成的概率高，疗效高度依赖于操作者的技术。超脉冲 CO_2 激光的出现大大增加了皮肤重建的安全性和疗效，铒激光则更加强烈地被水吸收，对潮湿皮肤的穿透只有几个微米，因而具有更加精确的皮肤剥蚀能力。

1. 超脉冲 CO_2 激光　超脉冲 CO_2 激光是以脉冲方式输出的 CO_2 激光。它具有 10 600 nm 的波长，0.6～1.0 ms 的极短脉宽，2～250 mJ 的可调脉冲能量，脉冲频率为 1～1000 个 /s。

（1）作用机制：超脉冲 CO_2 激光与 CO_2 激光作用机制相似，不同的是超脉冲 CO_2 激光有极短的脉宽、较小的热损伤以及较高的脉冲能量，可精确地控制治疗层次而不产生组织焦化，有效地防止瘢痕增生，更适合在皮肤整形美容中应用。

（2）临床适应证：可用于眼周、口周等局部磨削除皱；瘢痕如痤疮瘢痕的磨削；各种疣、鸡眼、表皮痣、汗管瘤、睑黄瘤等；手术止血、除皱术、植发术、重睑以及眼袋手术等。

2.医用铒激光　医用铒激光设备是一种医学专用激光系统，是一项高科技光源产生器，设备由光学系统、电源供应器、冷却器及操作控制系统等四大部分组件组成。光学系统由激光介质（铒石榴石晶体材料）、闪光灯、反射镜片等三项配件所组成的激光本体共振腔来产生波长 2940 nm 的激光光束。

临床适应证：医用铒激光系统适用于治疗痤疮瘢痕、色素痣、脂溢性角化病（老年斑）、黄瘤、汗管瘤、疣等皮肤病，也可用于面部除皱。铒激光对周围组织的损伤微小，其治疗精确性和安全性均优于超脉冲 CO_2 激光。手术部位为面部，主要为眶周、额部及颊部。

（五）主要用于脱毛的激光治疗仪

激光脱毛的原理基于选择性光热分解作用，因为毛囊是正常人体真皮中的唯一含黑色素的结构。红色或近红外激光是最好的选择，因为它们被优黑素强烈吸收并且穿透较深。700～1000 nm 的入射光有 10%～20% 可以穿入真皮 3 mm 深，700～800 nm 是优黑素吸收与穿入深度结合最佳的范围。主要设备有：755 nm 翠绿宝石激光、694 nm 红宝石激光、800 nm 半导体激光和氙闪光灯（700～1000 nm）。

（六）其他常用激光治疗仪

1.氦氖激光　氦氖激光（He-Ne）的波长是 632.8 nm，为红色光。其属于小功率激光，临床主要用于低功率照射。

（1）作用机制：①扩张血管，加快血流，改善皮肤微循环；②增加细胞膜的通透性和酶的活性，促进组织代谢；③镇痛；④抗炎；⑤增强细胞和体液免疫、调节机体免疫功能。

（2）临床适应证：①皮肤黏膜溃疡如静脉曲张性溃疡、单纯疱疹引起的口腔溃疡和阿弗他溃疡等；②治疗斑秃，氦氖激光局部照射可改善血液循环、调节免疫，常可有较好的疗效；③可用于照射治疗带状疱疹，对减轻疼痛有一定的帮助。

2.强脉冲光　强脉冲光是一种滤过后的宽谱光，一般是以闪光灯为光源，经特殊的过滤膜片过滤后得到。其波长一般是在 550～1200 nm，不同的治疗头具有不同的波段，如 560～1200 nm、590～1200 nm、640～1200 nm 等。一般可以根据需要选择。

（1）作用机制：强脉冲光作用于皮肤组织，可以被组织反射、散射、传导和吸收，黑色素和血红蛋白可以强烈吸收较短波长的光，而水分则对长波部分的光吸收较多，表皮和真皮对光吸收得非常少。靶组织吸收了足够的光子后被加热，热量使靶组织（血红蛋白、黑色素）中的蛋白质凝固并且热量向周围传导引起物理性损伤，最终，分解的颗粒被免疫细胞清除。同时，强脉冲光可以造成胶原纤维的轻微热损伤，导致胶原纤维收缩、变性并能刺激成纤维细胞的活化，随之有新的胶原纤维生成，于是真皮结构得到了改善，这些改变已得到了组织病理学的证实。

（2）临床适应证：斑驳性色素性沉着、雀斑、毛细血管扩张、可见性红斑、酒渣鼻、皱纹、毛孔粗大、皮肤老化和（或）光老化。

（杨蓉娅　夏志宽）

第四节　激光的风险控制与防护

激光具有一定的潜在风险和明确的靶组织危害，需要制定安全标准和采取防护措施来降低其危害的风险。本节具体讲述激光的风险控制及其防护。

一、激光的潜在风险

激光辐射的危害具有特殊性和隐蔽性，通常人们对于工业制造的高功率激光可以直观地意识到对人体辐射的危害，具有本能的防护意识，但是对于具有一定辐射强度的激光会轻视其对于身体的危害。激光器的光束既能损害眼睛，也能使皮肤受损，高等级的激光器可使皮肤灼伤。应用激光装置也可能引起一些附带的危险，例如化学性危害、触电危害、火警/爆炸危害、吸入有害气体等。另外，一些激光产品可能含有有毒气体，例如 CO，所以必须保持工作环境的通风良好。

二、激光的危险等级和危险分类

（一）激光的危险等级

一般而言，有关激光安全的标准可参考国际电工委员会（IEC）的标准（IEC 60825）、美国国家标准协会的标准（ANSI Z136）或其他相关的激光安全标准。根据 ICE 60825.1:2001，激光产品可分为下列类别：

1. 1 类激光产品　这类激光在合理可预见的情况下操作是安全的，包括利用视光仪器直视光束。不需要任何形式的监管（注：以前分类为 2a 类的产品应按 1 类处理）。

2. 1M 类激光产品　在合理可预见的情况下操作是安全的，但若利用视光仪器直视光束，便可能会造成危害。除了要避免光学辅助观察的潜在危害，不用采取任何控制措施；不需要进行其他形式的监管。

3. 2 类激光产品　这类激光的波长范围为 400～700 nm，通常可通过眼睛对光的回避反应（包括眨眼）提供足够保护。这种反应在合理可预见的情况下可提供足够的保护，包括利用视光仪器直视光束。

4. 2M 类激光产品　这种激光的波长范围为 400～700 nm，通常可由眼睛对光的回避反应（包括眨眼）提供足够保护。不过，若使用者利用视光仪器直视光束，便会造成较大危害。

5. 3R 类激光产品　这种激光的波长范围为 106～302.5 nm，在直射和镜面发射观察光束有潜在危害，但风险比 3B 类激光低，其制造要求和对运用的管制措施亦较 3B 类激光少。这类产品的可达发射极限不得超过波长范围为 400～700 nm 的 2 类产品的 5 倍，在其他波长范围内亦不许超过 1 类产品的 5 倍（注：以前分类为 3a 类的产品应按照等同 3R 类处理）。

6. 3B 类激光产品　指在直射和镜面发射下，直视光束通常会造成危害的激光（即在标称危害眼睛的距离），但是一般不会形成散射或燃烧危害。一般而言，以肉眼直视漫反射的激光是无害的。

7. 4 类激光产品　对眼睛和皮肤有危害，能产生有害的漫反射激光，并可灼伤皮肤及酿成火灾，也可产生悬浮污染物和有害的等离子体辐射，使用这类产品时须格外小心。

（二）激光的危险分类

根据激光对人体的危险度分类，在光束内观察对眼睛的最大可能的影响（maximal possible effect，MPE）作为基准，可分为Ⅰ～Ⅳ级。激光产品厂商应该把 Class Ⅰ、Ⅱ、Ⅲ和Ⅳ的警示标签贴到相应的激光产品上。

Class Ⅰ低输出激光（功率小于 0.4 mW）：不论何种条件下对眼睛和皮肤都不会超过 MPE 值，甚至通过光学系统聚焦后也不会超过 MPE 值。可以保证设计上的安全，不必特别管理。

Class Ⅱ低输出的可视激光（功率 0.4～1 mW）：人闭合眼睛的反应时间为 0.25 s，用这段时间算出的曝光量不可以超过 MPE 值。通常 1 mW 以下的激光会导致晕眩、无法思考，用闭合眼睛来保护不能说完全安全，不要直接在光束内观察，也不要用 Class Ⅱ激光直接照射别人的眼睛，避免用远望设备观察 Class Ⅱ激光。

Class Ⅲ中输出激光：光束若直接射入眼睛，会产生伤害，基于某些安全的理由，进一步分为ⅢA 和ⅢB 级。A 级为可见光的连续激光，避免用远望设备观察ⅢA 激光，以免增加危险。B 级为 5～500 mW 的连续激光，直接在光束内观察有危险。但最小照射距离为 13 cm，最大照射时间 10 s 以下为安全。

Class Ⅳ高输出连续激光（大于 500 mW）：高过 Class Ⅲ，有火灾的危险，扩散反射也有危险。

三、激光的安全标准和安全措施

许多国家都有符合国际电工委员会（IEC）的国际标准的激光安全标准。所有激光产品必须计算出上述激光安全性分类等级，凡属于Ⅱ～Ⅳ级的产品上必须标有警示标志。进入激光束危险区内者须佩戴激光护目镜。

激光安全防护的具体措施有：①记住激光安全的基本原则是绝对不要直视激光束，尤其是原光束。也不要看反射镜反射的激光束。②为了减少人眼瞳孔充分扩张，实验室的灯光要明亮。同时实验室人员和接触激光源的人员一定要戴激光防护镜。③不要对近目标或实验室墙壁发射激光。④对激光设备使用人员进行教育，不要对人员发射激光，不要对镜面反射物发射激光。

四、激光及强脉冲光设备的风险控制

激光器对人体和工作环境造成的有害作用称为激光危害，针对激光危害所采取的安全对策称为激光防护。具体办法有安全管理、安全教育、工程防护、个人防护和医学监督。

1. 安全管理　制定激光安全操作规程，对激光产品严格分级定标，为用户提供安全使用指南等。

2. 安全教育　对接触激光的人员进行安全教育和训练。

3. 工程防护　除去激光光路上的易燃物质和镜面反射物，设置危险标志，在工作场所设置必要的警报装置等。

4. 个人防护　为接触激光的人员配备激光防护镜等防护用具。

5. 医学监督　必要时对激光操作人员进行定期体检。

五、激光对眼睛和皮肤的损伤及主要症状表现

激光辐射能对机体产生损伤的主要原因是：激光的热效应、热压力、光化学反应、离子作用等。当机体组织吸收较大能量时，组织分子的活动变得十分剧烈，热能增加，这些热能产生的热损伤是激光引起的主要损伤。激光的热能可以使组织蛋白质变性，连续振荡和长脉冲激光产生的热损伤范围较大，产生的压力可向周围组织转移。激光辐射能对人眼和皮肤造成伤害，其中以前者的后果最为严重。

激光对皮肤的损伤作用主要是热效应，根据皮肤吸收能量的大小可以引起从红斑到形成水疱甚至坏死等不同程度的热损伤。眼睛是对激光最敏感的器官，因此最需要防护的是眼睛。

（一）激光波长与眼睛损害

波长在可见光和近红外光的激光，眼屈光介质的吸收率较低、透射率高，而屈光介质的聚焦能力（即聚光力）强。激光聚于感光细胞时产生过热而引起的蛋白质凝固变性是不可逆的损伤。一旦损伤就会造成眼睛的永久失明。远红外激光对眼睛的损害主要以角膜为主，这是因为这类波长的激光几乎全部被角膜吸收，所以角膜损伤最重，主要引起角膜炎和结膜炎。紫外激光对眼的损伤主要是角膜和晶状体，可致晶状体及角膜混浊。超过一定剂量范围的各波段激光可同时损伤角膜、晶状体与视网膜，并可造成其他屈光介质的损伤。

（二）激光入射强度与眼睛损伤

激光损害眼睛的程度除了与不同波长的激光有关外，还与激光进入眼睛总的光能量、能量密度及功率密度相关联。视网膜的损伤取决于功率、时间，如当可见光或近红外连续激光的功率密度不断增加，致视网膜上的热量聚积速度大于散热速度时，或功率密度不是很高，但视网膜吸收时间太长，视网膜接受光子流部位的温度必然升高，超过正常眼温 10 ℃以上，就要引起视网膜损害。

（三）激光入射角度与眼睛损伤

由于眼球的特殊解剖及特殊生理关系，激光对视网膜的损伤与入射角度有密切关系。当激光稍偏离视轴角度入射眼睛时，聚焦光斑不会落于黄斑区，而落在其外围的视网膜上。因此入射角度不同，其损伤就不一样，即使和直射时所进入眼睛的能量完全相同，但所引起的伤害却轻得多。激光入射角不与视轴同步，偏离角度越大，视网膜的损伤越轻，虹膜可挡住偏离的激光而不会进入眼底。由于黄斑部位中央凹在视觉功能中起的作用极为重要，而且该部位又最容易受到损伤，所以直视激光束的危险程度要比偏离视轴一个角度射入眼睛的危险程度大很多，必须绝对避免。

（四）眼底色素含量与眼睛损伤

眼底色素含量多少与受到激光伤害程度有特定关系。色素含量越多，对激光的吸收程度越强，遭受损伤的程度也越大。眼睛组织吸收了超过其本身致伤阈值的能量以后就会受到伤害，超出越多，受到的伤害就越重。

六、激光防护眼镜的选用

（一）激光防护镜的选择

激光防护镜有多种类型，所用材料不同，原理各异，应用场合也不同。因此，要提供对激光的有效防护，必须按具体使用要求对激光防护镜进行合理的选择。选择的具体要求主要有：①最大辐照量 H_{max}（J/m^2）或最大辐照度 E_{max}（W/m^2）；②特定的防护波长；③在相应防护波长的所需最小光密度值 D_{min}；④防护镜片的非均匀性、非对称性、入射光角度效应等；⑤抗激光辐射能力；⑥可见光透过率；⑦结构和外形。

（二）激光防护镜的分类及特点

激光防护镜主要有吸收式、反射式、复合式、爆炸式、光化学反应式、微晶玻璃式等种类。这里比较吸收式、反射式激光防护镜的特点和局限性。反射式激光防护镜在基底光学玻璃表面镀以多层的反射介质层，其主要优点是：①工艺简单；②可见光透过率高；③衰减率较高；④光反应时间快<10^{-9} s。但是其亦有局限性：①对光源具有严重的选择性，入射光源必须正对防护镜面（入射光为镜面法线方向），其防护作用才最大，否

则会出现蓝漂，入射角越大，防护波长越往短漂移，当防护波段不够宽或防护波长偏短时，可能出现斜入射时的完全失效；②反射介质层易脱落，而且脱落之后不易肉眼观察，很容易形成潜在的眼部危害。

吸收式防护镜在基底材料中添加特种波长的吸收剂，其主要优点是：①对光源没有选择性，可以安全防护各种漫反射光，任何角度的入射光都得到同样高效的防护；②衰减率较高；③表面不怕磨损，即使有擦划，也不影响激光光束的安全防护；④光反应较快，$<10^{-9}$ s；⑤同时对激光器操作中产生的刺眼白光有很好的屏蔽性。其主要局限性为：可见光透过率较低。

（三）防辐射的防护镜

这种防护镜主要用于防御过强的紫外线等辐射线对眼睛的危害。镜片采用能反射或吸收辐射线，但能透过一定可见光的特殊玻璃制成。

需要注意的是每种激光防护镜有各自的特点，一般只能防护一种波长的激光，少数能防护两种或多种波长的激光，因此必须根据所使用的激光器选用合适的激光防护镜，比如对光源的选择、衰减率、光反应时间、光密度、透光效果等，不同纳米（nm）的激光就需要用不同波段的镜片（图 3-4-1）。

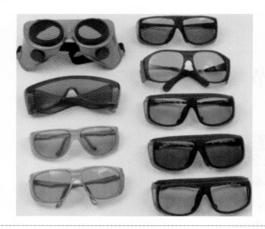

图 3-4-1　不同波长的激光防护镜

七、激光的防护标准和措施

在实际应用激光器中一定要重视并认真执行安全工作制度：

1. 激光器生产单位对乙类激光器须在面板醒目位置注有"禁止直视激光束"字样的警示牌和配备必需的防护罩。对丙、丁类激光器必须用封闭罩包住整个激光器，安装安全联锁和锁钥开关，激光器触发前应有警告信号，面板醒目位置注有警号标志等。对各类激光器还应提供波长范围、最大输出能量和功率、脉冲宽度、重复脉冲频率、光束发散角等物理参数。

2. 激光工作人员应注意操作规程：①激光工作人员需经过激光安全教育和训练；

②佩戴防护镜，并合理选用；③激光器使用后即终止光路，开启激光器时严格遵守水电操作规程；④接触激光的工作人员不能直接注视功率或能量密度超过容许阈值的主光束，并定期做体检。

3.有关单位必须落实激光安全防护措施，设置安全监视系统。

4.激光室的墙壁不可涂黑，应用漫射的浅色涂料，以减少镜式反射和提高光亮。还应通风良好，使二甲苯、四氯化碳（清洗用）、氮（冷却用）、臭氧等在空气中的浓度不超过准许值。室内家具应减少到最少，家具表面应粗糙，无关人员不准入内。应设置障碍，使人不能走近激光器。应像X线机一样，大功率激光器工作时应有红灯标示。激光器应远距离操纵，对特大功率的激光器，工作人员应在隔壁房间操纵。

5.所有室内人员应佩戴相应的防护镜，切忌一镜多用。工作人员应穿工作服和戴手套。要像对待枪支那样对待激光，严禁直视激光束并尽可能远离。重视高电压的操作规则以防电击（国外报道受电击伤害的多于受激光伤害的）。定期检查眼睛。

6.最后，提醒医院及操作者特别留意气体激光类设备的激光介质毒性问题，尤其具有无嗅、高毒的化学物质需小心防护。准分子激光所发射出的紫外光区域的激光除了可能引起人体正常皮肤严重损伤外，其激光介质具有极高毒性，可无声无息地致人死亡。

（樊　昕　敖俊红）

第五节　皮肤激光外科的麻醉及护理

皮肤激光外科的治疗绝大多数可以在局部麻醉下进行，局部麻醉可以达到减轻疼痛的目的，同时可以避免全身麻醉的危险性，因此皮肤激光外科手术首选局部麻醉。局部麻醉的定义是应用局部麻醉药暂时阻断某些周围神经的冲动传导，使受这些神经支配的相应区域产生麻醉作用，称为局部麻醉（局麻）。临床上局部麻醉包括表面麻醉、局部浸润麻醉、区域阻滞麻醉及神经阻滞麻醉。而广义的局部麻醉还包括蛛网膜下腔麻醉和硬膜外麻醉（详见第五章第三节）。这里，我们重点论述表面麻醉技术。

表面麻醉技术是将穿透力强的局部麻醉药敷于皮肤、黏膜表面，通过在皮层痛觉感受器和神经末梢处积聚表面麻醉剂，产生皮层麻醉作用。表面麻醉药有可卡因、苯佐卡因、丁卡因，此类药物不良反应较多，限制了其在皮肤激光外科的使用。目前，激光治疗常用的表面麻醉剂为混合2.5%利多卡因和2.5%丙胺卡因的复方制剂，如美国生产的EMLA（恩纳霜）和国产的复方利多卡因乳膏。复方利多卡因乳膏是能够渗透完整皮肤达到真皮层的浅表镇痛剂，其功效在于对浅表皮肤各种小手术起到镇痛的作用。该药物成功地解决了其他药品不能安全、有效地渗透完整皮肤并达到长时间镇痛的难题，不仅适用于成年人，也适用于儿童，可大大减少儿童注射疼痛和全身麻醉所带来的不必要的风险，对解决儿童注射疼痛有着不可替代的作用。

一、应用表面麻醉的目的

1. 表面麻醉剂能够减轻患者激光治疗时的疼痛，减轻患者的痛苦。
2. 治疗前使用表面麻醉剂可使患者较好地配合治疗。

二、适应证和禁忌证

（一）适应证

1. 浅表（6 mm 以内）皮肤的各种外科手术。
2. 针穿刺（腰椎穿刺、静脉穿刺、小儿各种疫苗、预防针、取血样本）。
3. 医疗美容（美容注射、激光治疗、文身、文眉、文唇、毛发移植、金丝埋线）。
4. 生殖器黏膜手术、镇痛（尖锐湿疣、生殖器疱疹）。
5. 腿部溃疡清创术前镇痛。
6. 皮肤瘙痒、疱疹病毒神经痛的止痛、止痒。

（二）禁忌证

对局部麻醉药过敏、穿刺（治疗）部位感染、肿瘤或其他不宜者。

三、操作方法

1. 清洁皮肤。用洁面乳或清水彻底清洁皮肤。
2. 留取照片并存档，充分暴露皮损区并保持体位、曝光条件一致。
3. 在皮肤表面外涂复方利多卡因乳膏（北京清华紫光制药厂生产，每克含丙胺卡因 25 mg 及利多卡因 25 mg），厚度不要超过 1 mm，皮损较多时使用棉签均匀涂抹在整个皮损上。涂药后立即使用保鲜膜覆盖（图 3-5-1）。20～30 min 后患者均有不同程度皮肤麻

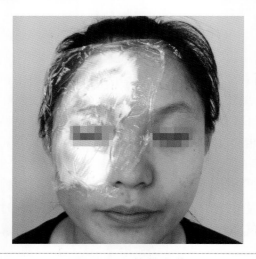

图 3-5-1　外敷麻药

木的感觉，一般敷麻药 1~2 h 即可。

4.待麻醉药起效后，先用纸巾擦掉多余药物，再用清水彻底清洗干净。皮肤消毒后开始激光治疗。

四、护理

1.评估患者治疗部位的皮肤情况，观察局部皮损，有无破损、感染，是否使用外用药物等。收集患者的一般资料、现病史、既往史、药物过敏史及有无禁忌证等。

2.进行表面麻醉技术治疗前向患者做好沟通工作，讲解麻醉的目的、方法、意义及注意事项等，以取得患者的配合，并签署手术同意书。

3.涂抹表面麻醉剂时，要注意眼周区域，药膏要离眼睛有一定距离，嘱患者不要频繁眨眼，避免药膏进入眼睛。

4.敷保鲜膜封包时，注意鼻孔处的保鲜膜要用防敏胶带固定，避免保鲜膜随呼吸堵住鼻孔。封包的作用是使药物穿透力增强，使角质层浸软，加速药物向皮下组织渗透。

5.操作并发症及处理

（1）红斑和或白斑、瘙痒、烧灼感：这些症状一般较轻微，无须处理，可自行恢复。

（2）过敏：极为罕见，可表现为皮肤表面或全身过敏现象。用药前应详细询问患者药物过敏史。一旦出现过敏症状，及时对症处理。

（3）高铁血红蛋白血症：常发生于新生儿，属于麻醉药物的不良反应。由于新生儿的高铁血红蛋白还原酶通路没有成熟，所以易发生高铁血红蛋白血症，故禁止用于 3 个月以内的婴儿。

（4）眼睛的损伤：因表面局部麻醉药不小心进入眼睛导致。当发现药物进入眼睛，应及时用清水彻底清洗。

（5）恶心、呕吐：个别患者可出现一过性恶心、呕吐的症状，较少见。

（姚美华　李慧莉）

第六节　激光美容中的疼痛治疗及护理

大部分美容激光都可以引起疼痛，从轻度到重度不等。由于激光治疗时间相对较短，轻度疼痛无须特殊处理或提前 2 h 左右口服非缓释类的非甾体类解热镇痛药即可顺利完成治疗。常用非甾体类解热镇痛药物有阿司匹林、对乙酰氨基酚、洛索洛芬钠片、塞来昔布等。

引起中、重度疼痛的美容激光包括：治疗血管性疾病的激光，有 585 nm、595 nm 脉冲染料激光，长脉宽的 1064 nmYAG 激光；治疗色素性疾病的部分调 Q 激光、点阵激光、等离子束等。中、重度疼痛根据治疗部位、年龄以及性别选择局部表面麻醉、浸润麻醉或神经阻滞麻醉甚至全身麻醉。

一、表面麻醉

是指将穿透力强的局麻药施用于皮肤或黏膜表面，使其透过皮肤或黏膜而阻滞位于其下的神经末梢，使之产生麻醉现象。国内常用的表面麻醉药为混合 2.5% 利多卡因和 2.5% 丙胺卡因（清华紫光复方利多卡因乳膏）以及韩国生产的 9.6% 利多卡因乳膏。

操作方法：

（1）清洁皮肤。用洁面乳或清水彻底清洁皮肤。

（2）充分暴露皮损区并保持体位、曝光条件一致，留取照片并存档。

（3）参照成人和 1 岁以上儿童大约 1.5 g/10 cm^2 的剂量，在皮肤表面涂抹复方利多卡因乳膏，外用保鲜膜封包，敷药时间至少 1 h，随着敷药时间的延长，皮肤麻醉的深度也增加，最深可达 5 mm；在黏膜涂本品不需覆盖密封敷膜，敷药时间 15 ~ 30 min，即可开始治疗。

（4）待麻醉药起效后，先用纸巾擦掉多余药物，再用清水彻底清洗皮肤，消毒后开始激光治疗。

二、浸润麻醉

浸润麻醉也称部位麻醉，是指在患者神志清醒状态下，将局部麻醉药应用于身体局部，使机体某一部分的感觉神经传导功能暂时被阻断，运动神经传导保持完好或同时有程度不等的被阻滞状态。这种阻滞应完全可逆，不产生任何组织损害。局部麻醉的优点在于简便易行、安全、患者清醒、并发症少和对患者生理功能影响小。国内常用的局部麻醉药为 2% 利多卡因。

操作方法：

（1）局部聚维酮碘（碘伏）消毒。

（2）抽取局部麻醉药，先在皮肤治疗一端皮内注射一皮丘，然后沿治疗区域在皮下分次注入适量局部麻醉药。每次注药前都要回抽注射器，以免误注入血管内。常用 0.5% ~ 1% 利多卡因，一次总量不超过 400 mg。

（3）用苯扎溴铵（新洁尔灭）拭去局部的碘伏，晾干皮肤即可开始治疗。

三、神经阻滞麻醉

将局部麻醉药注射于神经干（丛或节）的周围，以阻滞其神经传导，使该神经支配区产生麻醉作用，称神经阻滞麻醉。此法能以少量的局部麻醉药产生较大的无痛区，效果好而安全。

美容激光以面部激光为主，颜面部点阵激光、等离子束等可引起严重疼痛，采用面部神经阻滞可以在一定程度上缓解患者的痛苦。颜面部有 8 条神经可供阻滞，分别是颏神经、眶下神经、鼻背神经、眶上神经、颧颞神经、颧面神经、三叉神经的下颌神经和耳大神经（图 3-6-1）。

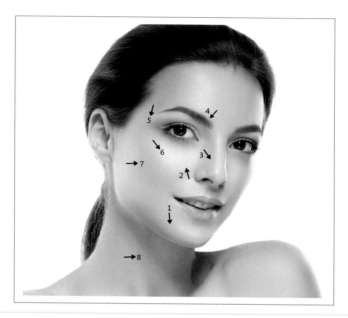

图 3-6-1 面部神经麻醉部位

1. 颏神经；2. 眶下神经；3. 鼻背神经；4. 眶上神经束；5. 颧颞神经；6. 颧面神经；7. 三叉神经的下颌神经；8. 耳大神经

操作方法：

（1）局部碘伏消毒。

（2）抽取局部麻醉药，根据解剖位置按治疗区域在相应的神经出入点注射 0.5% ~1% 利多卡因 1 ml，每次注药前都要回抽注射器，以免误注入血管内，一次总量不超过 400 mg。

（3）用新洁尔灭拭去局部的碘伏，晾干皮肤即可开始治疗。

四、护理

1. 收集患者的一般资料、现病史、既往史、药物过敏史及有无禁忌证等。评估患者治疗部位的皮肤情况，观察局部皮肤有无破损、感染，是否使用外用药物等。

2. 进行麻醉前向患者做好沟通工作，讲解麻醉的目的、方法、意义及注意事项等，以取得患者的配合，并签署手术知情同意书。

3. 涂抹复方利多卡因乳膏时，要注意眼周区域，药膏要离眼睛有一定距离，嘱患者不要频繁眨眼，避免药膏进入眼睛。敷保鲜膜封包时，注意鼻孔处的保鲜膜要用防敏胶带固定，避免保鲜膜随呼吸堵住鼻孔。封包的作用机制是使药物穿透力增强，角质层浸软，加速药物向皮下组织渗透。涂药过厚基本失去了薄膜覆盖的作用。

4.应用浸润麻醉时，密切观察患者的生命体征，注意创面清洁干燥。半小时后指导患者进食，避免进食辛辣刺激性食物。多吃蔬菜水果，保持大便畅通。

5.应用神经阻滞麻醉时，除密切观察患者的生命体征外，还要注意患者有无局部麻醉药中毒反应，加强对意识、呼吸及循环的观察和监测。操作者需掌握一定的技巧，定位需准确，严格控制麻醉的时间和剂量。

6.并发症及处理

（1）红斑和或白斑、瘙痒、烧灼感：这些症状一般较轻微，无须处理，可自行恢复。

（2）过敏：对酰胺类局部麻醉药的过敏反应（最严重的反应为过敏性休克）很罕见。

（3）注射区疼痛、水肿、血肿：注射后按压可以减少此类症状。

（4）神经损伤：少见，可完全恢复。

（魏　薇）

第七节　皮肤血管性疾病的激光治疗及护理

皮肤血管异常性疾病包括血管瘤、蜘蛛样血管瘤、血管痣、毛细血管扩张、血管角化瘤、增生性瘢痕等，其中血管瘤是婴幼儿最常见的皮肤良性肿瘤。60%的血管瘤发生于头颈部，不仅影响美观，还可出现多种并发症，如溃疡、出血和感染等。近20年来，随着激光医学的快速发展，出现了各种可用于治疗血管异常性疾病的激光，由于疗效显著，不良反应小，已经成为治疗皮肤血管异常性疾病的首选方法。目前，常用于治疗血管异常性疾病的激光有脉冲染料激光、532 nm Nd：YAG（掺钕钇铝石榴石）激光、长脉冲1064 nm Nd：YAG激光以及光动力疗法等。本节主要介绍血管瘤（长脉冲1064 nmNd：YAG激光）和鲜红斑痣（脉冲染料激光）的激光治疗。

一、血管瘤的激光治疗及护理

血管瘤多于婴儿期发病，可发生于皮肤、黏膜和其他软组织，50%发生于头颈部。按病灶深浅可分为浅表、深部以及混合型血管瘤。其中浅表型最常见，通常为鲜红色外观，有时隆起于皮肤表面；深在的较少见，瘤体边界欠清，活动度差，囊性或可压缩，可表现为偏蓝色外观；混合型病灶同时具有以上两型的特点。可出生时即有，但新生儿期可能仅表现为小片红斑、局限性毛细血管扩张或色素减退斑，皮损在生后几周逐渐明显，并在数月内长大。组织学上表现为增生的圆形内皮细胞，是一种良性的血管性肿瘤。

临床上根据皮损的发展可分为四期：①早期斑片期；②增生活跃期；③消退期；④消退的血管瘤。

（一）长脉冲 1064 nm Nd：YAG 激光

长脉冲 1064 nm Nd：YAG 激光是近年推出的针对较深部位、较粗直径血管进行凝固的激光仪器。通过较长的脉冲宽度，有效凝固血管瘤的内皮细胞，而又低于组织热弛豫时间，加上采用动态冷却装置（DCD），有效保护了周围正常组织，克服了连续激光的过度升温，降低了瘢痕的发生率。

1064 nm Nd：YAG 激光治疗血管瘤的适应证，是按照病灶的早晚阶段、大小、深浅、部位、有无继发感染、消退程度的不同而选择不同的治疗参数。适应证包括：①病灶位于皮肤、黏膜的表面且深度不超过 1.0 cm；②表面皮肤、黏膜正常，但是病灶深度不超过 1.0 cm。禁忌证包括：①位置较深的血管瘤；②腮腺区血管瘤。

（二）长脉冲 1064 nm Nd：YAG 激光的治疗方法

治疗时激光垂直对准病灶，应将冷却头温度调至 4 ℃左右，一旦出现结霜现象，可用配套的特殊防雾清洁剂擦拭表面，以利激光更有效地穿透。正确使用冷却头，不仅可以减少黑色素吸收热能，避免表皮损伤，同时皮肤冷却后疼痛不敏感，有辅助麻醉的效果。根据病变颜色及皮肤状况选择脉宽，一般病变色泽鲜红、加压褪色好、扩张血丝较粗，宜用长脉冲；如病变色泽较暗、加压褪色缓慢及扩张的血丝较细或位置比较深，宜用短脉冲（图 3-7-1）。

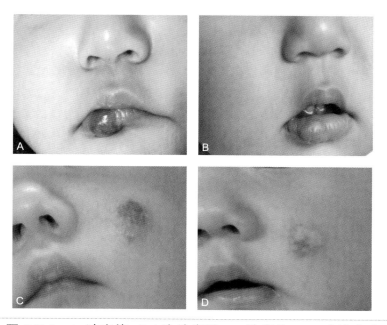

图 3-7-1　A.治疗前；B.1 次治疗后；C.治疗前；D.2 次治疗后

（三）护理

1.心理护理　患者因长期面部红斑、紫斑，精神压抑，易形成孤僻自卑心理，且求医心切，对治疗的期望值很高，希望一次治疗即可恢复正常容貌，否则更加悲观。医务人员应耐心讲解疾病发生发展规律及治疗过程和愈后情况，讲解分次治疗的原因，使患者对治疗有正确的认识，增强信心，积极配合治疗，争取早日康复。

2.术前准备　局部清洁，去除化妆品和油脂，照相存档以备治疗前、后对比疗效。对痛觉敏感者，治疗区外涂 5%EMLA 麻醉软膏（利多卡因 + 透皮剂），外敷特配的密封膜以防药物蒸发，促进麻药吸收，增强麻药效果，2 h 血液浓度达到高峰，可维持 5 h 左右。治疗时去除麻药，局部常规消毒，患者仰卧，无影灯对准治疗区，操作者和患者均佩戴护目镜。

3.术中护理

（1）激光头垂直对准病灶，按一定顺序从边缘开始向中心进行扫描，避免遗漏，保证皮损部位得到有效的治疗。

（2）治疗期间多与患者沟通，询问患者的感受。

（3）观察治疗部位皮肤的反应，根据患者感受和皮肤的反应随时调整治疗参数。

4.术后护理

（1）术后立即用冰袋冰敷，并衬垫 2～4 层消毒纱布。面颈部一般冰敷 1 h 左右，四肢以及夏天冰敷时间适当延长，一般 2 h 左右，注意切勿冻伤。冰敷可以迅速降低局部皮温，降低患者对疼痛的敏感度，减轻激光对正常组织细胞的热损伤程度，减少并发症的发生。

（2）注意保护创面。眼周外涂眼药膏，其余部位可涂抗生素软膏，1～2 周恢复正常。水肿消退后采取暴露疗法，保持局部清洁。

（3）并发症及处理

1）色素沉着：这一现象属于炎症后继发性色素沉着，与治疗后日光照射过多、肤色过深等因素有关，因此嘱患者尽可能避免阳光照晒。面部色斑明显者先治疗色斑，改善后再接受激光治疗。术后可口服维生素 C，外用氢醌类药物治疗，一般半年后逐渐消退。

2）浅表性瘢痕：可能是剂量过大或治疗区重复照射、冷却头温度过高、皮肤降温不够及术后护理不当所致。因而，先将冷却头温度控制在 4 ℃左右方可治疗。无论是初次治疗还是重复治疗，均应从小能量逐渐增加，调至最佳能量后，再进行大面积治疗；术中不能重复照射治疗；结痂后不能强行剥离，待其自然脱落，即可控制并发症出现。

二、鲜红斑痣的激光治疗及护理

鲜红斑痣（port-wine stains，PWS）是一种先天性的真皮浅部毛细血管畸形，出生时即发生，90% 累及头颈部，特别是三叉神经第一、第二支。病理表现为真皮乳头层或网状层上部的血管扩张，平均血管深度 0.46 nm。皮损随儿童生长而成比例长大，可发生于身体的任何部位，早期表现为红斑，随年龄增长逐渐加深，少数患者皮损表面可逐渐隆起，形成结节，累及唇部则易出现软组织增生，一般不会自然消退。本部分主要介绍鲜红斑痣脉冲染料激光的治疗和护理。

（一）脉冲染料激光

脉冲染料激光治疗鲜红斑痣是利用选择性光热作用原理，作用于皮肤血管中的氧合血红蛋白，为治疗鲜红斑痣的"金标准"。595 nm 是血红蛋白吸收峰值较高的波长，当大量的血红蛋白吸收激光热能后，热能传导至血管壁，造成血管内皮细胞肿胀，血管收缩，血栓形成，使血管闭塞退化，从而达到治疗目的。

适应证包括：血管异常性疾病，如血管瘤、鲜红斑痣等皮肤疾患。禁忌证包括：①瘢痕体质者；②妊娠期妇女；③有凝血功能障碍史或使用抗凝药物者；④有任何活动性感染者；⑤皮损处有破损者。

（二）脉冲染料激光的治疗方法

1. 接通电源，预热仪器。

2. 去除麻药，局部常规消毒。操作者及患者戴好激光防护镜。

3. 设置参数，开始操作。根据患者年龄、皮肤类型及病变颜色等选择治疗参数进行治疗。将激光头垂直对准病灶，从边缘开始向中心进行扫描。

4. 治疗时要保持光斑之间距离均匀，避免遗漏、光斑重叠，以保证每处皮损均得到有效的治疗（图 3-7-2）。

（三）护理

1. 心理护理　鲜红斑痣畸形血管随年龄增长呈渐进性扩张，外观表现为红斑增厚、颜色加深，使面部不对称畸形。除影响皮肤的生理功能外，更重要的是对患者身心健康的影响。所以我们应加强与患者的沟通，耐心讲解疾病治疗过程和愈后情况，使患者对治疗有正确的认识，积极配合治疗。

2. 术前护理

（1）清洁治疗区。用洁面乳或清水清洁治疗部位皮肤。

（2）留取照片并存档。

（3）更换一次性床单，协助患者取利于治疗的舒适体位，并充分暴露治疗区。小面积一般不需要麻醉，大面积治疗时治疗区外涂表面麻醉剂，外敷密封膜，1～2 h 后即可治疗。

3. 术中护理

（1）治疗中操作者的经验技术是很重要的。选择脉宽过长时，易导致瘢痕和色素沉着等不良反应的发生，同时靶组织因热量损失而不能得到充分的治疗；如选择脉冲宽度过短，则不足以使血红蛋白吸收的热量传导至整个血管。能量密度过低达不到治疗效果；过高易产生过多的热量，导致周围组织损伤。治疗光斑的大小应该与血管的直径吻合，

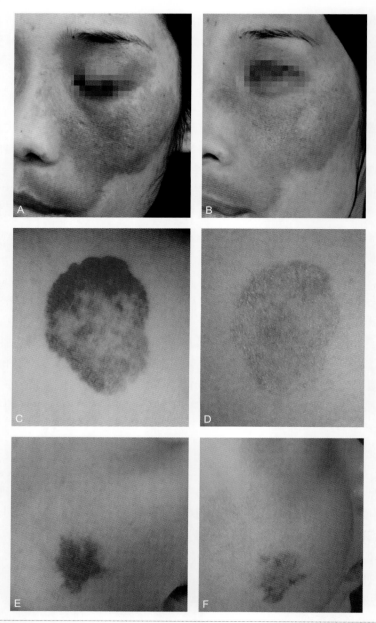

图 3-7-2　A 治疗前；B. 2 次治疗后；C. 治疗前；D. 1 次治疗后；E. 治疗前；F. 1 次治疗后

使血管充分吸收热量，从而最大限度地减少周围组织吸收能量后的不良反应。治疗期间注意与患者沟通，经常询问患者的感受，并细心观察治疗部位的反应。根据患者的感受和治疗部位的反应随时调整参数。

（2）对于婴幼儿患者，由于患儿哭喊、不配合导致皮损处血压升高，容易出血，不易凝固，特别是头面部较大的皮损，治疗此类人群时建议给予全身麻醉。

4.术后护理

（1）治疗完毕，取下患者眼罩，做好记录及观察激光治疗反应。

（2）术后立即用冰袋冰敷，并衬垫 2~4 层消毒纱布。

（3）冰敷后，治疗区涂抹抗生素软膏，一般不需包扎，保持创面清洁、干燥。紫癜 7~10 天自然消退。

（4）注意防晒。

（5）术后 1 周内避免沾水。

（6）并发症及处理

1）疼痛：治疗后立即冰敷或外敷降温面膜，防止热量向更深层次的组织传导，减轻治疗区域的组织热损伤，从而减轻局部的疼痛感。

2）水肿、水疱：术后 1~2 天局部可出现。如水疱较小、疱壁松弛，局部外擦抗生素软膏；水疱较大、疱壁紧张时，应局部消毒，使用无菌注射器抽出疱液，外擦抗生素软膏，无菌敷料加压包扎。每日换药 1 次，直至水疱干涸结痂。

3）紫癜：治疗中紫癜是最常见的即刻反应。紫癜越明显，病灶颜色消退越多，一般不需要特殊处理，几天后可消退。

4）瘢痕：是由于过度治疗或感染所致。治疗时避免过深，防止皮肤过度损伤。积极预防感染。若出现瘢痕，根据瘢痕的性质选择激光或药物治疗。

（王聪敏）

第八节 色素增加性疾病的激光治疗及护理

一、雀斑的强脉冲光治疗及护理

雀斑是常见于面部的褐色点状色素沉着斑，日晒可促发和加重本病。本病是常染色体显性遗传性疾病。女性多于男性。通常发生于暴露部位，特别是面部，尤以鼻部和颊部最为常见，少见于手背、前臂、颈、肩部。皮损直径 3~5 mm，为圆形、椭圆形及多角形，边缘不规则的淡褐色到深褐色斑点，境界清楚，孤立、不融合，可疏密不一分布。雀斑与日晒关系显著。雀斑的激光治疗可选用波长为 510 nm、532 nm、694 nm、755 nm Q-开关的激光设备，也可选用强脉冲光治疗。这里主要介绍雀斑的强脉冲光治疗和护理。

（一）强脉冲光

强脉冲光虽然不是激光，但其工作原理与激光一样，同样遵循着选择性光热作用原理。强脉冲激光是多色光源，发射波长 400~1200 nm 的宽光谱脉冲光。这些设备使用滤光片缩窄波长范围，选择性地作用于皮肤不同深度的结构。临床上根据不同的治疗要求，在治疗时强脉冲光可采用不同的滤光片，从而获得不同区间的光进行相应的治疗。

强脉冲光的适应证包括：①皮肤色素增加性疾病（雀斑、黄褐斑等）；②血管性皮肤疾病；③皮肤光老化；④痤疮印迹；⑤嫩肤。禁忌证包括：①患者近期有暴晒史；②对光敏感或近期服用过光敏药物者；③患卟啉病及瘢痕体质者；④患皮肤恶性肿瘤或癌前病变者；⑤患糖尿病、心脏病等严重疾病者；⑥妊娠期或哺乳期患者；⑦患有进展期银屑病、白癜风等易出现同形反应疾病者；⑧治疗部位皮肤破损或存在感染病灶者。

（二）强脉冲光的治疗方法

1. 接通电源，预热仪器。操作者及患者戴好激光防护镜。

2. 治疗区域均匀涂抹冷凝胶。

3. 设置参数，测试光斑。根据治疗部位、皮肤类型、皮损情况等选择治疗参数。在治疗区的边缘位置先发射 1 ~ 2 个光斑，15 min 后观察局部皮肤的反应，根据光斑反应调整参数开始治疗（图 3-8-1）。

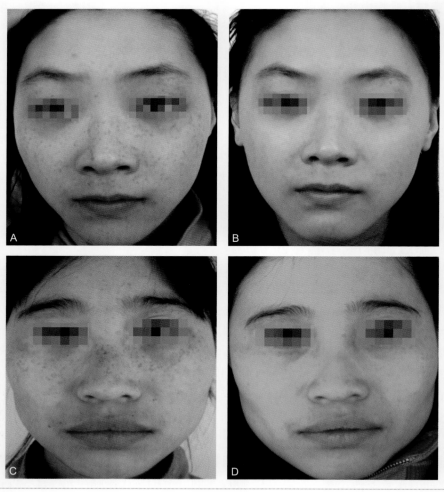

图 3-8-1　A、C. 治疗前；B、D. 治疗后

（三）护理

1. 心理护理　患者初次接受强脉冲光治疗时，护理人员需做好心理疏导，主动与患者沟通，耐心讲解强脉冲光治疗的适应证及治疗后注意事项。同时引导患者正确面对治疗效果，避免期望值过高而失望。

2. 术前护理

（1）对首次就诊的患者，详细询问其病史。

（2）检查皮损是否适合接受强脉冲光治疗。

（3）让患者签署知情同意书。

（4）治疗前须清洁治疗区，清除残留的化妆品。

（5）治疗前和治疗后分别拍照，以便记录治疗效果。

（6）更换一次性床单，协助患者取利于治疗的舒适体位，并充分暴露治疗区。

3. 术中护理

（1）协助患者取舒适体位。操作者和患者均应佩戴护目镜。

（2）治疗部位涂一薄层冷凝胶，通常厚度为 1~2 mm。皮肤颜色较深的患者涂 3 mm 厚。

（3）治疗时在发射脉冲前应冷却皮损。如果皮损面积小于治疗头面积时，需用白色隔板遮挡。

（4）治疗头保持与皮肤垂直，不要用力压，治疗部位适当重叠，但不要超过 1 mm 或 10%。

（5）测试光斑。测试光斑非常重要，千万不能省略。治疗后 15~30 min 皮肤出现改变，如色素加深、皮肤微红、轻微灼热感，这说明选择参数合适；如果皮肤过度红肿、疼痛明显，则提示治疗过度；皮肤无明显反应，则提示治疗过轻。调整参数，直至出现适度的反应。

4. 术后护理

（1）治疗完毕，取下患者眼罩。将治疗部位的冷凝胶轻轻地去除，观察治疗后反应，是否出现色素沉着、红肿、水疱、紫癜等不良反应，并做好记录。

（2）面部降温，可用冰袋进行冰敷 15 min 左右。对治疗反应较严重或血管性疾病者应延长冷敷时间。冰敷后无须包扎并告知患者注意事项。

（3）术后 12 h 内建议不要使用热水，因热水可使治疗较重的部位发生水疱。

（4）术后 48 h 内尽量避免使用任何化妆品。

（5）治疗区域水肿比较明显的患者，需要口服泼尼松。

（6）术后 4~5 日避免治疗部位受外伤。1 个月内，治疗部位避免日晒，因日晒可促使黑色素产生，导致色素沉着。外出做好防晒，如避光、外用防晒霜等。

（7）皮肤结痂后，使痂皮自行脱落，不可用手撕脱。

（8）对暴露于污染环境的治疗部位，需用敷料覆盖 10 日。

（9）术后注意保持患者皮肤的湿润舒适，应指导患者选用不含乙醇（酒精）成分的水质润肤露来缓解皮肤的干燥。

（10）饮食上避免高糖、高脂及辛辣刺激食物，多吃蔬菜和水果。

（11）并发症及处理

1）刺痛、灼热、红肿、紧绷、红斑、水肿及皮肤瘙痒：这些反应通常是强脉冲光治疗后的正常现象，给予冰敷可以缓解症状。可使用具有抗刺激、抗炎、抗过敏等功效的面膜，能更好地缓解因治疗后出现的不适症状。使用面膜前最好给予冷藏，对治疗后的皮肤有良好的效果。

2）皮肤干燥、敏感和脱屑：强脉冲光治疗后，其热效应及其他相关生物学效应可影响皮肤的屏障功能。应根据皮肤类型选择温和的医学护肤产品，以增加皮肤所需要的水分、营养，增加角质形成细胞活力，修复皮肤屏障功能，增强强脉冲光的治疗效果。

3）色素异常：色素沉着或色素减退常见于肤色较深的患者或能量密度过大时引起。多数为暂时性色素沉着，一般2～3个月自行恢复。较难处理的色素沉着可外用褪色剂，口服维生素C；色素减退比较少见，可行准分子激光照射。

4）水疱：一般由于能量密度过大或冰敷时间不够引起。较小水疱可不予处理；若水疱较大时，皮肤消毒后用无菌注射器抽取疱内液体，注意不要碰掉水疱的表皮，外涂庆大霉素和氧化锌油混合液。嘱患者保持创面清洁干燥，避免沾水。

二、脂溢性角化病的激光治疗及护理

脂溢性角化病又称老年疣，是一种常见的良性表皮肿瘤，多见于中老年人。好发部位为皮脂溢出部位，如面部、耳部、颞部、头皮、颈部、手背、前臂伸侧、胸部、背部。开始为界限清楚的淡褐色、深褐色或黑色扁平丘疹，皮损逐渐增大，可呈斑丘疹，或呈轻度乳头状瘤，上覆油性鳞屑或结痂，皮损大小从几毫米至2～3 cm或更大，可单发，但大多数为多发。无自觉症状或仅有轻度瘙痒，皮损无自愈倾向，极少恶化。脂溢性角化病的激光治疗可选Q-开关激光或波长为532 nm激光设备，还可选用高能超脉冲CO_2激光或脉冲铒激光治疗。这里我们主要介绍脂溢性角化病的超脉冲CO_2激光治疗和护理。

（一）超脉冲CO_2激光

超脉冲CO_2激光是不可见光，可释放10 600 nm红外线波长，使用波长为633nm的氦氖激光或红色的半导体激光作为瞄准光。该波长被组织中的水强烈吸收并迅速加热进而汽化，其热效应能有效烧灼、切割、汽化组织，达到治疗目的（图3-8-2）。

超脉冲CO_2激光的适应证包括：①脂溢性角化病；②各类痣、疣；③皮脂腺囊肿、腱鞘囊肿；④皱纹、痤疮瘢痕和皮肤光老化的损害；⑤主要应用于治疗皮肤表面各种赘生物；⑥毛细血管扩张；⑦睑黄疣、汗管瘤等。禁忌证包括：①全身性红斑狼疮等部分自身免疫性疾病者；②瘢痕体质者；③最近1年内使用维A酸药物者；④不接受磨削术风险者；⑤对治疗期望值过高及不稳定个体者；⑥治疗部位皮肤破损或存在感染病灶者；

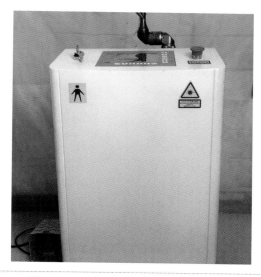

图 3-8-2 超脉冲 CO_2 激光治疗仪

⑦妊娠期妇女。

(二)超脉冲 CO_2 激光的治疗方法

1.留取治疗部位的照片并存档。

2.更换一次性床单,协助患者取利于治疗的舒适体位,并充分暴露治疗区。如需治疗区外涂表面麻醉剂,外敷密封膜,1~2 h 后即可治疗。必要时也可在局部用盐酸利多卡因注射液做浸润麻醉。

3.接通电源,预热仪器。

4.去除麻药,局部常规消毒。操作者和患者均要戴激光防护镜。

5.设置参数,开始操作。根据患者的皮损选择不同的脉冲能量及频率,左手绷紧患处皮肤,右手持激光手具对准皮损处逐层汽化,边汽化边以生理盐水棉签逐层擦拭掉表面碳化物,直至治疗结束。

6.治疗完毕,取下患者眼罩,外涂红霉素软膏,保护创面,防止感染(图 3-8-3)。

(三)护理

1.心理护理

(1)患者心理状态包括:①因容貌受到影响,多伴有焦虑、悲观的情绪;②对术后效果期望值较高,担心术后效果及手术对其他部位的影响,且对 CO_2 激光治疗方法不了解,易产生怀疑和恐惧心理。

(2)护士应同情、关心、理解患者,多与其沟通,以取得信任。详细、耐心讲解疾病的有关知识及注意事项以消除患者紧张情绪,使其树立信心。

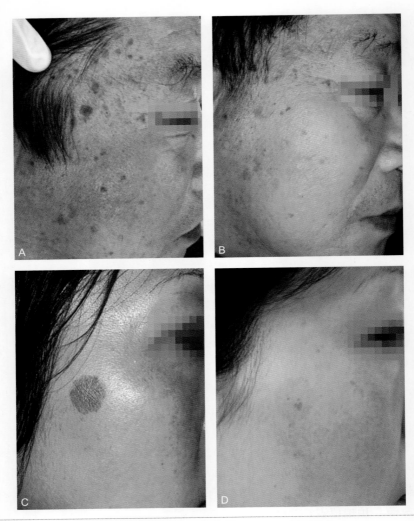

图 3-8-3　A、C.治疗前；B、D.治疗后

2.术前护理

（1）收集患者的一般资料、现病史、既往史、药物过敏史及有无禁忌证等。护士和患者充分沟通后，治疗部位留取照片并签署激光治疗知情同意书。

（2）根据皮损的特征可选择皮肤表面麻醉或局部浸润麻醉。①皮肤表面麻醉的准备：清洁治疗部位皮肤，治疗部位如需外涂表面麻醉剂，涂抹范围大于治疗部位边缘 0.5 cm，厚度约 1.5 g/cm^2。涂抹后，外包裹密封膜，覆盖范围大于乳膏涂抹边缘的 0.5 cm。1~2 h 后去除密封膜，无菌纱布擦去乳膏。②局部浸润麻醉的准备：局部常规消毒，沿皮损区域在皮下分次注入适量局麻药。每次注药前都要回抽注射器，以免误注入血管内。

3.术中护理

（1）操作过程中动作应轻柔。患者术中出现精神紧张，可适当言语安慰，使患者积极配合，以利于治疗顺利完成。

（2）协助患者取舒适体位，操作者和患者均应戴防护眼镜。

（3）皮肤常规消毒，根据患者的年龄、皮损的大小、性质选择不同的脉冲能量及频率，并设置参数，开始操作。

（4）操作者左手绷紧患处皮肤，右手持激光手柄对准皮损区垂直照射，作用至皮损和正常皮肤交界处稍偏正常皮肤即可。

（5）皮损逐层汽化，以生理盐水棉签擦拭表面碳化物，直至治疗结束。

（6）密切观察病情变化，如患者出现面色苍白、心慌、气短、多汗、呼吸困难等不适症状，应立即停止操作，报告医生采取相应的处理。

（7）治疗完毕，取下患者防护眼罩，观察皮损变化。

4. 术后护理

（1）创面皮肤的护理：治疗后，局部涂红霉素眼膏保护创面，保持创面清洁干燥，防止感染。嘱患者治疗后1周内避免沾水，禁用化妆品，远离工地、厂房等粉尘较多的环境，以免污染创面。结痂后注意保护痂皮，勿强行撕脱，应使其自然脱落，以免瘢痕形成。对创面较深者，局部贴透明湿性创可贴，3～5天换药，以促进创面愈合。

（2）防晒的护理：脱痂后局部皮肤呈淡红色，随着时间的推移逐渐恢复到正常肤色。在此期间，嘱患者避免紫外线照射并做好皮肤防晒。

（3）疼痛的护理：术后治疗部位可出现不同程度的红肿和疼痛。护士向患者解释疼痛肿胀的原因以消除患者紧张情绪。轻微疼痛属正常现象，可不予处理。若肿痛难忍者，建议患者可用无菌纱布包裹冰块进行冰敷，以消肿并缓解疼痛。

（4）饮食护理：治疗后嘱患者忌食辛辣刺激食物，忌烟酒，多食富含维生素的蔬菜和水果。

（5）并发症及处理

1）色素沉着：发生于红斑消退后，常见于肤色较深患者，多数为暂时性色素沉着，一般能自行恢复。护理要点是防晒和预防皮肤感染。

2）色素减退：较罕见，比较难处理，可行准分子激光照射。

3）瘢痕：一般为治疗过深或感染所致。掌握好治疗的深浅及有效地指导患者的术后护理，可有效预防瘢痕的发生。

4）水肿、渗出：是皮肤激光术后的正常反应，一般数天后即可恢复。如水肿明显，可口服短效激素来缓解。

5）红斑：红斑一般持续数周。持续性红斑见于汽化非常深的创面，可持续3个月，有些病例可能更长，术后防晒和应用修复类产品可得到改善。

三、太田痣的激光治疗及护理

太田痣又称眼、上额部褐青色痣，眼真皮黑素细胞增多症，眼皮肤黑变病，眼黏膜与皮肤的黑素细胞增多症。1938年由日本的太田正雄首先报道，是遗传或某些胎内原因所引起的皮肤黑素细胞分化异常，致面部三叉神经（主要是第1、2分支）分布区皮肤及巩膜等组织的色素性病变。临床上以眼周围及面部皮肤褐青色斑块或斑片为特征。色斑不能自行消退，50% 是先天性的，其余出现在 10 岁之后，偶有晚发或妊娠时出现，可伴发伊藤痣和鲜红斑痣。激光是目前治疗太田痣较好的方法。因色素较深，应选用短脉冲激光，使用 Q- 开关红宝石激光、Q- 开关翠绿宝石激光、Q- 开关 Nd:YAG 激光均能获得非常满意的治疗效果。这里主要介绍太田痣的 Q- 开关激光治疗和护理。

（一）Q- 开关红宝石激光、Q- 开关翠绿宝石激光、Q- 开关 Nd:YAG 激光

Q- 开关红宝石激光（波长 694 nm，脉冲宽度 20 ~ 40 ns）治疗参考数：能量密度 5.0 ~ 8.0 J/cm²，光斑直径 3 ~ 5 mm（图 3-8-4）。治疗时皮肤的即刻反应是皮肤灰白变。

Q- 开关翠绿宝石激光（波长 755 nm，脉冲宽度 50 ~ 100 ns）治疗参考数：能量密度 5.0 ~ 8.0 J/cm²，光斑直径 3 ~ 4 mm。治疗时皮肤的即刻反应是皮肤灰白变。

Q- 开关 Nd:YAG 激光（1064 nm）治疗参考数：能量密度 5.0 ~ 8.0 J/cm²，光斑直径 3 ~ 4 mm。治疗时皮肤的即刻反应是治疗后出现轻度针尖大小的皮肤渗血和水肿。

（二）Q- 开关激光的治疗方法

1. 接通电源，预热仪器。
2. 去除麻药，局部常规消毒皮肤（建议不要使用易燃消毒品）。

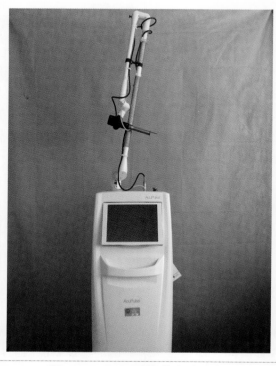

图 3-8-4　Q- 开关激光治疗仪

3.操作者及患者戴好激光防护镜。

4.设置参数，开始操作。根据患者的色素深浅、皮肤状态、年龄等因素选择治疗参数进行治疗。激光头垂直对准病灶，按一定顺序从边缘开始向中心进行扫描，避免遗漏，以保证每处皮损均得到有效的治疗。治疗期间注意与患者沟通，经常询问患者的感受，并细心观察治疗皮肤的反应。根据患者的感受和治疗后反应随时调整治疗参数，直至完成治疗（图 3-8-5）。

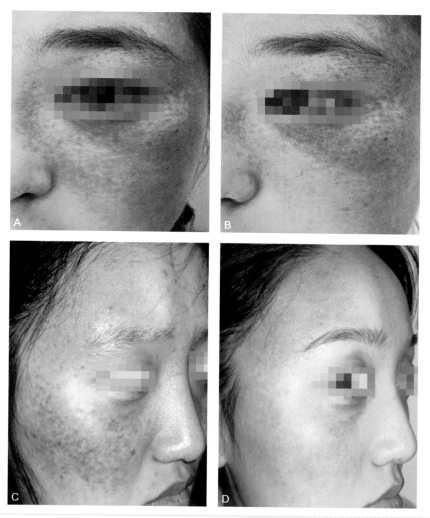

图 3-8-5　A、C.治疗前；B、D.治疗后

（三）护理

1.心理护理　进行激光治疗前向患者讲解治疗的目的、方法、意义等。详细交代治疗期间的注意事项及复诊时间，消除患者恐惧心理，以取得患者的配合。充分沟通后，与患者签署激光治疗知情同意书。

2.术前护理

（1）详细询问病史。治疗前的一段时间内不要服用阿司匹林一类的药物，以免增加皮肤的出血倾向。瘢痕体质的患者治疗宜慎重。

（2）清洁治疗区。用洁面乳或清水清洁治疗部位皮肤，去掉护肤品及化妆品。

（3）留取照片并存档。

（4）更换一次性床单，协助患者取利于治疗的舒适体位，并充分暴露治疗区。如治疗区需要外涂表面麻醉剂，外敷密封膜，1~2 h 后即可治疗。

3.术中护理　治疗时应按即刻的皮肤反应来调节激光的能量密度。一般来说，如果能量密度太低，即刻反应不明显，此时应将能量密度适当调高。如皮肤的即刻反应过强，应下调能量密度。

4.术后护理

（1）治疗完毕，取下患者眼罩，立即进行冰敷。观察患者治疗后是否出现色素沉着、红肿、水疱、紫癜等不良反应，并做好记录。

（2）减轻术后皮肤反应。激光术后进行冷敷（用毛巾包裹冰块冰敷）30 min 后，用红霉素软膏涂擦。

（3）促进皮肤再生与修复。治疗后 3~6 个月时间内，使用适合的医学护肤品进行有效的皮肤护理。

（4）注意做好防晒。皮肤反应的急性期过后（脱痂），仍应避光并适当使用防晒产品。由于激光术后容易引起色素沉着，因此要选用安全性高且防晒效果佳的防晒产品。外出戴太阳帽，穿棉质长袖上衣及长裤，撑遮阳伞。

（5）饮食护理。激光术后应避免进食含铜、B 族维生素的食物，少吃辛辣食物。多进食富含维生素 C、维生素 A 的食物。

（6）治疗间隔时间 1~6 个月（多为 2~3 个月），但大多数人主张治疗间隔期长一些更好。当治疗后形成明显的色素沉着时（这种色素改变一般发生在表皮，会影响激光的穿透能力），应待色素沉着消退后再进行下次治疗。

（7）并发症及处理

1）疼痛：治疗后立即冰敷可防止热量向更深层次的组织传导，减轻治疗区域的组织热损伤，以减轻局部的疼痛感。冰敷时忌用力压在皮损上面或者来回擦揉，以防破坏表皮，引起继发感染。同时注意勿冻伤皮肤。

2）色素改变：激光治疗后难免会发生色素沉着或色素减退。色素沉着一般会随着时间的推移自行减退，或外用含美白成分的护肤品逐渐改善。色素减退者可行准分子激光或窄波紫外光进行改善。

3）热损伤：患者出现治疗区肿胀、渗出、水疱等，一般因能量过大或冰敷时间过短造成。急性期可给予短效激素治疗。若水疱较小，则不需处理。若水疱较大，皮肤消毒后使用无菌注射器抽出疱液，外擦抗生素软膏，无菌敷料加压外包患处。换药，1 次/日，直至水疱干涸结痂。

4）感染：由于术中无菌观念不强或术后护理不当而引起。一旦出现给予抗感染治疗。

5）瘢痕：由于过度治疗或感染所致。遵守激光治疗原则，选择恰当的治疗参数，瘢痕的形成还是罕见的。如出现瘢痕，可根据瘢痕的性质选择激光或药物治疗。

四、咖啡斑的激光治疗及护理

咖啡斑是大小不同、边界清楚的持久性色素沉着斑，与日晒无关。咖啡斑为淡褐色至深褐色斑或斑片，像咖啡和牛奶混合色，故又称牛奶咖啡斑。从类似雀斑样斑点至 20 cm 或更大，圆形、卵圆形或不规则形状，边界清楚，表面光滑。可在出生时出现，亦可在出生后逐渐出现，并在整个儿童期增多、增大。可发生在身体的任何部位，不会消退。临床中可采用脉冲染料激光（510 nm）、倍频 Nd：YAG 532 nm 激光、Q- 开关红宝石激光（694 nm）、Q- 开关翠绿宝石激光（755 nm）。这里主要介绍咖啡斑的倍频 Nd：YAG 532 nm 激光治疗和护理。

（一）倍频 Nd：YAG 532 nm 激光

该激光治疗咖啡斑使用的参数：能量密度 $2.0 \sim 2.5$ J/cm^2，光斑大小 $1 \sim 3$ mm，脉冲频率 10 Hz（图 3-8-6）。

（二）倍频 Nd：YAG 532 nm 激光的治疗方法

同太田痣的激光治疗方法（图 3-8-7）。

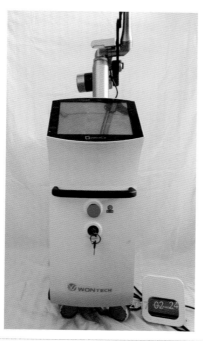

图 3-8-6　倍频 Nd：YAG 532 nm 激光治疗仪

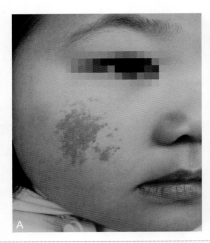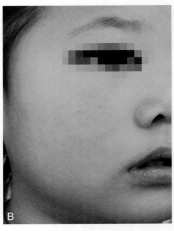

图 3-8-7　A.治疗前；B.治疗后

（三）护理

1.治疗前应仔细清洁面部皮肤，去掉护肤品及化妆品。

2.常规消毒皮肤（建议不要使用易燃消毒品）。

3.治疗时应按即刻的皮肤反应来调节激光的能量密度。一般来说，如果能量密度太低，即刻反应不明显，此时应将能量密度适当调高；如果能量密度过高，会发生水疱，此时应下调能量密度。

4.有时本病的复发和治疗后色素沉着的鉴别是很困难的，随时观察并使用祛斑药有助于色素沉着的判断。

5.治疗后避光有助于色素沉着的预防和减轻本病的复发，但并不能完全消除这种可能性，治疗后应定期复诊，发现问题及时处理。

6.治疗后应嘱患者外用抗生素软膏，1～2次／日，预防感染。皮肤反应的急性期过后（脱痂），仍应避光并适当使用防晒产品。

7.仅有部分患者能得到完全治愈，其余患者虽然经过各种短脉冲激光的多次反复治疗，仍然不能获取理想的治疗效果。

五、黄褐斑的激光治疗及护理

黄褐斑是颜面部对称的、局限性的色素沉着性皮肤病。本病好发于青壮年，女性多见。好发部位为两颊、额、鼻、唇周、颏部等处，常对称分布。皮损特点为大小不等的淡黄褐色或暗褐色斑片，形状不规则，境界明显或模糊，表面光滑。无自觉症状，冬季症状减轻，日晒后加重。临床分为三种类型：①面中型：最为常见，皮损分布于额、颊、上唇、鼻和下颏部；②颊部型：皮损主要位于双侧颊部及鼻部；③下颌型：皮损主要位于下颌，偶累及颈部"V"形区。这里主要介绍黄褐斑的 Q- 开关 1064 nm（大光斑、低能量）激光治疗和护理。

（一）Q- 开关 1064 nm 激光

Q- 开关 1064 nm Nd：YAG 激光的脉冲时间能缩短到 5～10 ns，能够在毫微秒内产生 1×10^9 W 的脉冲，这些超短脉冲能够在毫微秒短的范围内产生 3000 ℃的组织热度，使靶组织（黄褐斑）被粉碎成非常小的颗粒，然后被组织内巨噬细胞所清除。同时，由于激光脉冲时间短于皮肤组织的热弛豫时间，激光能量的释放在百万分之一秒内完成，使产生的热量不传输到周围正常组织，因而病灶组织被热作用消除的同时，周围健康皮肤组织无损伤。临床工作中，我们采用大光斑、低能量 Q- 开关 1064 nm 激光治疗黄褐斑。

禁忌证包括：①妊娠期女性；②瘢痕体质者；③既往有光敏感病史者；④近半年服用维 A 酸药物者；⑤其他疾病（如太田痣、雀斑、Riehl 黑变病等）诱发的局部色素沉着。

（二）Q- 开关 1064 nm 激光的治疗方法

1. 接通电源，预热仪器。

2. 局部常规消毒皮肤（建议不要使用易燃消毒品）。

3. 操作者及患者戴好激光防护镜。

4. 设置参数，开始操作。根据患者的色素深浅、皮肤状态、年龄等因素选择治疗参数进行治疗。将治疗头紧贴患者面部皮损，垂直对准病灶，按一定顺序从边缘开始向中心进行扫描，一般重复 3～4 次。治疗期间注意与患者沟通，经常询问患者的感受，并细心观察治疗皮肤的反应，直至治疗结束（图 3-8-8）。

（三）护理

1. 心理护理　进行激光治疗前向患者讲解治疗的目的、方法、意义等。详细交代治疗期间的注意事项及复诊时间，消除患者恐惧心理，以取得患者的配合。充分沟通后，与患者签署激光治疗知情同意书。

2. 术前护理

（1）清洁治疗区。用洁面乳或清水清洁治疗部位皮肤，去掉护肤品及化妆品。

（2）留取照片。嘱患者休息约 5 min 后对治疗部位拍照存档。

（3）更换一次性床单，协助患者取利于治疗的舒适体位，并充分暴露治疗区。

3. 术中护理　治疗中根据皮肤的即刻反应来调节激光的能量密度，确定扫描和治疗的时间长度和频率，同时注意观察皮肤反应。若患者疼痛明显，可适当停歇、分次完成治疗或嘱患者手握压力球来缓解疼痛。

4. 术后护理

（1）治疗完毕，取下患者眼罩，立即进行冰敷或外敷医用修复面膜以减轻不适。

（2）促进皮肤再生与修复。治疗后皮肤会出现剥脱或干燥，避免使用刺激性强的护肤品，应根据皮肤类型选择温和的医学护肤产品。适当的护肤品能增加皮肤所需要的水

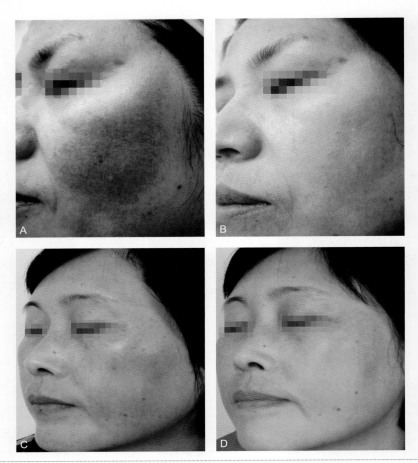

图 3-8-8   A、C. 治疗前；B、D. 治疗后

分、营养，增加角质形成细胞活力，修复皮肤屏障功能。治疗后 3～6 个月内，使用适合的医学护肤品进行有效的皮肤护理。

（3）术后避免日晒，外涂防晒霜。

（4）并发症及处理

1）疼痛：术后早期行皮肤降温，能消除因激光治疗引起的早期疼痛。

2）红斑、色素沉着：红斑的程度与激光治疗的回合次数直接相关，因为激光治疗的回合次数决定了激光对组织的穿透深度和残余热损伤的程度。红斑一般持续数小时，可自行消退。术后注意防晒和外用具有淡化色素的药物或护肤品能改善色素沉着。

六、炎症后色素沉着的激光治疗及护理

炎症后色素沉着是继皮肤急性或慢性炎症过程之后出现的皮肤色素沉着。炎症后色

素沉着可继发于扁平苔藓、玫瑰糠疹、红斑狼疮、固定性药疹、疱疹样皮炎、角层下脓疱病、神经性皮炎、虫咬皮炎等不同疾病。色素沉着一般局限于皮肤炎症部位，色素沉着为淡褐色、紫褐色至深黑不等，有时伴有轻度苔藓样化。色素沉着常在皮炎时较快发生，炎症消失后也缓慢消退，通常历时数周至数月，也有持续数年不退者。

炎症后色素沉着的激光治疗及护理同黄褐斑（图3-8-9）。

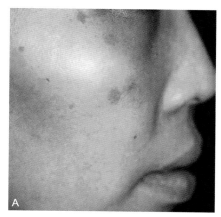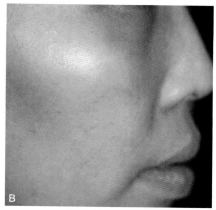

图 3-8-9　A.治疗前；B.治疗后

（王聪敏　姚美华）

第九节　皮肤年轻化治疗及护理

皮肤老化分为内源性和外源性老化。内源性老化指的是单纯随年龄增长而产生的改变，即人体自然老化，完全是一个渐进性演变的过程。从30~35岁后变得明显，尤其是非暴露皮肤易于可见，表现为皮肤变白、出现细小皱纹、弹性下降、皮肤松弛等。外源性老化主要指的是光老化，日晒是引起皮肤老化的唯一因素。光老化主要表现为皱纹、皮肤松弛粗糙、淡黄或者灰黄的皮肤变色、毛细血管扩张、色素斑形成等。本节我们主要介绍皮肤年轻化的点阵激光、射频激光和超声治疗及护理。

一、点阵激光治疗及护理

点阵激光主要是通过光的选择性吸收效应和生物刺激作用，作用于皮损部位后，激光被水或血红蛋白选择性吸收，使真皮胶原纤维被加热而出现收缩变性，并诱发真皮内的创伤愈合反应，产生的胶原蛋白有序沉积，从而提高皮肤弹性，减少皱纹。

　　适应证包括：皮肤重建、痤疮瘢痕和外科瘢痕、皱纹、浅表色素增生、黄褐斑等治疗。禁忌证包括：①患有糖尿病、难治性高血压、心血管疾病或肺部疾病等；②局部皮肤有活动性单纯疱疹、活动性痤疮等；③活动期银屑病、白癜风、严重的湿疹等易出现同形反应者；④瘢痕体质者；⑤期望值过高或不合作者；⑥最近使用异维A酸者。

（一）点阵激光治疗仪

　　目前点阵激光光源主要有 CO_2 激光（波长为 10 600 nm）、铒激光（波长为 2940 nm）、glass：YAG 激光（波长为 1550 nm）（图 3-9-1）。

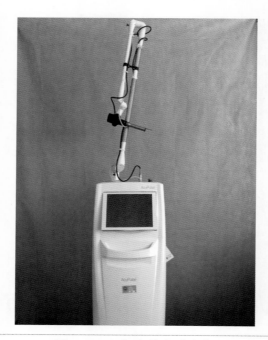

图 3-9-1　点阵激光治疗仪

（二）点阵激光的治疗方法

　　1.接通电源，预热仪器。

　　2.去除麻药，局部皮肤常规消毒。协助患者戴好激光防护镜。

　　3.操作者操作时戴激光防护眼镜。根据患者的年龄、皮肤类型及皮损状况等选择治疗参数进行治疗（图 3-9-2）。

（二）护理

　　1.心理护理（略）。

　　2.术前护理

　　（1）清洁治疗区。用洁面乳或清水清洁治疗部位皮肤。

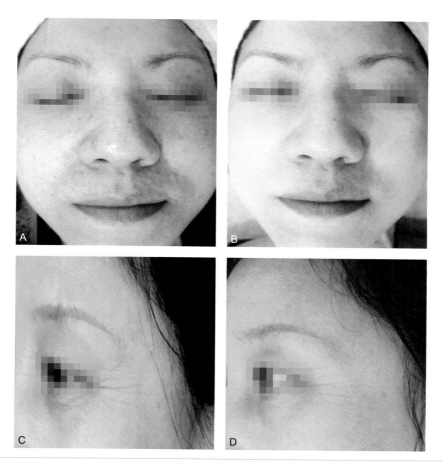

图 3-9-2　A、C.治疗前；B、D.治疗后

（2）留取照片并存档。

（3）铺一次性床单，协助患者取舒适的治疗体位，并充分暴露治疗区。

（4）治疗区外涂表面麻醉剂，外敷密封膜，30～60 min 后即可治疗。

（5）治疗前用湿润的纱布覆盖周围的正常皮肤，以免因操作不慎而受到损伤。

3.术中护理

（1）眼周部位治疗时，应该放置眼球保护罩，以保护眼睛。首先应用 0.5% 盐酸丁卡因滴眼液滴眼。然后在金属眼罩上涂上一层消毒的眼科凡士林，并置入到眼球表面。术后去除眼罩，并用生理盐水冲洗眼睛。如果眶周皮肤不需治疗，应使用湿润的纱布覆盖于双眼。

（2）治疗期间经常询问患者的感受，并细心观察治疗皮肤的反应。根据患者的感受和治疗后反应随时调整治疗参数。

（3）对于非汽化点阵激光治疗，无菌原则并不是非常严格，但对于汽化型点阵治疗应遵循外科无菌原则。治疗前患处常规消毒，接触治疗区的任何物品都应保持无菌状态。治疗头的定距尺是可以拆卸的，有利于消毒灭菌。

4. 术后护理

（1）治疗完毕，立即进行冰敷或使用冷敷膜。冷敷时间为 30 ~ 60 min。

（2）治疗后如患者主诉疼痛不适，禁止外用表面麻醉剂来缓解疼痛。因经过点阵激光治疗后，皮肤上会存在一些细小的皮肤通道，有可能增加药物的通透性，导致药物经皮吸收过多而发生中毒。

（3）并发症及处理

1）红斑：是激光术后常见的反应，术后护理能有效预防或减轻红斑的发生，可用一些保湿修复类产品、防晒霜等。较轻的红斑可不予处理，待其自行消退；持久性红斑可用 LED 照射、强脉冲光、外用抗炎药物治疗，促其消退。

2）面部水肿：是皮肤激光治疗后的正常反应，一般在术后 2 ~ 3 天时最明显。一般数天后即可自行恢复。如水肿明显，可口服短效激素来缓解。

3）瘙痒：可能与皮肤干燥、外用润肤剂或药物刺激有关，一般无须处理，大约 2 周后自行缓解。如患者主诉持续时间较长和瘙痒严重时，应密切观察和进行标本培养，有可能是感染的信号。

4）浅表的划痕状损害：一般因操作不当引起，正确选择参数可预防。

5）色素沉着：术后避光、防晒有助于预防色素沉着的发生。色素沉着一旦发生，可以外用褪色剂，如左旋维生素 C、熊果苷、氢醌霜等。

6）感染：病毒、细菌感染都有可能发生。术前预防性用药和术后护理有助于预防感染的发生。出现感染后，可根据病原体给予相应的药物治疗。

7）皮肤过敏：较少见，可能因皮肤表皮屏障功能受损所致。可采取湿敷、保湿、外用非激素抗炎药、口服抗组胺药等治疗。

二、射频治疗及护理

射频治疗属于非剥脱性的紧肤技术，用于皮肤美容的主要射频有单极射频、双极射频和多极射频。射频能量可以作用于皮肤深层，组织对射频能量的吸收取决于组织中含水和电解质成分，与皮肤黑色素无关，在保护表皮的同时可促进新胶原增生、重新排列，从而达到去皱紧肤的目的。射频治疗技术主要是保持皮肤年轻化。适应证包括：用于治疗皮肤松弛、皮肤橘皮样改变、皱纹等问题。禁忌证包括：①体内有任何活性植入物（如心脏起搏器）或有永久性植入物（如金属接骨板或化学物质）的患者；②有癌症病史及严重并发症的患者，如糖尿病、充血性心脏病、癫痫等；③使用免疫抑制类药物或患有免疫抑制类疾病者；④妊娠及哺乳期妇女；⑤凝血功能障碍或使用抗凝血药物者；⑥治疗部位皮肤破损或存在感染病灶；⑦瘢痕体质者。

（一）射频治疗仪（图 3-9-3）

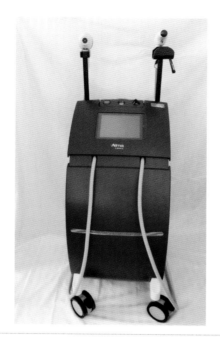

图 3-9-3　射频治疗仪

（二）射频的治疗方法

1. 接通电源，预热仪器。

2. 在治疗部位均匀涂抹润滑剂。

3. 治疗时，电极头与皮肤保持垂直，用力均匀，轻柔地与皮肤接触。治疗期间注意与患者沟通，经常询问患者的感受，并用测温仪随时测试皮肤温度，细心观察治疗皮肤的反应，根据患者的感受、皮肤温度和治疗后皮肤的反应随时调整治疗参数，直至完成治疗（图 3-9-4）。

（二）护理

1. 心理护理（略）。

2. 术前护理

（1）清洁治疗区。用洁面乳或清水清洁治疗部位皮肤。

（2）留取照片并存档。

（3）射频紧肤治疗可以不用任何麻醉剂。若患者希望消除治疗时的不适，可采用表面麻醉乳（一般不推荐使用），采用塑料膜封包 1 h 左右即可。

（4）更换一次性床单，协助患者取利于治疗的舒适体位，并充分暴露治疗区。

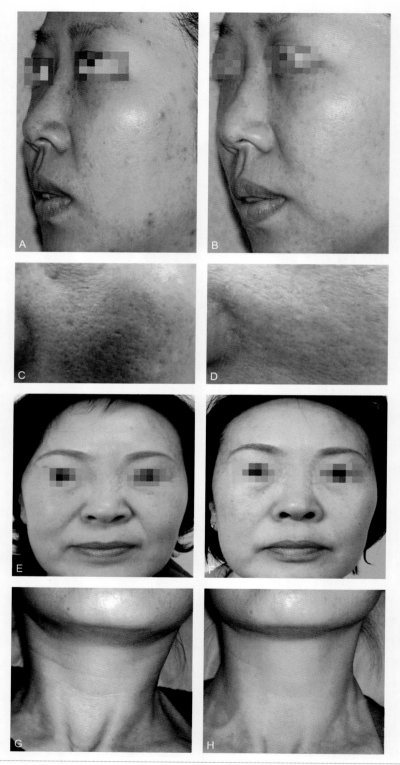

图 3-9-4　A、C、E、G.治疗前；B、D、F、H.治疗后

3.术中护理

（1）接通电源，预热仪器。

（2）在治疗部位均匀涂抹润滑剂。

（3）治疗时，电极头与皮肤保持垂直，用力均匀，轻柔地与皮肤接触。治疗期间注意与患者沟通，经常询问患者的感受，并用测温仪随时测试皮肤温度，细心观察治疗皮肤的反应，根据患者的感受、皮肤温度和治疗后皮肤的反应随时调整治疗参数，直至完成治疗。

4.术后护理

（1）治疗结束后将皮肤上的润滑剂清洗干净。

（2）立即进行冰敷 10 ~ 15 min，局部外用抗生素软膏，无须包扎，保持局部清洁。

（3）嘱患者注意防晒，防止皮肤出现色素沉着、光老化。

（4）并发症及处理

1）皮肤灼热、红肿：此类反应是暂时性的，24 h 可自行恢复。嘱患者 2 天内局部避免接触热水，避免剧烈运动。

2）皮肤干燥、敏感和脱屑：这是射频热效应及其他相关生物学效应使皮肤的屏障功能受损所致。应根据皮肤类型选择温和的医学护肤产品，以增加皮肤所需要的水分、营养，增加角质形成细胞活力，修复皮肤屏障功能。

3）紫癜、水疱：外擦烧伤湿润膏或者抗生素软膏，保护好痂皮，防止继发感染。

（王聪敏　国　晶）

三、超声治疗及护理

超声治疗是利用超声波作用于人体以达到治疗的目的。超声波频率多在 800 ~ 1000 kHz，能对组织产生明显的机械作用和热作用，引起一系列理化变化。本部分我们主要介绍聚焦超声（超声刀）在皮肤美容方面的应用。非聚焦超声在第三章第二十节再做详细介绍。超声刀是将高强度超声波能量聚焦于一点，以产生高能量，直达肌肤真皮层与浅表肌腱膜系统（SMAS 筋膜层），治疗深度为 1.5 ~ 4.5 mm，聚焦的超声波能量在皮下变成微细的"热点"。这近万个凝结点联合，作用温度可达到 65 ~ 70 ℃，能够产生立即性的收缩效果，精确地改善皮肤的支撑结构，令已经老化的胶原纤维收缩并刺激胶原增生和重组，逐步构建新的胶原蛋白纤维网，从皮肤深层提升、拉紧皮肤，从而达到更加长效的嫩肤抗衰效果。

（一）适应证和禁忌证

1.适应证

（1）面部松弛下垂（眼眉、面颊、苹果肌下垂）；

（2）面部脂肪堆积、U 形脸、双下巴；

（3）改善鱼尾纹、法令纹、颈纹等各类皱纹；

（4）乳房提升、臀部提升。

2. 禁忌证

（1）体内植入心脏起搏器或其他电子装置者；

（2）妊娠及哺乳期妇女；

（3）严重心脏病、糖尿病、甲状腺功能亢进及肿瘤晚期患者；

（4）治疗部位有填充物者；

（5）治疗部位皮肤破损或存在感染性病灶者；

（6）瘢痕体质者；

（7）对治疗效果期望值过高者。

（二）超声刀的操作方法

1. 治疗前清洁面部皮肤。

2. 留取治疗部位的照片并存档。

3. 治疗区外涂表面麻醉剂，外敷密封膜，1～2 h 后即可开始治疗。

4. 接通电源，预热仪器。

4. 去除麻药，局部常规消毒。

5. 操作者按需画线，以规避重要的神经和血管。均匀涂抹冷凝胶，根据操作部位皮肤组织的厚度而选择对应的探头，超声刀探头与 SMAS 筋膜层垂直进行治疗（图 3-9-5、3-9-6）。

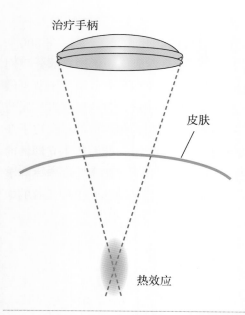

图 3-9-5　超声原理示意图

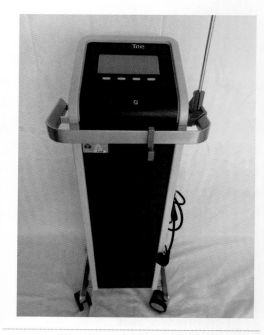

图 3-9-6　超声刀治疗仪

（三）护理

1. 治疗后 1 周内勿用热水洗脸（不超过体温的水即可），忌用力揉搓或抓挠治疗部位。1 个月内禁做剧烈运动，禁去高温的环境如高温桑拿、温泉等，且不宜做面部按摩。

2. 治疗后 1 周内每天外敷保湿修复类面膜。

3. 注意防晒。可选用安全性高且防晒效果佳的防晒产品。室外活动 2~3 h 补擦一次防晒霜，做好防护，如戴太阳帽、撑遮阳伞等。

4. 并发症及处理

（1）红斑、疼痛、淤青：轻微的红斑、疼痛、淤青现象属于暂时性反应，无须处理，可自行恢复。

（2）水肿：一般 3 天后开始消退，2 周内可完全消退。

（3）神经损伤：由于未避开神经较多、有腺体的部位而引起，如眉心、发际线、下颚边缘等部位。若出现神经损伤，根据轻重程度给予对症处理。

（4）皮肤干燥：因超声刀将高强度超声波能量聚焦于一点，产生的高能量会导致皮肤干燥。一般 4 周内皮肤会有干燥现象，需加强皮肤的保湿护理。

（姚美华　王聪敏）

第十节　痤疮的红蓝光治疗及护理

寻常痤疮是一种常见的多发于青春期的慢性毛囊及皮脂腺炎症。好发于颜面、胸背部。有粉刺、丘疹、脓疱、结节、囊肿、瘢痕等多种皮肤损害。多发生于 15~30 岁的青年男女，常伴有皮脂分泌过多。皮损开始为与毛囊一致的圆锥形丘疹，顶端有黑头粉刺，较易挤出黄白色脂栓，以后随病情发展逐渐变为炎性丘疹、脓疱、结节、囊肿、脓肿、瘢痕等，其中以炎性丘疹最多见。多对称分布，数目可少而稀疏或多而密集。特殊类型为聚合性痤疮。病程慢性，时轻时重，常持续数年，到中年缓解自愈。寻常痤疮的治疗包括紫外线、红蓝光、光动力疗法、强脉冲光、脉冲染料激光、点阵激光等。本节主要介绍寻常痤疮的红蓝光治疗。适应证包括：Ⅰ~Ⅱ级寻常痤疮（轻中度痤疮）。禁忌证包括：①不能按时复诊或失访者；②近 2 周使用过治疗痤疮药物者；③妊娠期或哺乳期妇女；④光敏感或瘢痕体质者。

一、红蓝光治疗仪

蓝光治疗仪：蓝光为 415 nm，能活化内源性卟啉，破坏痤疮丙酸杆菌，穿透皮下 0.5 cm（图 3-10-1）。

红光治疗仪：红光为 660 nm，刺激成纤维细胞增生，加快受损组织修复，穿透皮下 1 cm（图 3-10-2 ）。

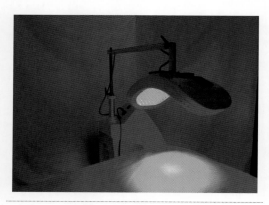

图 3-10-1   蓝光治疗仪

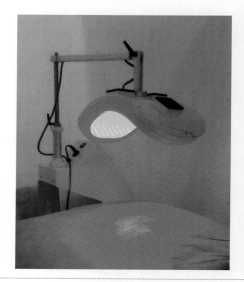

图 3-10-2   红光治疗仪

二、红蓝光的治疗方法

1. 根据患者皮损部位，协助患者取舒适卧位，避免着凉。

2. 协助患者平卧于治疗床上。推红蓝光治疗仪至患者床旁，向患者做好解释工作。

3. 给患者戴防护眼罩。连接电源，预热治疗仪。

4. 调节参数，根据病情选择红光或蓝光，时间为 20 ~ 30 min，将治疗头对准面部，距离为 10 cm 左右，照射剂量为 40 ~ 60 J/cm^2。嘱患者闭眼，按开始键进行治疗。

5. 治疗结束后，仪器会自动停止输出并发出声音信号（图 3-10-3 ）。

三、护理

1. 心理护理   痤疮多发于青少年面部，患者常出现紧张、焦虑、自卑等心理。治疗中护士应主动与患者进行沟通，消除紧张、焦虑等不良情绪，认真解答患者的疑问，使患者振作精神，树立战胜疾病的信心，积极配合医生进行治疗。

2. 治疗前护理   详细询问患者病史及用药史。用控油洁面乳清洁面部，留取照片。

3. 治疗中护理

（1）根据患者治疗需要，通过移动主机调整治疗头的位置。每次治疗时间约 20 min，每周 2 次，每次光照间隔至少 48 h。红光、蓝光交替照射，8 次为一疗程。

（2）治疗中让患者倾听优雅音乐，使其身心放松。

（3）密切观察患者的反应，倾听患者主诉。发现异常，立即采取相应措施。

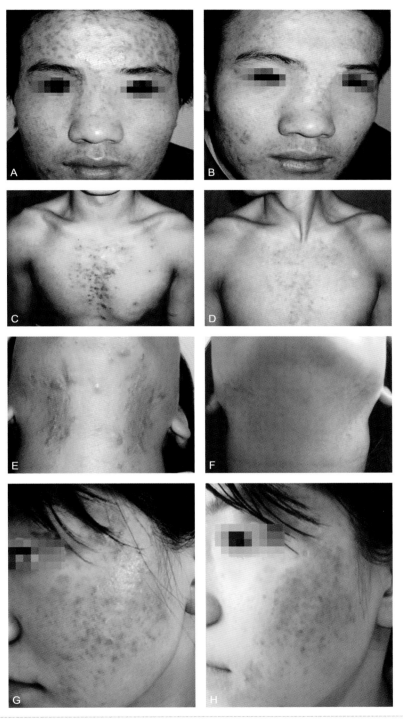

图 3-10-3　A、C、E、G.治疗前；B、D、F、H.治疗后

4. 治疗后护理

（1）嘱患者避免触摸和挑破痤疮，以免造成感染、疼痛、瘢痕。

（2）避免使用光敏感性药物。

（3）感染性皮肤损害外涂抗生素软膏。

（4）照射后 3 ~ 4 天，注重"修复"工作，尽量用无刺激性的洗面奶洗脸，保持患部干净、清爽。

（5）由于红蓝光治疗痤疮后皮肤相对敏感，故治疗后的一两天内应注意防晒、补水，皮肤进行清洗时要尽量轻柔。紫外线较强烈时尽量减少外出，出门时，最好使用遮阳伞或涂抹防晒霜。

（6）红蓝光治疗后 24 h 内不要饮酒，不吃辛辣、刺激性食物。

（7）红蓝光治疗后 72 h 内不能使用化妆品，否则较易造成色素沉着。

（8）治疗期间尽量不用或少用刺激性化妆品等，化妆可严重影响治疗效果。

（陈飞跃）

第十一节　痤疮的光动力治疗及护理

光动力疗法（PDT）是激光技术、光导技术、光信息处理技术、生物光化学技术和现代医学技术有机结合的产物，是 20 世纪 70 年代末开始出现的一项肿瘤治疗新技术。

光动力疗法原称光辐射疗法、光化学疗法，它是利用光能激活化学反应，有选择性地破坏某组织。利用光激活靶细胞中外源性或内源性的光敏物质，通过形成单线态氧或其他氧自由基，诱导细胞死亡。它是利用光动力反应进行疾病诊断和治疗的一种新技术。在临床上，光动力疗法通常仅指光动力治疗。因其组织选择性好、侵袭性低、作用表浅、全身不良反应少及美容效果良好等诸多优点，目前已作为一种局部治疗方法广泛应用于皮肤科和整形外科。适应证包括：光动力治疗仪配合特定的光敏剂，主要用于治疗尖锐湿疣、银屑病、痤疮、扁平疣、跖疣以及鲜红斑痣、鲍恩病、基底细胞癌、鳞状细胞癌等皮肤肿瘤。禁忌证包括：光敏性皮肤病患者。本节主要介绍中重度痤疮的光动力治疗和护理。

一、光动力治疗方法

1. 将光敏剂 5- 氨基酮戊酸、保湿凝胶按医嘱配置，搅拌均匀。

2. 局部皮肤常规消毒，敷药。

3. 敷 5- 氨基酮戊酸 2 ~ 3 h 后，用光动力治疗仪局部照射 20 ~ 30 min。根据患者病变部位的高度调节治疗仪，光板距离皮肤 2～6 cm，并嘱患者保持体位，闭上双眼，戴好专用安全防护眼镜，勿移动身体。密切观察局部皮肤反应和患者有无不适（图 3-11-1～3-11-3）。

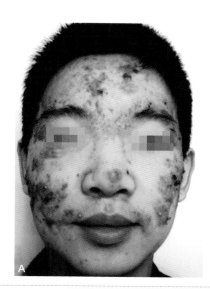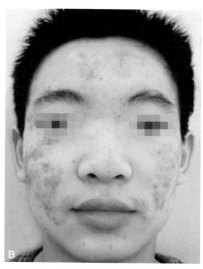

图 3-11-1　A.治疗前；B.治疗后

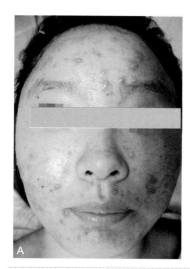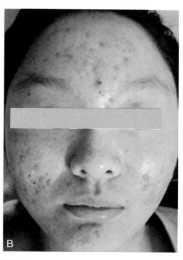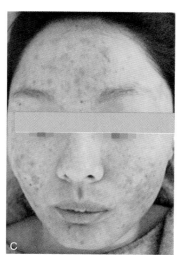

图 3-11-2　A.治疗前；B.1 次治疗后；C.2 次治疗后

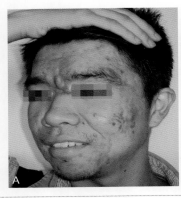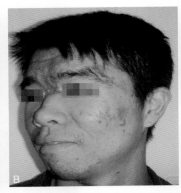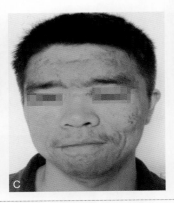

图 3-11-3　A. 治疗前；B. 1 次治疗后；C. 2 次治疗后

二、护理

1. 心理护理　痤疮多发生于青少年的面部，患者往往心理压力较大，常出现焦躁、忧虑的情绪。心理疏导是保证疗效及减少并发症的一个主要方法。治疗过程中，护士应主动与患者多进行沟通，从而消除其紧张、焦虑情绪，使患者重新振作精神，树立信心，积极配合医生，进行合理治疗。

2. 治疗前护理

（1）光动力治疗痤疮前的准备：询问患者既往病史及用药情况，如有无卟啉类药物过敏史；有无服用光敏药物，是否服用维 A 酸类药物，如在服用需停药后再行治疗。治疗前与患者充分沟通，签署知情同意书。当日不宜外用药物，女性患者不宜化妆。治疗前用清水清洁面部。光敏剂药液治疗前新鲜配制。

（2）用药前嘱患者及家属备好避光物品，做好避光措施（戴墨镜、阳面房间挂暗色窗帘、室内换加罩台灯或 20 W 以下灯泡、避免使用日光灯等）。

3. 治疗中护理

（1）药液外敷：将配制好的药液倒入容器内，用刷子将药液刷于患者全脸范围。待刷完脸后，在皮损部位重点点涂。

（2）封包：敷药完毕后，取出保鲜膜敷于患处。取出光敏挂耳膜，蓝色面朝外，敷于保鲜膜外，并将耳挂挂于耳后，关闭治疗室光源，开始封包。封包时间为 1 ~ 1.5 h。初次治疗封包时间为 1 h。

（3）照光：封包后，使用洁面纸巾清洁患处。为患者戴上护眼罩开始照光。照射中，患者和操作者均应戴防护眼罩，防止过强的光线刺激。照射距离为 10 ~ 15 cm。照光剂量在 60 ~ 100 mW/cm^2。

4. 治疗后护理

（1）冷喷或冰敷治疗 20 min。

（2）避光：需避光 48 h。避光期后根据皮肤见光反应情况逐渐增加照光亮至正常。

避光期内可口服维生素 C、维生素 E 或胡萝卜素等以减轻皮肤光敏反应。

（3）保湿：使用保湿剂，降低光动力治疗后局部的反应。

（4）防晒：使用防晒霜，减少光敏反应。

5. 并发症及处理

（1）面部重度红斑、肿胀：立即局部冰敷 20 min（4～6 层生理盐水纱布湿敷），严格做好防晒工作。

（2）面部皮肤干燥、紧绷感：嘱患者多饮水，可使用保湿霜，改善皮肤营养，促进表皮细胞新陈代谢和再生，提高局部湿度，保持皮肤角质层水分，改善皮肤细胞微环境。

（3）皮肤光敏反应：轻度光敏性皮炎无须处理，注意避光 1～3 天即可自行消退；中度光敏性皮炎除注意避光外，可服苯海拉明等抗过敏药物；症状较重者可服用泼尼松 5～10 mg，3 次 / 日。

（4）色素沉着：一般 1～2 个月会自然消退，不必特殊处理。偶有患者出现局部小脓疱，可外涂莫匹罗星软膏，5 天后消退，一般不留瘢痕和色素沉着。注意避免强光直射，外出时涂防晒霜。

（徐晓敏　刘　丹）

第十二节　激光脱毛术及护理

传统脱毛术有剃毛法、蜡脱毛法、机械性除毛、化学脱毛剂的使用等，它们的作用暂时有效，共同特点是治疗后毛发重新生长。上述脱毛方法均存在各种不足，已不能完全满足广大爱美人士的需求。为了有效、方便、安全地脱除体表多余的毛发，可采用激光脱毛。

激光脱毛是建立在选择性光热作用的基础上，在特定波长、脉宽、能量密度下，对色素靶目标精确而选择性地热损伤，毛囊和毛干中丰富的黑色素吸收光能后，温度急剧升高，从而导致毛囊组织的破坏，将毛发去除。本节主要讲述激光脱毛的治疗和护理。

适应证包括：粗而黑的毛发。处于生长期的毛发黑色素含量最高，此时治疗最有效，而处于休止期和退行期的毛发对光能量无效。毛发粗密、较黑的部位，如腋窝、发际、四肢、胸腹部、比基尼等部位对激光反应好，治疗次数少，一般 3～5 次即可；而上唇毛发相对较细、颜色较浅，黑色素吸收激光产生的热量少，不足以破坏毛囊，治疗效果欠佳，需要 7～10 次治疗，甚至更多。不同部位毛发的生长周期长短不一，其治疗间隔时间也不同。腋窝、发际、四肢等部位毛发生长缓慢，休止期相对较长，间隔时间可相对延长（6～8 周）；而唇部、面颊、眉间等部位毛发生长较活跃，治疗间隔时间短（4 周左右）。此外，对于肤色较深的患者需要特别慎重，其效果相对较差，脱毛次数多，治疗要个体化。禁忌证包括：①瘢痕体质者；②妊娠及哺乳期妇女；③6 周内使用过其他方式脱毛的患者，如蜡脱等；④近期服用光敏药物者或治疗前 6 个月内服用过维 A 酸类药物者；⑤治疗部位皮肤破损或存在感染病灶者；⑥治疗前 1 个月内有暴晒致皮肤较黑者。

一、激光脱毛治疗仪（图 3-12-1）

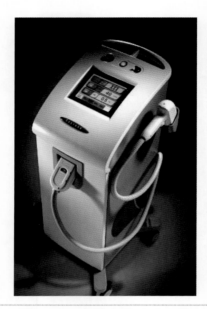

图 3-12-1   激光脱毛治疗仪

二、激光脱毛的治疗方法

1. 接通电源，预热仪器。

2. 操作者及患者戴好防护眼镜，防止眼睛受激光损伤。

3. 治疗部位均匀涂抹冷凝胶，设置并调整好参数，开始治疗。

4. 手持治疗头垂直于皮肤，与治疗区保持良好的接触。发射一个光斑后立即抬起治疗头，并移向下一个光斑处，直至治疗结束。最后将治疗部位的冷凝胶轻轻去除（图 3-12-2、3-12-3）。

三、护理

1. 心理护理   向患者了解治疗过程，告之需要多次重复治疗，需要有足够的思想准备。

2. 术前护理

（1）询问病史，分析患者皮肤类型，检查毛发情况，治疗前应常规避光 2～3 周。

（2）治疗区留取照片并存档。

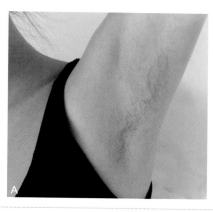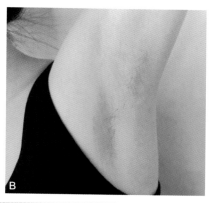

图 3-12-2　A. 治疗前；B. 2 次治疗后

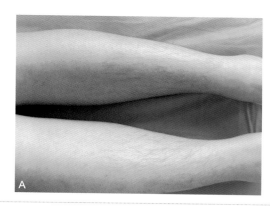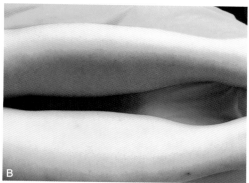

图 3-12-3　A. 治疗前；B. 1 次治疗后

（3）治疗前必须清洁治疗区，去除油脂和污垢。

（4）更换一次性床单，准备一次性备皮刀片，清洁治疗部位后开始备皮。首先在治疗部位均匀涂抹冷凝胶，然后顺着毛发的生长方向剃净毛发。如果对于疼痛非常敏感或是毛发较浓密的患者可采用表面麻醉，采用塑料膜封包 1 h 左右即可备皮。

3. 术中护理

（1）注意观察治疗反应，皮肤毛囊口红肿、凸起为最佳治疗效果。如果所设置的能量合适，在治疗过程中患者会感到毛囊被针刺的疼痛感。

（2）治疗光斑重叠不能过多，重复过多会加重皮肤损伤，以重复 1/3 光斑为宜。

（3）激光顺应毛发生长方向照射，以保证毛囊内黑色素对激光能量的最大吸收。

4. 术后护理

（1）观察治疗后局部皮肤的反应，立即进行冰敷 15 min 左右，毛发较重的部位可延长冰敷时间。

（2）局部外用抗生素软膏，无须包扎。术后保持局部清洁，常规避光。

（3）告知患者激光术后当天不要使用肥皂，禁用热水，勿使用任何化妆品；12 h 后清洁皮肤应轻柔，水温相对低一些。

（4）指导患者学会正确的皮肤护理方法，建议患者使用保湿类的化妆品，不用祛斑、增白、粉质类化妆品。

（5）注意防晒，可涂防晒霜保护皮肤，不要使用增加光敏性的药物，如磺胺、四环素类等。

（6）不要食用光敏性蔬菜，如芹菜、香菜等。

（7）基于不同部位的毛发有不同的生长周期，治疗的间隔应有差异，如唇毛有相对较短的休止期（为4～6周），故间隔1个月治疗，可使其进展到生长期。四肢毛发的休止期为12～24周，因此治疗间隔以3个月为宜。

5.并发症及处理

（1）局部红斑、毛囊性水肿、烧灼感、疼痛感：较常见。治疗后即刻给予患者冰敷，可减轻术后疼痛、红斑、水肿等不良反应，通常不需要止痛剂，一般数小时内即可消退。

（2）毛囊炎：一般男性络腮胡部位较常见。治疗后避免剧烈运动、泡热水澡等，可预防毛囊炎的发生。若已发生毛囊炎可给予局部外用抗生素药膏。

（3）色素异常：如色素沉着、色素减退，见于肤色较深或近期晒黑的患者。多数为暂时性，一般能自行恢复。

（4）表皮损伤：一般由于能量过大引起。选择合适的参数可避免。

（5）瘢痕形成：多是因为治疗剂量过大导致皮肤热损伤过重。如红斑持续时间长，可涂抹皮质类固醇激素软膏；对结痂和水疱应注意保护，以防继发损伤和感染。

（6）紫癜、水疱：与激光的能量密度过大、患者的皮肤颜色过深有关，出现这种情况，应外擦烧伤湿润膏或者抗生素软膏，保护好痂皮，防止继发感染。

（7）剧烈瘙痒、荨麻疹、严重的水肿和红斑：均有报道。如有发生可给予外用糖皮质激素、抗组胺药治疗。

（姚美华　国　晶）

第十三节　文身的激光治疗及护理

文身是由于外源性的物质，通常是文刺艺术、美容或外伤等，植入到真皮中所产生的皮肤上的图案。男性多见，一般无主观症状。皮肤局部可染成各种颜色或单色的花纹或图样。常见染色可为蓝靛、墨汁、银珠、原砂等，刺花终身不退。调Q-开关激光技术是应用选择性光热作用原理，经Q-开关技术进行调试后，释放出高能量密度、极短脉冲宽度的激光。目前，已用于选择性针对黑素小体的手段来治疗色素性疾病。Q-开关激光有四种：倍频Q-开关ND：YAG 532 nm激光、Q-开关红宝石激光、Q-开关翠绿宝石激光和Q-开关ND：YAG 1064 nm激光。

适应证包括：治疗皮肤表皮和真皮色素增加性皮肤病，如太田痣、获得性太田痣样斑、咖啡斑、文身、异物文身、黄褐斑、黑变病、雀斑、雀斑样痣、脂溢性角化病等。禁忌证包括：①瘢痕体质者；②妊娠期及哺乳期；③治疗部位皮肤破损或存在感染病灶。本节主要介绍文身的调 Q- 开关激光治疗和护理。

一、调 Q- 开关激光治疗仪（图 3-13-1）

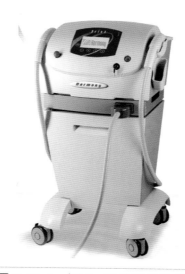

图 3-13-1　调 Q- 开关激光治疗仪

二、文身的激光治疗方法

1.接通电源，预热仪器。

2.去除麻药，局部常规消毒。操作者及患者戴好激光防护镜。

3.设置参数，开始操作。根据患者的色素深浅、皮肤状态、年龄等因素选择治疗参数进行治疗。激光头垂直对准病灶，按一定顺序从边缘开始向中心进行扫描，避免遗漏，以保证每处皮损均得到有效的治疗（图 3-13-2、3-13-3）。

三、护理

1.心理护理　激光治疗前向患者讲解治疗的目的、方法、意义等。详细交代治疗期间的注意事项及复诊时间，消除患者恐惧心理，以取得患者的配合。充分沟通后，与患者签署激光治疗知情同意书。

2.术前护理

（1）清洁治疗区。用洁面乳或清水清洁治疗部位皮肤。

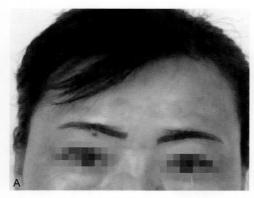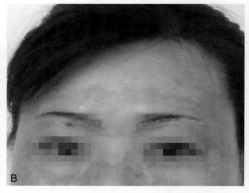

图 3-13-2　A.治疗前；B.1 次治疗后

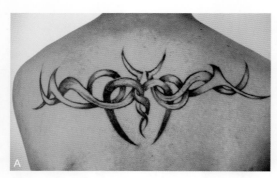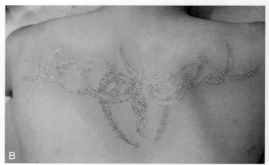

图 3-13-3　A.治疗前；B.治疗 1 次后即刻

（2）留取照片。嘱患者休息约 5 min 后对治疗部位拍照并存档。

（3）更换一次性床单，协助患者取利于治疗的舒适体位，并充分暴露治疗区。如需要治疗区外涂表面麻醉剂，外敷密封膜，30～60 min 后即可开始治疗。

3. 术中护理　治疗期间注意与患者沟通，经常询问患者的感受，并细心观察治疗皮肤的反应。根据患者的感受和治疗后皮肤的反应随时调整治疗参数，直至完成治疗。

4. 术后护理

（1）治疗完毕，取下患者眼罩，立即进行冰敷。

（2）观察患者治疗后是否出现色素沉着、红肿、水疱、紫癜等不良反应，并做好记录。

（3）减轻术后皮肤反应。激光术后冷敷（用毛巾包裹冰块冰敷激光术后皮肤）30 min 后，用红霉素软膏涂擦。

（4）合理饮食。激光术后应避免进食含铜、B 族维生素的食物，少吃辛辣食物。多进食富含维生素 C、维生素 A 的食物。

5. 并发症及处理

（1）疼痛：治疗后立即冰敷可防止热量向更深层次的组织传导，减轻治疗区域的组织热损伤，以减轻局部的疼痛感。冰敷时禁忌用力压在上面或者来回擦揉皮损，以防破坏表皮，引起继发感染。同时注意勿冻伤皮肤。

（2）色素改变：激光治疗后难免会发生色素沉着或色素减退。色素沉着一般会随着时间的推移自行减退，或外用含美白成分的护肤品逐渐改善。色素减退者可行准分子激光或窄波紫外光进行改善。

（3）热损伤：患者出现治疗区肿胀、渗出、水疱等，一般因能量过大或冰敷时间过短造成。急性期可给予短效激素治疗。若水疱较小，则不需处理；若水疱较大，皮肤消毒后使用无菌注射器抽出疱液，外擦抗生素软膏，无菌敷料加压外包患处。换药，1 次 / 日，直至水疱干涸结痂。

（4）感染：由于术中无菌观念不强或术后护理不当而引起。一旦出现可给予抗感染治疗。

（5）瘢痕：由于过度治疗或感染所致。如遵守激光治疗原则，选择恰当的治疗参数，瘢痕的形成还是很罕见的。如出现瘢痕，应根据瘢痕的性质选择激光或药物治疗。

（安俞熙）

第十四节　瘢痕的激光治疗及护理

瘢痕是人体在组织创伤修复过程中的必然产物，任何创伤的愈合均伴有不同程度的瘢痕形成。常见的瘢痕类型有：浅表性瘢痕、增生性瘢痕、萎缩性瘢痕、挛缩性瘢痕、痤疮性瘢痕、瘢痕疙瘩、瘢痕癌。瘢痕常用的治疗方法有：手术治疗、放射治疗、冷冻、压力疗法、药物疗法、聚硅酮疗法、激光治疗（脉冲染料激光、Q- 开关 Nd : YAG 激光、剥脱点阵激光和非剥脱点阵激光）。

根据瘢痕的色泽、厚度或萎缩程度、发生部位以及患者的皮肤分型，选择合适的激光进行治疗。禁忌证包括：①口服异维 A 酸者；②妊娠期妇女；③有凝血功能障碍病史或使用抗凝药物者；④有任何活动性感染者；⑤使用激素或有内分泌病史者。本节主要介绍瘢痕（红色或红色增生性瘢痕）的脉冲染料激光治疗和护理。

一、脉冲染料激光治疗仪（图 3-14-1）

二、瘢痕的激光治疗方法

1. 接通电源，预热仪器。

2. 去除麻药，局部皮肤常规消毒。操作者及患者戴好激光防护镜。

3. 设置参数，开始操作。根据患者的年龄、皮肤类型及病变颜色等选择治疗参数进行治疗。激光头垂直对准病灶，治疗时将冷却头温度调至 4 ℃左右，治疗顺序一般从边

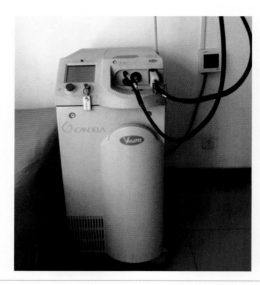

图 3-14-1   脉冲染料激光治疗仪

缘开始向中心进行扫描，避免遗漏，以保证每处皮损均得到有效的治疗（图 3-14-2～3-14-4）。

三、护理

1.心理护理（略）。

2.术前护理

（1）治疗室要经常通风且不能有易燃、易爆品。

（2）有毛发的部位应先刮除毛发后再进行治疗。

（3）清洁治疗区。用洁面乳或清水清洁治疗部位皮肤。

（4）留取照片并存档。

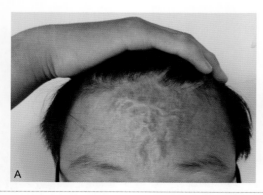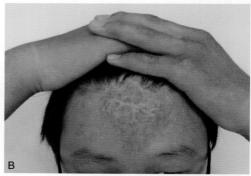

图 3-14-2   A.治疗前；B.2次治疗后

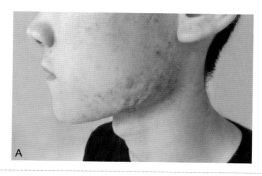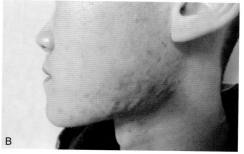

图 3-14-3　A.治疗前；B.1 次治疗后

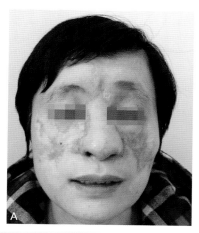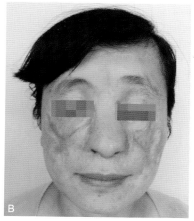

图 3-14-4　A.治疗前；B.3 次治疗后

（5）更换一次性床单，协助患者取利于治疗的舒适体位，并充分暴露治疗区。如治疗区需要外涂表面麻醉剂，外敷密封膜，1~2 h 后即可治疗。

3.术中护理　治疗期间注意与患者沟通，经常询问患者的感受，并细心观察治疗皮肤的反应，根据患者的感受和治疗后皮肤的反应随时调整治疗参数，直至完成治疗。

4.术后护理

（1）治疗完毕，取下患者的眼罩，立即进行冰敷 15 min 左右。对治疗反应较严重者应延长冷敷时间，观察患者治疗后是否出现色素沉着、红肿、水疱、紫癜等不良反应，并做好记录。

（2）在冰敷时要密切观察皮肤的颜色，有无缺血的现象。

5.并发症及处理

（1）疼痛、红斑、灼热：治疗后立即冰敷或敷降温面膜可防止热量向更深层次的组织传导，减轻治疗区域的组织热损伤，以减轻局部不适感。选择冰水混合、稍软的冰袋冰敷，避免冰袋太硬擦伤皮损。在冰敷时要密切观察皮肤的颜色，有无缺血的现象，以及患者全身情况。

（2）紫癜：细小的血管经激光治疗后会发生破裂，导致皮下紫癜，通常是一种有效的标志。但大多数情况下，紫癜发生在治疗后即刻，一般 7～10 天内消退。

（3）水疱：是皮肤浅二度烧伤的一种表现，大多数情况下这种反应是可以接受的。如果使用过高的能量密度进行治疗，可发生水疱。水疱形成后，可产生表皮坏死，严重时出现真皮坏死。故治疗前应进行光斑测试，并观察 5 min，如出现过度反应，及时调整治疗参数。水疱形成后，如水疱较小、疱壁松弛，局部外擦抗生素软膏；水疱较大、疱壁紧张时，应局部消毒，使用无菌注射器及时抽出疱液，外擦抗生素软膏后使用无菌敷料加压外包患处，并每日换药 1 次，直至水疱干涸结痂。

（4）出血、血肿：是由于操作不当所引起，注意参数的选择可避免。

（5）感染：由于术中无菌观念不强或术后护理不当而引起。冰敷时无菌纱布包裹冰袋，治疗区涂抹抗生素软膏。发生感染，及时对症处理。

（王聪敏）

第十五节　白癜风的准分子激光治疗及护理

白癜风是一种常见的后天性色素脱失性皮肤病。本病可发生于任何年龄，约半数以上是青壮年，好发于面颈部、手背、躯干及外生殖器等处。皮损为大小不等、形状不一的色素脱失斑，呈瓷白色，边界清楚，有的边缘可见色素沉着，脱色斑上的毛发变白或正常。患者无自觉症状，病程慢性，可持续终身，也可自行缓解。由于色素脱失，保护作用丧失，暴晒后易出现红斑、水疱及灼痛。

白癜风的治疗方法很多，比如内科治疗、外科治疗（外科手术切除、自体表皮移植）、光化学疗法、窄谱中波紫外线疗法、准分子激光治疗。禁忌证包括：①光敏感者；②放化疗后免疫抑制的患者；③妊娠期者；④皮损处有破损、感染者。本节我们重点介绍白癜风的 308 nm 准分子激光治疗和护理。

一、准分子激光

准分子激光是发光物质为卤族元素的氯和惰性元素的氙的混合气体，在一定的光电刺激下，氯和氙能形成氯化氙，这种非常不稳定的状态称为准分子状态。其很快分解为氯和氙，在分解过程中能产生 308 nm 的激光。308 nm 准分子激光照射已广泛应用于皮肤科临床，其治疗的疾病包括：白癜风、银屑病、掌跖脓疱病、斑秃、原发性皮肤 T 细胞淋巴瘤、特应性皮炎等，对慢性、持久性、局限性皮肤病也有一定疗效。

二、准分子激光的治疗方法

1. 接通电源，预热仪器。

2. 充分暴露治疗部位，用防紫外线布遮挡周围皮肤，以防损伤正常皮肤。关好门窗、拉好窗帘，保持室内温度在 22 ~ 25 ℃，避免患者受凉。

3. 操作者和患者须佩戴防紫外线的护目镜，选择治疗参数，调整 308 nm 准分子治疗头贴紧治疗部位并固定，按开始键即可，尽量避免光斑重叠，光斑按顺序布满整个治疗区域。

4. 治疗完毕，取下患者眼罩。通过准分子激光治疗，患者皮损可得到明显改善（图 3-15-1 ）。

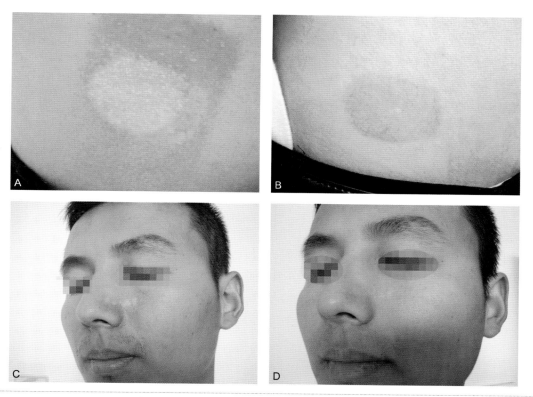

图 3-15-1　A、C.治疗前；B、D.治疗后

三、护理

1. 心理护理（略）。

2. 治疗前护理

（1）治疗室要注意通风。氯和氙的混合气体是治疗中的一个耗材，气体罐的密封比

较重要，通常认为这些气体对人体的健康是有害的，因此要防止泄漏的发生。

（2）留取照片并存档。

3. 治疗中护理　患者需要佩戴防护眼镜。对于幼儿患者，有家长陪同协助时，家长也需要佩戴眼镜。若治疗面部应注意保护眼睛。进行局部治疗的患者只需暴露治疗部位即可。会阴部位照射时注意遮挡保护。

4. 治疗后护理

（1）告诉患者每周照射 2 次，两次照射间隔时间至少在 48 h 以上。

（2）观察局部皮肤反应，告知患者如有不适及时就诊。

（3）治疗期间应注意防晒并忌服光敏性的食物、药物，药物如四环素、氯丙嗪，食物如香菜、芹菜、油菜、菠菜、木耳等。告诫患者应注意休息，劳逸结合，生活有规律，注意加强锻炼，提高机体抵抗力。

5. 并发症及处理

（1）皮肤干燥、脱屑：308 nm 准分子激光治疗后可引起皮肤干燥、脱屑，可在治疗后使用医学保湿护肤品，促进皮肤的再生和修复。

（2）水疱、疼痛：选择照射剂量过大时可发生水疱、疼痛。发生水疱后立即停止局部照射。局部对症处理，复方乳酸依沙吖啶溶液湿敷，伴有轻度烧灼感或疼痛时局部外用糖皮质激素软膏或他克莫司软膏每日 1～2 次。待创面完全愈合后才能再行激光照射。操作 308 nm 准分子激光时应从最小红斑量（minimal erythema dose，MED）开始，小剂量逐渐递增，逐渐累积剂量。根据红斑反应调整剂量，避免单次照射剂量过大或在光敏性患者身上照射，治疗后局部皮损尽量不使用刺激性外用药物或暴晒，避免或减少水疱的发生。

（3）色素沉着：若对皮损周围正常皮肤照射，则会出现色素沉着。一般无须特殊处理，停止照射后色素沉着可自行缓解。操作时，治疗头要紧贴皮损处且不能移位，或用遮盖布将周围皮肤保护好，避免照射到正常皮肤。

（4）长期应用 308 nm 准分子激光治疗白癜风的不良反应为光老化和可能潜在致癌性，目前临床尚无 308 nm 准分子激光治疗导致皮肤肿瘤的相关报道。

（王聪敏　李　娜）

第十六节　银屑病的光疗及护理

银屑病（psoriasis）俗称"牛皮癣"，是一种常见的慢性炎症性皮肤病。其临床表现特点为丘疹、红斑、银白色鳞屑、边界清楚、易反复发作。银屑病在全球的发病率为 0.1%～3%，该病在人群中的发病率白种人明显高于黄种人，黑种人次之。近年来，我国银屑病发病率有上升趋势，已达 0.123%，患病人数达 458 万人。美国发病率为 2.6%，远高于中国。本病以青壮年为多，15～45岁患者占80%。男性多于女性。临床中，窄谱中波紫外线（NB-UVB）照射对治疗银屑病起效快、不良反应少。该疗法已成为治疗银屑病和特应性皮炎等最主要的方法之一。窄谱中波紫外线目前临床主要用于银屑病、特应性皮炎和白癜风的治疗。禁忌证包括：着色性干皮病、皮肌炎、红斑狼疮、恶性黑素瘤、年幼（＜10岁）、妊娠、甲状腺功能亢进、活动性肺结核等。

一、窄谱中波紫外线（NB-UVB）治疗仪（图3-16-1、3-16-2）

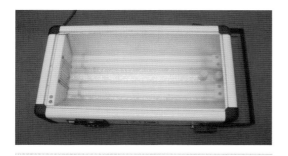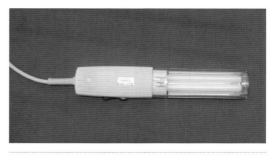

图3-16-1　窄谱中波紫外线治疗仪（平板）　　图3-16-2　窄谱中波紫外线治疗仪（小棒）

二、窄谱中波紫外线的治疗方法

1.接通电源，开机检查机器运转是否正常，预热5 min。

2.拉好隔帘，嘱患者脱去病号服，暴露照射部位，佩戴防护眼镜（一人一镜），保护好眼睛、乳头及外生殖器，站入光疗仪内，提示患者不要触碰仪器周围灯管。

3.全身照射时，患者站立在治疗舱内，双足踏在指示踏板上，双手握住舱内扶手。

4.根据患者情况调节照射剂量，初始照射剂量为0.5～0.7 MED，在患者治疗单上将照射日期及剂量做好记录。通过光疗，银屑病患者的皮损可得到明显改善（图3-16-3）。

三、护理

1.心理护理　银屑病是一种身心疾病，患者多表现出焦虑、烦躁、易怒、自卑、悲观、绝望等心理状态。护士应多与患者沟通，讲解银屑病的有关知识，使患者正确认识疾病，积极配合治疗。

2.治疗前护理

（1）根据医嘱核对患者床号、姓名。对第一次照射的患者，照射前询问其有无光疗过敏史、禁忌证；对连续照射的患者，需观察患者上一次照射部位的皮肤反应，并做好记录。评估患者有无光过敏史及紫外线照射禁忌证，测定患者的最小红斑量（MED）。

（2）嘱患者照射前2 h内不能使用外用药，照射后再抹药。向患者解释治疗的目的、

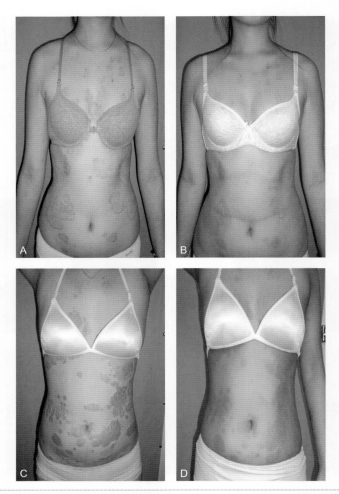

图 3-16-3　A、C.治疗前；B、D 治疗后

方法及意义，以取得患者的积极配合。

　　3.治疗中护理

　　（1）患者和工作人员在照射时均需佩戴紫外线护目镜。

　　（2）男性患者生殖器严密遮盖，并签知情同意书。

　　（3）每次治疗时严格保持恒定距离。

　　（4）治疗过程中根据患者需要开启舱内风扇，以免大面积辐射使患者憋闷不适。

　　（5）照射过程中注意观察患者的精神状态及全身反应，如出现头晕、胸闷、大汗等不适反应，应及时处理并报告医生。

　　4.治疗后护理

　　（1）操作完毕及时关闭机器电源开关，及时记录。

　　（2）建立患者治疗档案，包括每次治疗时间、照射剂量、皮肤变化及不良反应的发生、处理以及累积照射剂量等，均应详细记录，并于每次照射前照相存档，以进行治疗前后的疗效对照。

5. 并发症及处理

（1）皮肤干燥、瘙痒感：均发生在治疗开始的两周内。停止照射 1 次，再进行照射时不增加剂量，不良反应可随治疗的继续逐渐减轻并消失。局部外搽润肤霜可缓解症状。

（2）色素沉着：照射 1~2 周后可出现不同程度的色素沉着，光疗结束后 2~3 个月，皮色可逐渐恢复正常。

（3）红斑或水疱：照射后若出现痛性红斑或水疱，则停止照射，直至恢复。红斑部位可用冰袋冷敷，注意防止冻伤，必要时涂抹湿润烧伤膏。

（王聪敏　　刘　丹）

第十七节　掌跖脓疱病的光疗及护理

掌跖脓疱病是一种慢性复发性疾病，局限于掌跖，在红斑的基础上周期性发生无菌性小脓疱，伴角化、鳞屑。临床治疗中，结合高能紫外光治疗可提高疗效。

高能紫外光治疗系统是一个紫外线辐射光源和能量发射装置。通过发射一定面积的高密度紫外光束经过液态光导纤维传导直接到达皮损部位，使局部的白细胞和抗体增加，增强局部的抵抗能力，控制炎症发展，从而达到治疗目的。高能紫外光治疗仪的适应证包括：白癜风、银屑病、顽固性特应性皮炎、蕈样肉芽肿。其他治疗有效的皮肤病如：掌跖脓疱病、慢性手部皮炎、环状肉芽肿、扁平苔藓、毛发红糠疹、副银屑病、脂溢性皮炎、嗜酸细胞性化脓性毛囊炎等。

一、高能紫外光治疗仪（图 3-17-1）

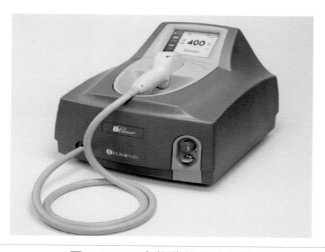

图 3-17-1　高能紫外光治疗仪

二、高能紫外光的治疗方法

1.接通电源，打开治疗仪开关，等待仪器系统自检完成。

2.治疗前先测量最小红斑量（MED），然后以 2 倍的最小红斑量为起始剂量。

3.操作者手持治疗头对准皮损部位进行照射，初始剂量为 100 mJ/cm^2。同一剂量照射 1 次后若局部无灼热、疼痛、起疱等反应，剂量可增加 20 mJ/cm^2（图 3-17-2）。

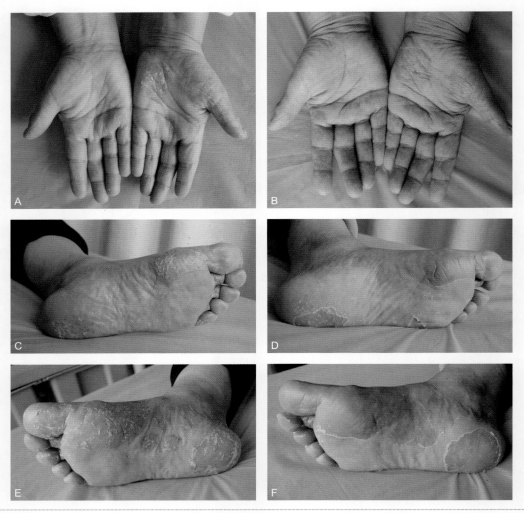

图 3-17-2　A、C、E.治疗前；B、D、F.治疗后

三、护理

1.心理护理（略）。

2. 治疗前护理

（1）评估患者皮损部位及大小，根据面积选择合适的照射光斑。

（2）根据患者皮损部位，协助患者取舒适卧位，拍照并存档。

3. 治疗中护理

（1）操作者和患者都应佩戴护目镜。

（2）首次照射治疗前先测量最小红斑量，密切观察照射部位的皮肤变化和不良反应。

（3）治疗皮损不可重叠照射，以免灼伤皮肤。

4. 治疗后护理

（1）每周照射 2 次。每次照射剂量根据前一次照射反应来决定，照射剂量保持不变或者增加 10%，照射 16 次后观察治疗效果。

（2）治疗中注意遮挡正常皮肤和保护眼睛。

（3）如服用了增强光敏性的药物不宜照射。妊娠妇女、卟啉病及对紫外线过敏者禁止照射。

5. 并发症及处理　高能紫外光照射引起的局部不良反应少，是一种简单、安全的治疗方法。偶有照射部位出现红肿、脱屑、瘙痒、轻度疼痛、水疱、色素沉着等。症状轻者，无须特殊处理，一般 2～3 天后可自行恢复。如出现水疱，说明照射剂量过大，应停止照射。如出现色素沉着，一般停止光疗后可自行恢复。

（王聪敏　吴英英）

第十八节　阴道萎缩的激光治疗及护理

外阴-阴道萎缩是女性人群中十分常见的情况，尤其是更年期女性。卵巢丧失产生雌激素的能力是阴道萎缩的主要病因。对于雌激素水平的降低，生殖道是特别敏感的，并且约半数绝经后女性经历过阴道萎缩的典型症状，这极大地影响了她们的性功能和生活质量。外阴-阴道萎缩可以是自然绝经所致，也可以是卵巢切除、盆腔放射治疗或化疗药物等引起的继发性卵巢功能下降所致。激光的出现使其特异性的靶向治疗成为可能。

一、雌激素水平的下降与以下问题紧密相关

1. 黏膜上皮细胞的形态学改变。绝经后，雌激素水平下降导致阴道黏膜上皮血管减少，上皮细胞变薄，黏膜萎缩，糖原分泌减少，黏膜下结缔组织胶原蛋白减少，从而使得阴道褶皱减少，性交机械摩擦时容易引起损伤而导致炎症。

2. 阴道黏膜血流量的改变和分泌物的减少、阴道干涩。雌激素可调节对于性反应的血液流动过程，雌激素水平下降，可减少性反应，使更年期女性常感到阴道干涩，在性

行为时，会经历性交疼痛等困扰。

3.乳酸杆菌较少和阴道 pH 升高。正常情况下，各种细菌聚居在阴道中，为阴道创造了一道保护屏障以防止感染的扩散。阴道菌群中最重要的是乳酸杆菌，它能产生乳酸，维持阴道的酸性环境，使其 pH 保持在正常值 3.5～5.0 范围内，以对致病菌的生长起抑制作用。进入更年期后，雌激素水平下降，阴道区域的乳酸杆菌数量减少，pH 上升到 6.0～8.0，这促进了致病菌的生长，例如酵母菌和细菌。同时阴道基础 pH 升高也会让阴道产生难闻的气味。

二、阴道萎缩的激光治疗

目前，2940 nm 铒激光和 10 600 nm CO_2 激光专用私密设备都可用于阴道萎缩的治疗。两种激光的操作与护理基本相同。

三、禁忌证

1.处于感染的急性期或复发阶段，例如白色念珠菌感染、衣原体感染、生殖器疱疹、淋病等在开始治疗前，需要先对活跃性疾病做出适当的治疗。

2.患外阴皮肤病且处于活跃期（脂溢性皮炎、银屑病、扁平苔藓），根据特异性诊断，在开始治疗前需要先对活跃性疾病做适当治疗。

3.存在潜在性肿瘤和肿瘤发展的原发性器官损伤（外阴、阴道区域和宫颈），例如硬化性苔藓、鳞状上皮细胞增生、人乳头瘤病毒（HPV）感染、纤维瘤、外阴上皮内瘤变（VIN）、宫颈上皮内瘤变（CIN）等。

4.患者有一定程度的盆腔器官脱垂 ≥ Ⅱ 度（国际尿控协会 POP-Q 分期系统）。

5.处于孕期或哺乳期。

四、治疗方法

1.患者取截石位，消毒外阴区域，用窥器检查阴道及宫颈的一般情况。消毒棉签拭去分泌物，将探头缓缓插入阴道腔内，直到阴道末端。

2.选择合适的参数（设备不同，参数不同），边退边治疗，直至阴道口。

3.治疗完成后，缓慢移出治疗头。

4.整个治疗过程需时 10～15 min。患者一般无任何不适症状。

五、护理

1.询问患者的既往史，在初诊期间，评估患者的身体状况和病史。

2.患者治疗前，外阴部不涂任何乳膏、霜剂和其他影响激光发射的物质。

3.肿瘤患者在化疗或放疗结束6个月后即可开始治疗。

4.接受过盆底手术的患者，根据手术类型，一般在手术后1年左右才能进行治疗。

5.有疱疹病毒感染史的患者应在治疗开始前6天使用抗病毒药物进行抗病毒治疗。在本次治疗后，也应以常规剂量继续使用抗病毒药物5~15天。

6.如果患者正在使用抗凝血制剂（如非甾体解热镇痛药、华法林等），应停药1周才能进行此项治疗。

7.对于非绝经期的患者，建议月经干净后3~7天进行治疗。

8.治疗后会出现轻微红肿，无须处理，一两天后即可消失。

9.若出现轻微的渗血，治疗后24 h便消失，无须任何治疗。

10.在免疫力低下的患者中，免疫系统可能对治疗后的炎症有反应，比正常人要明显，且可能导致腹股沟淋巴结肿大。需要告知患者这种偶然性，以避免不必要的担心。

11.治疗后穿着宽松舒适的棉质内裤，以利于会阴部干燥。

12.治疗后3~4天，避免热水浴、提重物或剧烈运动。1周内避免性行为。

13.3次一个疗程，每次间隔30~60天。疗程的次数可根据阴道萎缩或松弛的程度适当调整。

14.治疗周期结束后约1年，可进行1~2次保养性治疗。

（国　晶　陈飞跃）

第十九节　腋臭的微针射频治疗及护理

腋臭俗称"狐臭"，是由腋窝大汗腺产生的分泌物，排出体外后经细菌分解，产生一种不饱和酸而释放出的异常气味，可对患者心理健康造成不良影响。人类的汗腺有大汗腺和小汗腺之分。大汗腺分布在腋窝、会阴、足部、腹股沟部和乳晕等部位，在腋窝部位与毛囊联系紧密。大汗腺的分泌活动受肾上腺素能交感神经纤维支配。小汗腺分布于全身皮肤，分泌无色、透明、略带咸味的液体，主要受交感神经的乙酰胆碱能纤维支配，也受部分肾上腺素能交感神经纤维支配，温热状态下分泌增加，起到调节体温的功能。

腋臭的确切病因尚不明确，一般认为与大汗腺的分泌功能异常有关。受内分泌影响，腋臭多在青春期开始，至老年后减轻或消失，部分有家族史，可能与遗传有关。腋臭的发病率随种族、个体和卫生习惯的不同而有差异，其程度随季节和气候的不同有所变化。刚排出皮肤表面的汗液呈乳白色，无菌、无味；排出后不久受腋窝潮湿部位细菌（表皮葡萄球菌、革兰氏阴性杆菌等）的分解，散发出典型的辛辣气味。腋臭的辛辣气味系由六碳至十碳的不饱和支链脂肪酸所致。主要是3-反-2-甲基己酸及5a雄烯酮。类白喉杆菌在腋臭的形成中有调控作用，其他常见皮肤菌群作用不大。

一、腋臭严重程度表现及汗腺特征

（一）腋臭严重程度表现

1.轻度/中度多汗症

（1）从来没有被注意到，也从来不影响日常生活。

（2）能够忍受，但是偶尔会影响到日常生活。

2.重度多汗症

（1）几乎不能忍受，经常影响日常生活。

（2）不能忍受，总是影响日常生活。

（二）汗腺特征

1.汗腺分类　汗腺分为大汗腺（顶泌汗腺）和小汗腺（外泌汗腺，不臭）两种。外泌汗腺功能：调节温度。外泌汗腺分泌物：无菌，稀释的电解质溶液。顶泌汗腺功能：分泌可激发动物行为改变的信息素。顶泌汗腺分泌物：含蛋白质/碳水化合物和脂类等，分泌物被细菌分解后产生特别的气味/颜色（腋臭/色汗症）。

2.顶泌汗腺特征　分布区域：腋下、乳晕、肛门及会阴部。位置：真皮中层与皮下组织之间（主要分布在皮下组织）。深度：位于皮下 2～5.5 mm；纵向直径：1.6～4.7 mm；横向直径：1.4～4.1 mm。分布范围：超出腋毛边缘 0.5～2 cm（主要在 0.5～1 cm）。

3.顶泌汗腺数量越多，腋臭程度越严重（表 3-19-1）。

4.腋臭越严重，顶泌汗腺尺寸越大。活跃期的顶泌汗腺体积远大于非活跃期的顶泌汗腺体积（表 3-19-2），且病理镜下显示也不一样（图 3-19-1）。

表 3-19-1　不同程度腋臭的顶泌汗腺腺腔数目及分泌活跃期的对比

指标	重度腋臭	中度腋臭	轻度腋臭
顶泌汗腺腺腔数目	198 ± 26	150 ± 32	68 ± 19
分泌活跃期（%）	85.6 ± 17.3	72.5 ± 12.8	54.6 ± 16.3

表 3-19-2　不同程度腋臭的顶泌汗腺活跃期与非活跃期的体积对比

组别	指标	重度腋臭	中度腋臭	轻度腋臭
顶泌汗腺	横径（mm）	3.2 ± 0.9	2.7 ± 0.7	1.8 ± 0.4
	纵径（mm）	3.5 ± 1.2	2.9 ± 0.6	2.4 ± 0.8
皮脂腺	横径（mm）	2.8 ± 0.7	2.5 ± 0.9	2.3 ± 0.6
	纵径（mm）	1.7 ± 0.8	1.5 ± 0.7	1.2 ± 0.5

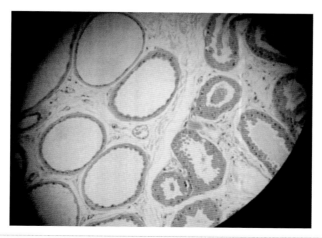

图 3-19-1　分泌活跃期（右侧视野）和分泌非活跃期（左侧视野）的顶泌汗腺腺腔（HE×400）

二、腋臭的治疗方法

（一）移除汗腺组织手术法

1. 移除汗腺所在部位组织（图 3-19-2）。

2. 使用刮除 / 切割工具对整个皮下脂肪层进行刮除（图 3-19-3）。

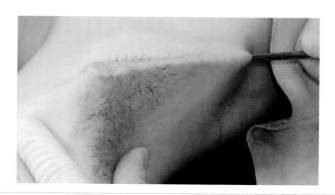

图 3-19-2　移除汗腺所在部位组织

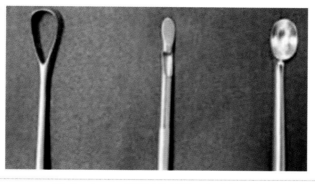

图 3-19-3　脂肪层刮除 / 切割工具

以上两种方法的优点：疗效好，为永久性治疗。缺点：手术疗效与医生水平有关。效果不佳恢复期会长，可出现抬手障碍、局部不适感、继发感染、血肿、色素沉着、感觉迟钝等。

3. 激光 / 射频热能破坏（图 3-19-4）。

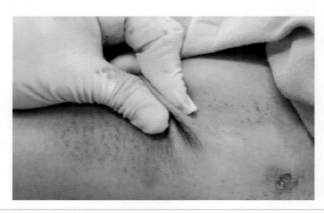

图 3-19-4　激光 / 射频热能破坏

优点：为永久性治疗。缺点：手术疗效与医生治疗技术有关。疗效不佳时可出现烧伤、瘢痕、恢复期长、代偿性出汗等。

（二）交感神经阻断手术法

治疗原理：交感神经阻断。

优点：疗效好，为永久性治疗。缺点：手术疗效与医生水平有关。

（三）麻痹交感神经（肉毒杆菌毒素注射）法

原理：肉毒杆菌毒素可以麻痹支配汗腺的交感神经，阻断交感神经对汗腺的支配，达到控制汗液分泌的效果。同时也阻止乙酰胆碱的释放，治疗后大汗腺变小。

优点：临时效果较佳，为非手术治疗，痛苦小。缺点：维持时间短，一般 6 个月左右；成本较高；神经肌肉传导受干扰。

（四）MiraPro 腋臭治疗方法

MiraPro 腋臭治疗头呈 5×5 点阵式排列，治疗深度可调至 3～5 mm，放电长度 2.5 mm，有效治疗深度范围 0.5～5.5 mm，安全性强，治疗深度小于神经分布深度，能很好地避免表皮热灼伤及结痂等现象，也保护了表皮的防御系统。针体表面为绝缘膜，可保护表皮避免受到热损伤。目标靶组织温度（顶泌汗腺）60～80 ℃，可对整个真皮深层 / 皮下脂肪层的大汗腺细胞进行加热破坏 / 失活，达到 60 ℃可以破坏汗腺组织（汗腺细胞失活，凝固性坏死）。治疗时间为 0.1～3 s，选择时间越长，热弥散区域时间越长，达到的治疗温度越高。900～1200 ms、12～16 W 可以很好地使目标靶组织达到 60～70 ℃的温度。

腋毛区域及附近 1 cm 范围区域均能得到治疗（图 3-19-5 ）。

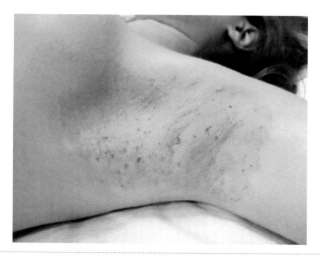

图 3-19-5　MiraPro 腋臭治疗后

麻醉方法：皮下注射 0.25% ~ 0.5% 利多卡因溶液，单侧注射量控制在 10 ml 左右，过多会影响效果。治疗深度：3.5 ~ 5 mm；能量水平：16 ~ 24 W；脉宽：1400 ~ 2000 ms。治疗过程：每次 2 遍（ 10% ~ 20% 重叠），每治疗 1 ~ 3 次，间隔 6 ~ 8 周。

通过病理切片对比，可见治疗后毛囊数量变少、体积显著变小（图 3-19-6 ）。

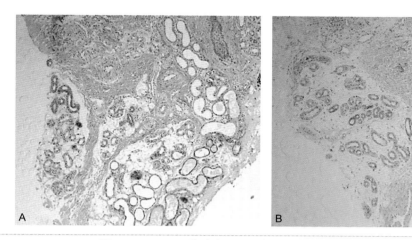

图 3-19-6　A.临床切片（治疗前 40X ）；B.治疗后 1 次

三、护理

1.治疗结束后，治疗部位使用消毒的凡士林纱布遮盖或涂抹烧伤膏。

2. 为减少表皮热损伤，可冰敷 10 ~ 20 min。

3. 治疗后 24 h 内，治疗部位不要沾水。

4. 治疗后 1 周内，建议局部每天使用氧化锌软膏 3 次，促进局部创面的愈合。

5. 治疗后每天换药，可口服抗生素预防感染。

6. 加强心理疏导，多关心患者，嘱患者保持心情愉悦。

7. 并发症及护理

（1）手臂麻痹 / 感觉迟钝：通常 3 周内可恢复。

（2）短暂刺痛、点状结痂、红肿、胀痛：一般短时间内会自行恢复，无须特殊处理。

（3）感染：术后注意创面的清洁、干燥，预防感染的发生。

（国　晶　陈飞跃）

第二十节　非聚焦超声减脂的治疗及护理

非聚焦超声减脂仪是一种非侵入性的沿着同一方向传播的高能非聚焦超声波系统，通过机械效应、热效应、化学效应、空化效应加热脂肪层，并在不破坏脂肪细胞膜的前提下改变细胞膜通透性，刺激脂肪细胞释放出其中的脂质，减少脂肪细胞体积，加速脂质脱离脂肪细胞并通过淋巴循环系统排出体外。

它的特点是：作用于皮肤上的能量密度高；传播过程中热量可以被周围组织吸收，改善橘皮样病变效果佳；一定范围内的频率调整可带来最佳空化效果和穿透深度；可以到达 1 ~ 5 cm 深度的脂肪层；在传播时，方向性强，能量易于集中，因此可以更深地穿透组织，同时它也是一种非常安全的技术；可实现同聚焦超声相同的效果，并且避免了聚焦超声的剧烈痛感；结合热效应、机械效应破坏脂肪细胞的同时达到良好的皮肤紧致效果；即刻效果表现优异；对脂肪层没有限制，可以治疗多个身体部位；淋巴按摩手具的负压作用刺激淋巴循环，促进多余毒素和脂质排出体外，同时加速局部血液循环；声波能量和按摩的协同作用可实现完美的纤体塑型效果并使治疗部位更加光滑紧致，同时也改善皮肤橘皮样病变。

这是一项较新的治疗技术，使减肥瘦身求美者告别了漫长恢复期、久穿塑身衣、肌肤凹凸等瘦身困扰。目前治疗部位可包括腹部、大腿、臀部和蝴蝶袖等亚洲女性最为困扰的区域，不影响正常的生活和工作，轻松减脂塑型。临床研究结果表明，多达 90% 以上的求美者在接受治疗后，腹部平坦度明显改善，腰围平均缩小 3 ~ 4 cm。体型自然变得更为纤瘦，也恢复了腰部曲线。

一、非聚焦超声减脂治疗方法

1.评估治疗部位是否有适当厚度的脂肪组织。

2.进行测量、称重，加以记录并拍照。

3.乙醇清洁治疗部位后，用医疗级记号笔标识出治疗部位。

4.由操作师操作，治疗开始前用淋巴按摩手具打开淋巴结，然后用声波治疗手具开始治疗，治疗部位间断使用橄榄油作为耦合介质，治疗后用该淋巴按摩手具刺激淋巴系统排出多余的废弃物和脂质。

5.每个部位治疗约 40 min。

6.术后可能会出现轻微的不适症状（如发红、肿胀、淤血等），皆属于正常现象。术后 8～12 周内可见最大疗效，这也是身体自然代谢破坏后的脂肪所需要的时间。

7.6～10 次为一个疗程，一周一次。

二、护理

1.收集患者的一般资料、现病史、既往史、药物过敏史及有无禁忌证等。评估患者治疗部位的皮肤情况，观察局部皮肤有无破损、感染，是否使用外用药物等。

2.操作前与患者做好沟通工作，讲解该操作的目的、方法、意义及注意事项等，以取得患者的配合，并签署知情同意书。

3.操作时要根据患者所能耐受的温度调节适当的能量。

4.术后适量喝水，帮助加速淋巴系统代谢，以达到更好的治疗效果。

5.保持健康的生活方式，适当控制饮食，同时配合适量运动，如步行、爬楼梯等。

6.一次治疗不能见到明显效果，需要完整进行一个疗程的治疗才能达到最终效果。

（魏　薇）

04

第四章
注射美容及护理

第一节　常见填充材料及部位选择

在过去十年中，出现了很多可用于面部注射和填充的材料。这一现象说明到现在为止还没有哪一种注射填充材料最理想。理想的注射填充剂应该是：具有良好的生物相容性、不引起过敏反应、易于给药、效果持久、无游走性、经济合算以及治疗后效果可预测。

一、常见的填充材料

目前大多数可用的填充材料都至少具有上述特点中的几项。面对如此众多的填充材料，很多医生基于填充效果的维持时间将填充材料分为暂时性、长期性和永久性三种。

（一）暂时性注射填充材料

暂时性注射填充材料的填充效果可以平均持续 6 ~ 9 个月。大多数暂时性注射填充材料的主要成分为透明质酸。注射用透明质酸是用来增加体积、矫正面部表情纹或轮廓不足的首选填充剂，具有多种功能、相对安全、不需要进行过敏检测，所以在诊室条件下即可使用，易于取得满意效果。与目前市场上已有的透明质酸填充材料的主要区别是交联程度不同。交联程度越高，则黏度越高，而黏度可以影响注射技术及其用途。比如，低黏度的透明质酸可以进行较平缓的注射，更适用于浅表皮肤注射，而更高黏度的透明质酸不容易注射，但更容易聚集；精细的透明质酸用于细小的皱纹，高度交联的透明质酸适用于鼻唇沟或颧部的立体填充。所以透明质酸这类产品必须沿着皮肤从中层到深层进行注射，以防皮肤表面形状不平整。

（二）长期性注射填充材料

长期性注射填充材料的填充效果可以平均持续 12 个月到数年之久。这些填充剂大多是含有悬浮的聚合微粒体的溶液，其中的溶液可以在一段时间后吸收。目前最流行的两种填充材料是含有 30% 羟基磷灰石钙微粒（25～45μm）的水凝胶溶液和左旋聚乳酸。在注射前均不需要进行皮肤测试，它们由于具有良好的生物相容性和生物可吸收性，在普通外科已作为植入物或缝合材料广泛应用。这类填充剂可用于长久、立体的面部轮廓矫治。

羟基磷灰石钙与透明质酸类产品相似，相当稳定和安全，不过羟基磷灰石钙不建议用于治疗浅表的皮肤皱纹和褶皱，也不建议用于口唇的注射填充治疗。作为载体的凝胶物质会在注射后不久吸收，形成一定程度的羟基磷灰石钙沉积。当注射在浅表皮肤内或口唇内时，聚集的物质明显可见，表现为白色的小结节，但这些结节与肉芽组织不同。当注射在皮肤中层和皮下组织时，由于被较多的软组织覆盖，这些不透明的填充剂可以最大限度地隐藏起来。在注射后 9 个月左右，羟基磷灰石钙逐渐开始酶解，并于注射后 12～18 个月内完全消失。

聚乳酸以冻干粉形式包装使用，加入纯净水后可以制成聚乙酸微粒悬液。在使用上与羟基磷灰石钙具有相似的特点。它们均注射于深层皮肤和皮下腔隙中，以使面部恢复丰满和适度减少较深的皱纹，填充后会刺激机体产生炎性反应，而其本身被代谢分解为二氧化碳和水。数周后，沉积的胶原组织会取代填充材料。由于这种替代过程并不一定是等比例的替换，12～18 个月后，逐渐达到理想的填充目标前，需要进行 3～4 个周期的治疗。这种长周期治疗时间已经成为聚乳酸广泛使用的最大障碍。

（三）永久性注射填充材料

永久性注射填充材料是指那些不可降解的、可以提供永久填充效果的材料。临床表明，聚甲基丙烯酸甲酯是一种很好的填充材料，为了避免皮肤隆起或出现丘疹，可在皮肤深层或皮下注射填充。如果注射层次合适，很少出现炎症反应。每一个聚甲基丙烯酸甲酯微粒最后都会被患者体内的胶原组织包裹，它可以抵抗游走，从而具有永久性的软组织填充效果。

二、部位选择

各种填充材料的应用要根据患者填充部位的不同而进行选择，这不仅仅要看填充材料的作用性能，还需要医生在治疗前对患者的注射部位进行专业的评估，从而确定不同部位应用不同的填充材料。

（一）眉间注射

较深的眉间皱纹是连续线形和连续点状注射填充技术的典型适应证。在肌肉麻痹后，注射 0.25～0.5 ml 的填充材料，这样可以舒平残留的皮肤皱纹。将暂时性填充材料注射到真皮上层到中层以达到确切的效果。也可以采用长效或永久性填充材料，但必须将它们注射到皮肤更深层次。

（二）鼻唇沟注射

对鼻唇沟的填充治疗主要采用连续线形和连续点状注射技术。经典的方法是在鼻唇沟下缘进针，然后潜行向鼻翼-面连接处推进。通常来说，暂时性材料最好填充于真皮中层，而长效和永久性材料则要填充于真皮深层。如果填充层次合适，随着退针注射会看到皮肤立即隆起。在很多患者，鼻唇沟上方需要分层注射填充，因为这部分注射量较少。通常注射 0.5 ~ 2 ml 的填充剂就可以满足双侧鼻唇沟的填充需要。

（三）泪沟-颧颊注射

对泪沟的填充治疗通常采用连续线形和连续点状注射技术。暂时性、长效以及永久性填充材料均可以用于该部位的填充，填充后下睑和面颊可以呈现平滑的过渡。但对于皮肤菲薄的患者，最好选用暂时性填充材料进行填充治疗。如果将长效和永久性材料填充于菲薄的眼睑皮肤下，容易出现肉眼可见的不平整。

对泪沟进行注射填充治疗时，可以联合对邻近的颧骨区域进行填充治疗。与泪沟填充相同，所有类型的注射填充材料都可以用于颧骨区域的填充治疗。当填充的区域靠近菲薄的下睑外侧和下方时，为了安全起见，注射层次要更靠近皮下组织层。每一侧只需要注射 1 ~ 2 ml 的填充材料即可满足填充要求。

（四）口唇注射

目前，年轻患者丰唇的目的是为了直接增加口唇的体积。当前只有暂时性填充材料能安全有效地用于唇周填充治疗。在红唇部分，填充的目标层次是唇黏膜和口轮匝肌之间。在许多患者，采用分层注射填充有助于获得更丰满的填充效果。1 ~ 2 ml 的注射剂量就能够达到理想的填充效果。此外，大龄患者常会有更多纵行的口唇皱纹，一些医生更喜欢逐个对这些皱纹进行填充治疗。在使用透明质酸类填充材料时必须仔细操作，由于这类材料要被填充在真皮中深层次，因此不能精确地矫正这些细小的浅表皱纹。如果填充过多，会出现垂直棘状隆起。一种更好的选择是：在对红唇进行填充时，单纯增加注射剂量，这样在一定程度上可以舒平这些细小的垂直皱纹。

（五）木偶纹：下颌前沟注射

对于木偶纹的填充治疗通常采用连续线形或是连续点状注射技术。几乎所有类型的填充材料都可以安全用于此项治疗。注射层次为真皮深层和皮下层。对下颌前沟的填充治疗可以在矫正木偶纹的过程中完成，即在填充木偶纹的时候向下颌缘方向继续注射填充。对于皮肤菲薄的患者，如果采用长效和永久性填充材料，应将其注射于骨膜上方，以保证具有更高的安全性。在木偶纹和下颌前沟之间注射 2 ~ 3 ml 的填充材料就可以达到满意的矫正效果。

（六）鼻部注射

鼻部的填充注射采用连续线形或连续点状注射技术。鼻部的填充治疗只要填充层次位于皮下层，就可以采用所有类型的注射填充材料。对于皮肤菲薄的患者，要谨慎使用长效和永久性填充材料。有时在注射填充时，可以用非手术手捏住鼻背或鼻尖，这样可以最大限度地防止填充材料扩散到鼻两侧，防止鼻的宽度看上去增加。鼻部填充剂量很少超过 0.5~1 ml。

（田欢欢）

第二节　注射填充技术及护理

填充材料注射美容是指将填充材料（如透明质酸钠）注射至人体内的特定部位以改善容貌的方法。目前，注射用透明质酸钠凝胶（图 4-2-1）是用来增加体积、矫正面部表情纹或轮廓不足的首选填充剂，相对安全，不需要进行过敏检测，在诊室条件下即可进行操作，易于取得满意效果。

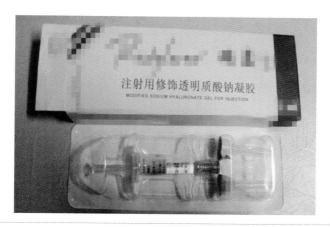

图 4-2-1　注射用透明质酸钠凝胶

一、原因

随着年龄的增长，面部透明质酸含量逐渐减少，表现为胶原流失、皮肤老化等现象，引起面部的凹陷及下垂。

二、适应证

皱纹、各种病理和生理性的凹陷以及对面部轮廓要求较高者均可给予填充塑型。具体如下：

1. 面部皱纹　真皮胶原蛋白和弹性纤维减少者。

2. 唇型　随着年龄增长，老化、萎缩的唇部易出现皱纹者；先天上、下唇较薄，唇珠不够丰满者。

3. 脸型　皮下组织的老化引起颞部、脸颊、眼眶及唇周凹陷者；下巴两侧、鼻唇沟两侧及眼袋部位下垂者。

4. 肌肉运动的刻痕　面部肌肉运动造成静态凹纹者。

5. 体积的修饰　鼻梁、鼻孔及面部轮廓凹陷者。

6. 缺损的填补　痘印、瘢痕、外伤、手术造成的瘢痕及凹陷者；先天性缺损、面部不对称者。

三、治疗

注射方法可分为线状注射和多点注射。线状注射是选择少数几点进针后按照线路注射，常用于真皮深层的填充，注射后可立即进行适度按摩以避免填充不平整；多点注射适用于浅层填充。两种方法联合使用可以取得很好的效果。

四、护理

(一)注射前护理

1. 心理护理　病理性凹陷的患者外观形象欠佳，多会有自卑、抵触心理；晕针的患者，皮下注射会导致不同程度的紧张、恐惧情绪。针对这些心理特点，注射前，护士应热情地与患者沟通，了解患者的心理顾虑或恐惧的原因并给予解释和疏导。通过真诚的沟通交流取得患者的信任，使患者配合治疗。

2. 询问病史　询问患者有无药物过敏史、用药史（注射前1~2周是否应用抗凝类、血管扩张类及激素类药物，如阿司匹林、维生素K等）、皮肤病等，以及邻近部位是否注射过永久性填充剂；过去半年内有无行面部整形手术以及植入医用假体，需告知主治医生。协助患者填写基本信息并认真核对，嘱患者阅读知情同意书并签字。

3. 注射部位准备　注射前，需清洁注射区域，检查皮肤有无瘢痕、溃疡、严重感染、肿物等。对于疼痛敏感的患者术前局部外敷麻醉药，时间约1h，待有了麻木感后，方可注射。询问是否佩戴活动性义齿、角膜接触镜等。同时协助医生标记注射部位，画线并固定。协助患者取舒适的注射体位，将压力球置患者手中。

4. 患者应避开月经期。妊娠期、哺乳期妇女禁止注射。

5.采集影像资料　治疗前照相留取资料，便于治疗后进行对照。

（二）注射中护理

观察患者疼痛感受，安慰患者，缓解患者紧张情绪，及时询问患者有无其他不适，观察患者生命体征，注意有无晕针现象。

（三）注射后护理

观察注射处皮肤有无肿胀、出血，询问患者疼痛程度。注射后，用棉签轻轻按压注射针眼，直至不再出血。用冰块冰敷患者注射部位 15 min，以缓解疼痛，减少出血。冰敷完毕后擦去患者面部的标记线，留取照片并向患者交代注意事项。

（四）专科护理

1.麻药护理　面部均匀涂抹麻药后用保鲜膜覆盖，使麻醉起效更充分，面部产生麻木感后再行注射，可减轻疼痛。

2.肿胀、疼痛护理　注射后部分患者皮肤针眼处会有红斑及疼痛感。注射后及时给予冰袋冰敷，能够有效缓解症状。根据注射部位不同给予不同形状的冰块，额部、颞部及下颌部给予表面平整的冰块（图 4-2-2）；鼻唇沟、眼周根据解剖结构给予圆柱状冰块（图 4-2-3）。冰敷时间不宜过长，因敷麻药后，皮肤敏感性降低，感觉迟缓，易造成皮肤表面冻伤，以 15～20 min 为宜。

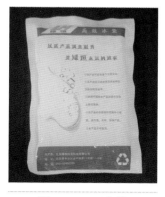
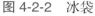

图 4-2-2　冰袋

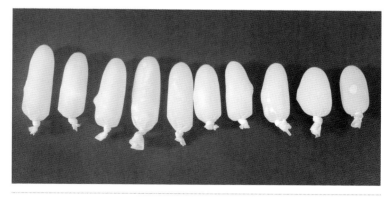

图 4-2-3　自制冰袋

3.评估患者　注射 1 周后，要求患者前来复诊，查看有无异常情况，及时通过二次注射进行矫正。

（五）特殊药品管理

1.注射填充剂需按说明保存，同一针剂只可本人注射使用，未用完的部分不可回收继续使用。

2.注射填充剂需要专人保管，用后的针头、注射器及原包装盒全部回收，保存条形码。

（六）出院指导

嘱患者注射后 1 周内禁烟、酒，勿食辛辣刺激性食物及海鲜等发物，尽量避免强紫外线照射，按时复查。

（田欢欢）

第三节 肉毒杆菌毒素注射技术及护理

目前，肉毒杆菌毒素注射美容在医学美容领域应用广泛。A 型肉毒杆菌毒素（图 4-3-1）能作用于运动神经末梢及神经 - 肌肉接头，抑制突触前膜释放乙酰胆碱，从而导致肌肉松弛性麻痹，可以治疗肌肉痉挛和肌张力障碍性疾病，在美容方面达到舒缓皮肤皱纹或是缩小肌肉体积的目的，用于除皱和瘦脸等治疗。

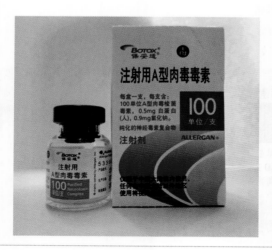

图 4-3-1　A 型肉毒杆菌毒素

一、原因

表情肌的过度收缩是面部皮肤皱纹的主要成因之一，由于表情肌起、止于皮肤，收缩时引起皱纹，而 A 型肉毒杆菌毒素的肌肉松弛作用能起到皮肤除皱效果。除此之外，A 型肉毒杆菌毒素也可用于治疗肌肉肥大。

二、临床表现

皱纹是皮肤老化的临床表现之一，面、颈部皱纹可分为体位性、动力性和重力性皱纹。

1. 体位性皱纹　属于正常生理现象，人出生时即存在，并非皮肤老化表现，如颈横纹。不过随着年龄的增长和颈阔肌的长期收缩，如果横纹变深且横纹间的皮肤堆积增多，则象征着皮肤老化。

2. 动力性皱纹　由面部表情肌运动收缩牵拉形成。皱纹一旦形成，即使面部表情肌未收缩，皱纹线也不会完全消失。因此，动力性皱纹的出现也是皮肤老化的表现。动力性皱纹主要有：额纹、眉间纹、鱼尾纹、鼻唇沟等。

3. 重力性皱纹　重力性皱纹多在 40 岁以后出现，主要是由于皮下组织、肌肉和骨骼萎缩以后，皮肤松弛，外加重力作用而逐渐产生的。重力性皱纹多发生在骨骼比较突出的部位，多见于上睑的外 1/3 部、面下部和颏下部。在眼周表现为下睑皮肤松弛，眼袋畸形；在下颏表现为"双下颏"；在颈部表现为蹼状皮肤皱纹，俗称"火鸡颈"。

4. 肌肉肥大　当肌肉收缩时，肌肉坚硬突出引起的局部肥大，如咬肌、小腿肌肉等。

三、治疗

使用前用生理盐水稀释，用 1ml 注射器抽取配置好的溶液，立即进行注射。注射时按照皱纹的范围、程度多点注射，常规注射于局部表情肌和肌肉中（即肌肉隆起处），而不是最明显的皮肤凹陷处（即皱纹处），这样效果较好（表 4-3-1）。

表 4-3-1　A 型肉毒杆菌毒素配制方法、常见部位注射技巧和量、注射效果和维持时间

注射部位	药物配制	注射方法、技巧和量	注射效果和维持时间
眉间纹	100 U 加入 2.5 ml 生理盐水稀释，每 0.1 ml 溶液中含 4 U 肉毒杆菌毒素	女性患者需 20～30 U，采用"5 点"注射。男性患者需 40～80 U，采用"7 点"注射。每点注射 4～10 U。在内眦正上方眉上缘进针，注射点位于眶骨缘上方，保持针头呈 60～90°。患者取坐位或半坐位	眉间垂直皱纹和鼻根部水平皱纹均减少或消失。效果一般维持 3～4 个月，部分患者维持 6～8 个月
额部纹	100 U 加入 1～4 ml 生理盐水稀释，推荐 2.5 ml 稀释为宜，每 0.1 ml 溶液中含 4 U 肉毒杆菌毒素	女性常用剂量 8～18 U，分 4～6 个点进行皮下或是肌内注射，每点 2～4 U；男性一般 18～30 U，分 4～12 个点，每点 4～5 U。注射范围必须在眉上方 1.5～2.5 cm，患者取直立位或是半坐位	患者静止状态，额部水平皱纹消失，额部运动仅可产生细小皱纹，效果至少持续 3 个月，也有维持 4～6 个月
鼻根部皱纹	100 U 加入 1 ml 生理盐水稀释	鼻根外侧壁皮下或肌内注射 2～5 U，要求针头在内眦血管和提上唇肌的上方，患者取坐位或半卧位	可完全消除鼻根纹，效果可持续至少 3 个月或更长
咬肌	100 U 加入 2.5 ml 生理盐水稀释，药物浓度 40 U/ml	进针深度可达下颌骨表面，首次剂量每侧 40 U，分 5～8 点注射，之后 1 个月、2 个月再次注射，维持剂量为每 3～4 个月每侧注射 32～40 U。咬肌重度肥大者，适时加量	减少下面部宽度，缩小咬肌。1～3 周起效，6 周左右达到最佳效果

四、护理

由于注射层次集中在面部皮肤表层及肌肉层，神经分布较为广泛，易引起疼痛，患者较为紧张、恐惧，护士应主动向患者解释整个注射的过程，使患者做好心理准备。帮助患者分散注意力，听舒缓的音乐、看电视等，及时进行有效的心理疏导。注射中监测患者生命体征，观察注射部位有无出血、肿胀等情况，对术后疼痛者报告医生，及时给予治疗，预防潜在并发症的发生。

（一）注射前护理

1. 心理护理　整个注射过程中，心理护理极为重要。面部皱纹严重者，由于外观形象欠佳而缺乏自信心；对于晕针的患者，皮下及肌内注射会导致不同程度的紧张、恐惧等不良情绪。针对这些心理特点，注射前，护士应热情地与患者沟通，了解患者的心理需求，认真分析其心理顾虑或恐惧的原因并给予解释和疏导。向患者介绍注射方法，使其树立信心，知晓治疗后可以很大程度地改善面部皱纹。注射后 1 个月，部分患者还需要后期补充治疗，使患者做好充分的心理准备，通过真诚的沟通交流取得患者的信任，使患者配合治疗。

2. 健康史　询问患者有无高血压、糖尿病、心脏病等病史，有无药物过敏史、用药史（术前 1～2 周是否应用抗凝类、血管扩张类及激素类药物，如阿司匹林、维生素 K 等），生活习惯（如有无吸烟史等），有无晕针。过去半年内有无行面部整形手术以及植入医用假体，需告知主治医生。协助患者认真填写基本信息并签字。

3. 面部检查及清洁　清洁面部，检查注射区域皮肤有无瘢痕、溃疡、严重感染、肿物等。对于疼痛敏感的患者注射前局部外敷麻醉药，时间约 1 h，待面部有了麻木感后，方可注射。询问是否佩戴活动性义齿、角膜接触镜等。

4. 患者应避开月经期。妊娠期、哺乳期妇女禁止注射。

5. 采集影像资料　治疗前照相留取资料，便于治疗后进行对照。

（二）注射中护理

注射中，观察患者疼痛感受，安慰患者，缓解患者紧张情绪，及时询问患者有无其他不适，观察患者生命体征，注意有无晕针现象。

（三）注射后护理

观察注射处皮肤有无肿胀、出血，询问患者疼痛程度。注射后，用棉签轻轻按压注射针眼，直至不再出血。用冰块冰敷注射部位 15 min，以缓解疼痛，减少出血。注射后观察 30 min，无异常方可离开。

（四）专科护理

1. 麻药护理　面部涂抹麻药后要用保鲜膜覆盖，使麻药充分吸收，面部产生麻木感后再清洗麻药。

2.肿胀护理 A 型肉毒杆菌毒素注入血管内会产生淤青甚至血肿，但一般没有生命危险。因注入血管而未注入指定肌肉中，疗效也会有所影响。注射后及时给予冰袋冰敷，能够有效缓解症状。根据注射的部位给予不同形状的冰块，额部、颞部及下颌部给予平块状冰块，鼻唇沟、眼周给予圆柱状冰块。冰敷时间不宜过长，因为皮肤长时间暴露于较低的温度下，加之敷过麻药后，面部感觉迟缓，可能造成皮肤表面冻伤，因此冷敷时间不宜太长。

3.评估患者 注射 1 周后，要对患者进行一次检查，以评估肉毒杆菌毒素的反应。如发现任何不对称的现象，及时通过二次注射进行矫正。

（五）特殊药品管理

1.国产 A 型肉毒杆菌毒素为冻干粉，每瓶 100 U。冻干制剂 –20 ℃保存 3 年，2~8 ℃保存 2 年，25 ℃以下 1 周内保持稳定，效价不变。稀释后应立即使用，亦可放置在 2~8 ℃的冰箱保存，4 h 内用完。

2.A 型肉毒杆菌毒素需遵循"五专"（专柜储存、专用账册、专册登记、专人负责、专用处方）管理，使用后空瓶要回收，由主诊医生开具毒麻药处方交由专人保管、请领。

（六）出院指导

嘱患者注射后 1 周内禁烟、酒，勿食辛辣刺激性食物及海鲜等发物，尽量避免强紫外线照射，按时复查。

（田欢欢）

第四节　瘢痕修复注射技术及护理

瘢痕是组织创伤修复过程中的必然产物，任何创伤的愈合均伴有不同程度的瘢痕形成。在组织修复过程中，由于各种因素影响，常导致瘢痕组织过度增生而形成增生性瘢痕或瘢痕疙瘩。瘢痕形成后，局部组织的抗张性减弱，营养物质及氧交换受阻，可引起受损组织的畸形和功能障碍。皮肤是人体最大的器官，皮肤瘢痕的形成常常会影响美观，尤其是面、颈部等暴露部位，会给患者造成沉重的心理负担，而位于功能部位的瘢痕往往会造成患者肢体的功能障碍。除此之外，增生性瘢痕和瘢痕疙瘩常伴有不同程度的瘙痒、疼痛症状，严重影响患者的生活质量。临床上对于瘢痕的治疗方法有很多种，浅表的瘢痕可用激光治疗，较大的瘢痕可手术治疗，对不适合手术治疗的瘢痕疙瘩可采用药物注射的方法进行治疗。瘢痕注射技术是将药物注射于瘢痕组织内，通过药物吸收使瘢痕萎缩、变软、变薄、变平坦，以达到改善皮肤外观的目的。目前，注射法在临床上应用广泛，虽然需要多次注射，但与手术相比，创伤较小、患者更易于接受。

一、病因

在正常的伤口愈合过程中，胶原的合成与降解之间保持着平衡。而在增生性瘢痕和瘢痕疙瘩中，受多种因素的影响，这种平衡状态被破坏，胶原合成明显多于降解，导致胶原的过度沉积而形成瘢痕。主要病因如下：

1.人种与肤色 瘢痕疙瘩在许多种族中均有报道。有色人种瘢痕疙瘩的发生率明显高于白色人种，并且瘢痕疙瘩主要发生于色素聚集的部位。

2.遗传因素 瘢痕疙瘩具有一定的家族遗传倾向，常染色体隐性遗传和显性遗传均有报道。

3.外伤 外伤后，受伤的部位、伤情及处置水平直接影响伤口的愈合和后期瘢痕的形成，伤口的张力是伤后瘢痕形成的主要因素。如果受伤部位在活动的关节处，那么后期即便伤口愈合完好，关节活动也会增加瘢痕的形成。

4.免疫及内分泌 与患者自身身体状况有直接关系。

二、临床表现

瘢痕的临床分类方法很多，根据瘢痕形态学的区别，可将其分为浅表性瘢痕（又称正常瘢痕）和病理性瘢痕两大类。病理性瘢痕主要包括增生性瘢痕、萎缩性瘢痕和瘢痕疙瘩等，其中增生性瘢痕和瘢痕疙瘩在临床上较为常见，具体表现如下：

1.浅表性瘢痕 主要表现为与邻近皮肤基本平齐、表面粗糙、有光泽、无毛孔等稍异于正常皮肤的结构和纹理。颜色常与周围皮肤相近，偶有色素沉着。一般无功能障碍，多不需特殊处理，稍影响美观。

2.增生性瘢痕 特点是瘢痕明显高于正常皮肤、局部增厚变硬。早期为瘢痕的增殖期，表现为局部充血肿胀，瘢痕呈紫红色并伴有明显的疼痛和瘙痒症状。增殖期的长短因人而异，一般在 6 个月后开始消退；进入瘢痕的成熟期，表现为充血减轻，瘢痕颜色变浅，疼痛及瘙痒症状减轻。厚度有时可达 2 cm 以上，与深部组织无明显粘连，可推动，与周围正常皮肤界限明显，不引起明显的功能障碍（图 4-4-1）。

3.瘢痕疙瘩 常表现为单发或多发、高于周围正常皮肤、超出原损伤范围的持续性生长的肿块，质地较硬，形态大小不一，向周围组织浸润生长（图 4-4-2）。

三、治疗方法

1.手术治疗 单纯的外科手术切除是瘢痕疙瘩治疗史上最悠久的手段之一。采用外科手术可切除瘢痕，修复创面和纠正畸形，适用于治疗暴露部位影响美观的瘢痕、伴有功能障碍的瘢痕挛缩以及反复破溃或恶变的瘢痕组织。

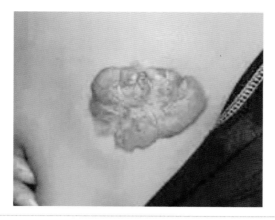

图 4-4-1　肩背部增生性瘢痕

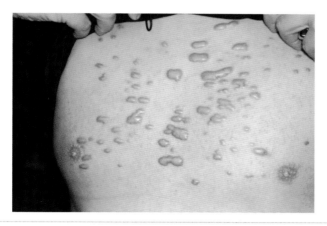

图 4-4-2　胸腹部瘢痕疙瘩

2.非手术治疗　非手术治疗有激素注射、放射治疗、硅凝胶外用或口服药物等联合治疗。其中注射法治疗瘢痕近年来应用最为广泛，注射制剂主要是曲安奈德。注射到瘢痕组织内，不仅可以减轻炎症反应、减少瘢痕增生，还可使促进瘢痕增生的生长因子减少。剂量为 1 cm² 的瘢痕用药量为 5 ~ 10 mg，每次剂量不超过 20 mg，6 ~ 10 岁儿童用量减半。注射方法为多点注射，每周 1 次，4 ~ 8 周为一疗程。治疗后瘢痕会有明显改善，治疗前后对比如图 4-4-3。

四、护理

（一）治疗前护理

1.心理护理　较大的瘢痕及暴露部位的瘢痕直接影响患者的外观形象，增生性瘢痕和瘢痕疙瘩常伴有不同程度的瘙痒、疼痛等症状，这些均会影响患者的生活质量和心理

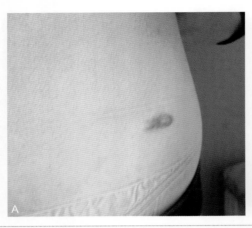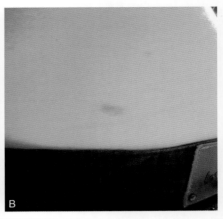

图 4-4-3   A.腹部瘢痕疙瘩注射前；B.腹部瘢痕疙瘩注射后

状态。护士应进行有效的心理疏导和沟通，消除患者顾虑，树立治疗信心，积极配合治疗。对于部分需要多次治疗的患者应提早告知，使其做好充分的心理准备，积极配合治疗。

2.询问患者健康史　询问患者有无药物过敏史、既往史、用药史（注射前 1 周禁止服用阿司匹林、非类固醇抗炎药、抗凝药，禁止接种天花疫苗），是否晕针及近期有无进行其他瘢痕治疗（比如激光），协助医生采集病史，建立病历，填写患者基本信息，认真记录瘢痕形成的病因及时间。

3.注射部位检查　检查注射区域皮肤有无严重感染等。

4.采集影像资料　治疗前照相留取资料，便于治疗后进行对照。

（二）治疗中护理

注射中严格无菌操作，防止交叉感染。观察患者疼痛感受，安慰患者，缓解患者紧张情绪，及时询问患者有无其他不适，监测患者生命体征，注意有无晕针现象。

（三）治疗后护理

密切观察患者的出血量、疼痛程度。注射后注意按压针眼 3~4 min，减少出血，避免药物外渗，嘱患者稍作休息。

（四）专科护理

由于瘢痕疙瘩坚硬，注射时可产生剧痛。注射时可加入利多卡因注射液以缓解疼痛。如症状比较明显，可适当应用止痛药物。

（五）特殊药品管理

药物受冻后会聚集成块，故应在不低于 10 ℃的条件下保存，避免冷冻，同时遮光，密闭保存。

（六）出院指导

嘱患者注射后 1 周内禁烟、酒，勿食辛辣刺激性食物，尽量避免强紫外线照射，按时复查。

（田欢欢）

第五节　埋线紧致提升术及护理

随着岁月的流逝，人体的面部皮肤及皮下深层组织会出现退行性改变，包括眉部、眉尾部、眶上部、眶下缘软组织、颧部、面颊部、颏下部等软组织，均呈现下垂。面部埋线提升术根据这个特点，弥补了面部注射美容、激光美容和拉皮手术的不足。与传统除皱方法不同，面部埋线提升简便且又具有传统面部提升术的同等效果，因为不需切开皮肤，所以术后基本无瘢痕、肿胀很少，几乎对日常生活不产生影响。埋线提升术属于微创整形，是在皮下以及筋膜层植入一层蛋白线，随着时间的推移，埋在皮肤底层的可吸收蛋白线刺激皮下胶原蛋白再生，使下垂的皮肤提拉固定，形成弹力纤维让皮肤变厚，既达到了面部除皱、改善肤质和脸型的目的，又可以预防皮肤老化。本节重点讲述 PPDO（poly-para-dioxanone）线面部紧致提升术及护理。PPDO 线是以聚对二氧环己酮为主要成分，因其多重线相互缠绕形成螺旋状，因此又称为扭曲的双重线（twisted double line thread，TDLT）。这种线植入体内经过 6 ~ 10 个月缓慢溶解吸收，可通过刺激真皮层的胶原蛋白再生，增加皮肤弹性，并对组织具有一定的提拉上升作用，从而达到皮肤紧致、改善脸部下垂、提升面部肌肤光泽、焕发透亮的效果。

一、手术目的及原理

（一）目的

1. 治疗皱纹　脸部鱼尾纹、法令纹、泪沟纹、木偶纹等（图 4-5-1）。
2. 改善肤质　肤质紧致，缩小毛孔。
3. 缩小体积　提拉下颌，改善双下巴。

（二）原理

老化的皮肤跟废墟的建筑物是一样的，都需要维护和重建，PPDO 悬吊线的顺向倒刺抓持组织，悬吊后提拉松弛组织；逆向倒刺在提拉后固定，防止提升后组织下垂，达到塑造"V"形脸和除皱的效果。PPDO 线可诱导细胞分裂再生，使真皮层皮肤增厚，恢

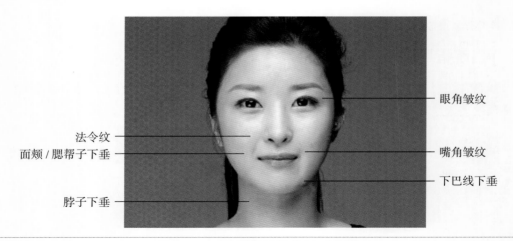

法令纹

面颊/腮帮子下垂

脖子下垂

眼角皱纹

嘴角皱纹

下巴线下垂

图 4-5-1　面颈部皱纹位置示意图

复皮肤的紧绷和弹性，并激活休眠细胞，提高细胞活力，加速细胞新陈代谢；促进局部组织的微循环，使皮肤健康红润；进而改善色素沉着、皱纹，使肤色白皙水嫩；同时可刺激胶原蛋白再生，从而使皮肤提升收紧，达到自然除皱、面部提升的双重效果。如同时做液体或者胶体类的物质填充，以增加软组织间隙之间的容积量和牵拉力，可起到类似钢筋混凝土作用，将皮肤的线条调整至理想的位置，可以得到令人满意的协同效果。

　　与传统的浅表肌腱膜系统（SMAS）手术拉皮方式相比，SMAS 手术拉皮的组织创伤及并发症是不言而喻的。PPDO 线可直接作用于多部位的软组织提升，可进行多方向任意角度的提拉，亦可带来长效紧致提拉的效果。其优点有：①临床使用超过 30 年，为相当安全的可吸收缝合线；②可有效提升松弛的皮肤；③部分替代了传统开放式 SMAS 拉皮手术；④可以针对手术部位精准提升；⑤紧致皮肤，改善肤色及质地；⑥线体可吸收，并发症少，恢复期短，术后 3～7 天可见提升效果；⑦多次埋线提升安全有效；⑧特殊的多重线缠绕交错，如同身体的胶原蛋白分子一样，相互连接交错，拉紧皮肤，可改造成理想的脸型；⑨效果维持时间：PPDO 平滑线的效果会持续 6 个月至 1 年，PPDO 锯齿线的效果会持续长达 1～2 年。

二、适应证及禁忌证

（一）适应证

　　目前 PPDO 线已经在整形美容外科领域得到了广泛运用。适用年龄在 30～65 岁，适用于预防和治疗面部、颈部及腹部、臀部等部位皮肤的老化，可有效抚平静态性皱纹，提升松弛的皮肤，改善皮肤色泽和增强皮肤弹性，延缓衰老，防止下垂。主要治疗：

　　1. 面颈部皮肤松弛下垂，额头出现皱纹，眉尾、外眼角下垂者；

　　2. 鼻唇沟加深、嘴角下垂、双面颊松弛下垂者；

　　3. 下颌部下垂、双下巴凸显者；

4.颈部松弛、颈纹加深者；

5.上臂、大腿皮肤松弛，缺乏弹性者；

6.乳房松弛下垂、乳房外扩者；

7.腰腹部皮肤松弛、粗糙者；

8.臀部肥胖、下垂者。

（二）禁忌证

1.月经期、有血小板减少等出血倾向者；

2.局部有炎症或疾病传染期间者；

3.患糖尿病者；

4.患心、脑血管疾病者慎做手术；

5.有瘢痕增生体质者；

6.对药物过敏、重症肌无力、服用特殊药物（如肌松剂）者；

7.哺乳期妇女及孕妇；

8.精神异常者。

三、手术方法

1.体位　采取仰卧位或坐立位。

2.麻醉　外涂表面麻醉膏或局部麻醉配合静脉麻醉。

3.PPDO 线真皮层提升术　PPDO 线真皮层提升术是利用 PPDO 平滑线植入皮肤真皮层的一种技术操作方法。由于这种线是平滑的，而且线较细（29 G、27 G、26 G、25 G），所以可针对性地植入到皮肤的真皮层下，以利于线体能够更好地刺激皮肤的真皮组织，产生更多的胶原蛋白及弹力纤维，从而达到抚平皱纹及改善肤色和紧致皮肤的作用。常规皮肤消毒、铺巾，首先是从颜面部下端往上植入 PPDO 线。PPDO 线以 15° 角的方向植入真皮层或皮下层。每个埋线点之间距离 1.0～2.0 cm(根据皮肤老化状况有所不同)。根据皮肤下垂的方向，决定从哪个方向开始拉提。植入的 PPDO 线数量和直径会随着皮肤的下垂程度、年龄以及部位等不同而有所差异。对于严重的皮肤松弛情况，则需要比年轻人植入更多根线。

4.PPDO 线 SMAS 层提升术　PPDO 线 SMAS 层提升术是利用带锯齿状的 PPDO 线植入 SMAS 层的一种技术操作方法。由于这种线是锯齿状的，而且线较粗 (19 G、23 G)，所以要求植入的层次更加深一些。锯齿线的边缘比较倾斜，末端比较锋利，呈锯齿状分布，所以锯齿线上每 1 个小齿都恰好紧贴并能够牢固地抓持住皮肤组织，可以有效地使松弛的皮肤软组织得到支撑和提升，从而塑造一个新的轮廓。这些植入的锯齿线与组织缠绕会刺激机体产生更多的胶原蛋白及弹力纤维，从而达到收紧、提升下垂皮肤的效果。常规皮肤消毒、铺巾，左侧面部行局部浸润麻醉。于左侧耳前发际线处做一微小标记。持 PPDO 悬吊线从切口处进针，沿标记线在 SMAS 层潜行穿刺至预设位置。将针尾处线体轻轻沿套管针送入少许，使线头从针尖处进入组织，左手示指在面部相应位置压住线头，右手退出套管针。牵引线尾处，使松弛组织提拉至适当位置，抚平面部皮肤。依次植入下一根悬吊线，至全部完成后剪断露出线体，同法完成右侧面部悬吊手术。

四、护理

1. 心理护理　治疗前向求美者做好解释工作，详细讲解治疗的目的、方法、意义和注意事项，消除其紧张、焦虑的不良情绪，使其身心放松，积极配合治疗。

2. 术前护理

（1）收集求美者的一般资料、现病史、既往史、药物过敏史及有无禁忌证等。

（2）评估求美者治疗部位的皮肤情况，观察局部皮肤有无破损、感染，是否使用外用药物等。

（3）术前准备：埋线前先行术前检查、更衣、卸妆、清洁皮肤、拍照、皮肤表面涂敷麻药膏 40～60 min 等准备工作。

（4）术前设计：首先检查评估面部皮肤在站立位和平卧位时的松弛情况。详细检查皮肤的松弛度和弹性状况，确定皮肤问题区域，确定最佳治疗方案并标记置线数量与位置。

（5）手术环境的要求：手术室严格消毒，术区保持无菌操作。

3. 术后护理

（1）操作者要掌握面部解剖学的特点，不能单纯地理解皮肤的浅层或深层。深层埋线技术难度较大，比较容易出现并发症，所以对操作者的要求较高。

（2）由于操作者是在盲视下操作，且蛋白线进入皮肤的深浅不一样，所以一定要避开面部的血管和神经。浅层埋线起局部的轮廓修饰作用，需要稍细的蛋白线；深层埋线起组织固定作用，需要大量的蛋白线，且创伤相对较大，但远期效果较好。根据脂肪层的厚度来决定埋入的深浅，"苹果肌"较薄时，需埋到脂肪层；而眼周、口周需埋到浅层（真皮下层），贴近于皮肤，因眼周和口周这两个部位比较特殊，其下面没有脂肪，所以尽量选用平滑线，而不用锯齿线。蜘蛛网状蛋白线植入真皮与皮下脂肪之间提拉面部，紧致提升的效果一般可维持 3～5 年。

（3）埋线提升术与手术相比，创伤较小，恢复期比较短，操作相对较简单，大部分求美者都能接受。埋线提拉术的缺点是没有手术那么彻底，因手术需要去除一部分皮肤和组织。埋线提升术相比注射或者激光治疗的效果要更持久，激光只解决表层的问题，有部分仪器可以到达稍深层的皮肤，但是激光能真正到达筋膜层是非常少的；埋线提拉术到达的层次比激光要深，所以它的作用要比激光持久，但是与激光相比，它的恢复期稍长。

（4）行面部提拉手术时，外敷表面麻醉剂或局部麻醉配合静脉麻醉，待麻醉药起效后实施埋线术。手术疼痛不太明显，一般都能接受，若不需敷麻药，直接冰敷也能缓解。

（5）埋线后皮肤表层有针孔大小的创口，术后 24 h 内伤口禁止沾水，防止感染。

（6）术后可以口服或静脉注射抗生素 3～5 天。术后 3 日可口服活血化瘀类药物，比如藏红花、云南白药、三七粉等药物，以促进改善水肿及淤青情况。

（7）建议48 h内可以适当冰敷，但要避免过度冰敷导致的冻伤。可能会产生淤青或肿胀，一般1～2周恢复。

（8）术后3～5日勿做大力的咀嚼运动或用力按摩。

（9）术后1周内禁止刷牙，建议用威露士漱口水，防止因刷牙摩擦导致的疼痛而加剧肿胀。

（10）术后1～2周内勿游泳或做汗蒸、桑拿，同时避免剧烈运动。

（11）必要时面部行加压包扎1周或佩戴弹力套2周。

（12）蛋白线是从正常动物体内提取的新鲜蛋白质组织，经加工制成的医用可吸收手术缝合线，在体内可能会引起一些刺激性的过敏反应，所以要控制高蛋白质、刺激性的饮食。

（13）并发症及处理

1）疼痛：埋线提拉的疼痛等级大概是1～1.5级，大部分求美者可耐受。如疼痛敏感者，采用冰敷来缓解，必要时可口服布洛芬（芬必得）或用双氯芬酸钠栓纳肛镇痛。

2）水肿：属于埋线术后常见的并发症。面部刚植入蛋白线后会产生肿胀，一般3～5天可自行恢复，不影响工作和生活。注射肿胀液不可过多，以免影响埋线提升术时的判断。肿胀液的量以局部麻醉后基本无痛为准。

3）血肿：由于操作动作粗暴引起，使用钝针穿刺可有效避免损伤血管和神经。如发生血肿，术后应加压包扎处理，也可在术前肌内注射巴曲酶（立止血）以预防血肿发生。

4）淤青：局部麻醉时加入1：20万肾上腺素注射液可有效收缩血管，减少出血及淤青的发生，还可延长局部麻醉作用时间；术中即刻压迫出血点及术后及时冰敷可有效减少淤青的发生。

5）面部不对称或凹凸不平：可能与操作者的技术或蛋白线的质量有关。如操作时没有掌握好皮肤层次，可能会导致面部不对称。认真做好术前评估及画线设计。左右脸皮肤松弛情况不一者，埋线提升力度应适当，调整左右脸到相对对称的状态（坐立位）。

6）面部僵硬：早期属正常现象，一般2～4周紧绷感可逐渐改善适应。术中提升力度不要太强。如掌握不好埋线的数量和深浅，会产生面部皮肤僵硬的现象。比如深层线，埋线时每一根线之间的距离都是有讲究的，不同的距离达到的效果不一样，掌控埋线的间距非常重要。如求美者一味地追求肌肤收紧，过度埋线，蛋白线作为异物还会导致面部水肿、泛红。术前与求美者做好充分的沟通，避免发生面部表情僵硬问题。

7）线体脱落或外露：线体从皮肤表面外露或者脱落多是由于埋线层次过浅、异物排斥反应和线体本身抓持吸附不牢固导致的。若单根线体完全脱落，局部术区无炎症者可行补充埋线植入；若单根线体只是外露、无感染者，局部皮肤消毒后用剪刀将外露线体剪除即可。皮肤针眼处可涂红霉素软膏预防感染。口腔内有创伤者建议1周内禁止刷牙，饮食清淡，保持口腔卫生，使用威露士漱口液或含漱0.9%氯化钠稀释的聚维酮碘（碘伏）溶液预防感染。

8）提升区域软组织凹陷和凸起：轻度凹陷或凸起配合面部按摩2～4周可缓解；中

重度凹陷或凸起需将线体取出，重新补充埋线植入。

9）感染：取出线体，伤口清创，给予加压包扎和使用抗生素治疗。

10）面部神经感觉缺失或减退：一般 2~4 周逐渐恢复，可以配合面部按摩及口服营养神经类的药物治疗。

11）外伤性腮腺瘘：一旦腮腺导管损伤应转入口腔颌面外科治疗。

（隋志甫　王聪敏）

第六节　注射美容常见并发症及处理

注射美容包括填充材料注射美容和肉毒杆菌毒素注射美容两个方面。填充材料注射美容是指将注射美容填充材料（如透明质酸钠）注射至人体内的特定部位，以改善容貌的方法。A 型肉毒杆菌毒素在美容方面可达到舒缓皮肤皱纹或是缩小肌肉体积的目的，用于除皱和瘦脸等治疗。这两种治疗方法在临床上应用较为广泛。

因患者个体差异及医生临床经验不同，治疗后会产生一些并发症，如红肿、出血等。现将这两种注射美容治疗产生的并发症阐述如下：

1. 出血、血肿、淤斑　注射时，针头对皮肤、肌肉的轻度损伤会引起少量出血；操作者误伤血管可引起出血、血肿。

处理方法：注射时，动作要轻柔，操作者应了解面部血管走行，避免误伤血管。出现血肿时立即停止注射，按压止血。注射后冰敷注射区域，72 h 内可多次间断冰敷，以利于止血、消肿和止痛。

2. 皮肤发红、水肿　注射时，针头及药物均会对皮肤产生轻微刺激，使皮肤出现发红、水肿现象。

处理方法：注射后冰敷注射部位，一般症状可在注射后 2 日内自行消除。

3. 局部感染或脓肿形成　注射过程中，操作者无菌技术执行不严格及注射后患者污染注射区域均可造成感染。

处理方法：注射中医生应严格执行无菌操作技术，注射后可在针眼处涂抹红霉素眼膏，嘱患者注射部位当日不可沾水，针眼结痂时不可用手抠掉，禁辛辣刺激食物，禁烟、酒。若局部感染严重者需来院就诊，不可自行处理。若局部注射了填充剂，应注射透明质酸酶溶解，脓肿较大时应切开引流，同时给予抗生素治疗并加强护理。

以上为注射填充剂和 A 型肉毒杆菌毒素共有的常见并发症及其临床处理方法。此外，A 型肉毒杆菌毒素应用于面部表情肌及咬肌注射时，还会出现一些特殊部位的并发症，一般取决于注射剂量的多少和注射部位的深浅。下面是 A 型肉毒杆菌毒素注射局部的并发症：

1. 上睑下垂　是眉间纹注射后常见的并发症，主要是由于注射后，肉毒杆菌毒素通过眶隔播散至提上睑肌使其麻痹，减弱了提上睑的功能，从而导致上睑下垂。好发于稀释度较大、注射部位较深或较浅的患者。

处理方法：注射时一定要注意掌握精确的剂量、正确的位置。若上睑下垂严重，需用 0.5% 安普乐定滴眼液滴眼，通过收缩肌肉来代替提上睑肌的无力，通常用法是每日 3 ～ 4 次，每次 1 ～ 2 滴，连续使用直到下垂症状得到缓解。

2. 眉下垂 是额部注射最常见的并发症，注射位置正确是避免产生眉下垂等并发症的重要因素。应保证注射点位于眶上缘上 2 ～ 3.5 cm 或是眉上方 1.5 ～ 2.5 cm。

处理方法：若发生眉下垂，没有任何药物可以注射，直到药物作用消失后方可逐渐缓解，因此预防重点在于注射位置的精确。

3. 上唇不对称或下垂 如果沿鼻侧壁过低的位置注射而使药液扩散至提上唇肌，会造成上唇不对称或是下垂，还可能出现括约肌无力和说话、饮食功能障碍；如果眼轮匝肌内眼睑处被肉毒杆菌毒素扩散影响，对泪腺的控制会减弱，造成溢泪；如果内直肌受到影响，还会造成复视。

4. 脸形不对称、咀嚼困难、微笑不自然 咬肌注射后，部分患者会出现脸形不对称、咀嚼困难、微笑不自然等并发症，原因是注射点过于靠近咬肌前缘或注射量过大使药物向前播散，作用于笑肌和提口角肌。建议单侧注射量不超过 1.5 ml，以降低向区域外播散的风险。另外，咬肌注射要避免注入乙状切迹内而影响咀嚼功能。

以上这几种并发症除了上睑下垂可以用药物缓解，其余并发症均无有效的药物拮抗，只能等到肉毒杆菌毒素的作用消失后，症状随之消失。掌握精确的剂量、准确的注射位置，以及精湛的注射技巧，均可减少并发症的发生。

透明质酸类填充剂在局部注射时，用量应根据注射部位而定。对于首次注射的患者，吸收的速度远快于多次注射的患者，因此，吸收过快也是注射透明质酸类填充剂的常见并发症，此外还会出现皮下硬结、矫正过度、皮肤坏死等其他较为严重的并发症。现将其产生原因和处理方法具体介绍如下：

1. 皮下硬结 皮下硬结多是注射过于表浅造成的。

处理方法：注射中发现注射部位过浅，皮肤颜色发白，要及时提醒医生注意，可改成深层次注射，已经注射的填充剂可以从针眼挤出。对于难以消失的硬结，可以间断注射透明质酸酶溶解，加速硬结吸收。

2. 矫正过度 由于填充剂注射过量，造成面部不对称。

处理方法：采用透明质酸酶溶解是一种有效的处理方法，但通过加压按摩也可充分铺平和均匀分散过量的、表浅的或缺乏美感的填充区域。

3. 注射剂吸收 某些因素如压力、吸烟、饮食、生活方式以及暴露于紫外线照射，可发生"氧化应激"而增加自由基的产生。这个过程可导致细胞损伤及使填充剂的维持时间缩短。

处理方法：患者避免吸烟、饮酒，合理饮食，养成良好的生活方式，尽量避开强烈的紫外线，注意防晒，可推荐使用抗氧化剂：每日 2 次，每次 1 片，连服 15 天；或每日 1 次，连服 60 天。

4.注射剂移位　填充剂从注射部位自发游走移动到其他位置，造成不对称，影响美观。

处理方法：采用透明质酸酶溶解，也可通过加压按摩、充分铺平和分散注射表浅的填充区域等方法改善注射剂移位。

5.皮肤坏死　为填充材料最严重的并发症之一。发病机制尚不十分明确，可能是由于针头直接损伤血管、血管受压或填充剂直接阻塞血管，从而中断对这一区域的血液供应所导致。填充剂注射后易引起组织坏死的"危险区域"有两个：眉间和鼻翼。眉间是注射后最常见的坏死部位。填充剂误注入滑车上动脉，可能引起疼痛、皮肤变色和坏死。鼻翼是另一个填充剂注射后容易坏死的部位，鼻翼由内眦动脉鼻翼支供血。注射填充鼻唇沟时，由于其侧支循环的血运有限，填充剂误入内眦动脉可引起鼻翼坏死。

处理方法：加压按摩、热敷按压、外用硝酸甘油软膏、前列腺素 E1 和透明质酸酶溶解。如发生动脉栓塞，局部皮肤立即发生明显变化，应停止注射，吸出注射物以改善血液循环，局部区域热敷并加压按摩以促进血管扩张。此外，外用 2% 硝酸甘油软膏进一步扩张血管，采用透明质酸酶溶解均有利于减小坏死区域面积。当注射大剂量填充剂至某一小范围区域时，有可能发生静脉栓塞，表现为持续疼痛、肿胀和颜色加深。这种情况下，外用硝酸甘油软膏和按压热敷同样有效。另外，可局部注射透明质酸酶溶解。

无论是注射透明质酸类填充剂还是 A 型肉毒杆菌毒素，都可能出现一些不可控制的并发症，所以掌握精确的剂量和正确的注射位置，是减少和避免并发症发生的关键。

（田欢欢）

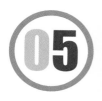

第五章
皮肤美容外科手术麻醉及护理

第一节　美容外科手术麻醉的特点

　　整形外科手术涉及全身，手术内容包罗万象，多为"锦上添花"的手术，必须保证美容求美者的绝对安全。镇痛完善的麻醉可为美容手术创造良好条件并有利于术后求美者的康复，甚至影响美容手术的效果。因此，手术对麻醉的要求必须达到安全、完善、可靠。

　　1. 美容外科求美者中以青壮年居多，少年、儿童及老年人较少。多数求美者对麻醉药有较好的耐受力，由于求美者体质健康者多，弱体质者较少，故麻醉相对比较安全。

　　2. 美容外科求美者中男女均有，以女性为多。多数女性对疼痛的耐受较好，使得大部分美容手术在局部麻醉下即可完成。

　　3. 美容外科多为体表中小手术，深部手术相对较少，手术范围不大，对求美者的机体创伤及影响较小。求美者以成人为多，仅要求完善的镇痛即可，无须肌肉松弛等要求。麻醉相对比较简单、安全，以局部麻醉最为常用，手术与麻醉多可在门诊进行。

　　4. 美容外科手术的麻醉因局部麻醉较多，大部分需要手术者自己完成。手术者不仅要完成手术，而且要对麻醉效果及求美者的安全完全负责。手术医生不仅要熟练掌握局部麻醉技术，还要熟悉常用麻醉药、麻醉辅助药、急救药品的药理特性，正确计算给药量，能够独立诊断、处理麻醉并发症和掌握紧急情况下的心肺复苏技术。

　　5. 美容外科手术头面部较多，有时可能手术范围较大。头面部血运丰富，局部麻醉药吸收迅速，容易出现局部麻醉药毒性反应，因此，在这些部位实施局部麻醉时，局部麻醉药物应减量或使用毒性较低的药物。局部麻醉药加入适量肾上腺素（在无禁忌证的情况下），可减缓局部麻醉药的吸收且加强局部麻醉药的麻醉效果。

　　6. 高度紧张型、特异体质、小儿或老年人以及手术范围较大的美容外科求美者，应收治入院。在麻醉专科医生的配合下手术，以提高麻醉的安全性，确保麻醉效果。

7.麻醉对求美者的呼吸、循环都有不同程度的影响，进行皮肤外科手术时不论采用局部麻醉还是全身麻醉都可能发生并发症，麻醉医生和手术医生必须熟悉麻醉过程中的意外情况，并能对可能发生的意外情况采取有效的抢救措施。

8.美容外科手术多为择期手术。如遇求美者要求较高，思想顾虑较大，应给求美者一个充分的思想准备，不宜急于实施手术。复杂或疑难的手术会给麻醉带来困难，应权衡利弊和手术难易。需要全身麻醉者，术前应和麻醉医生共同研究，结合求美者的具体情况，周密计划，全盘考虑，确定手术和麻醉方案，以达到事半功倍的效果。

9.美容外科手术的包扎和固定过程是手术的重要步骤，必须有良好的麻醉配合。因此，麻醉医生不可过早终止麻醉，且苏醒期要求平稳，无恶心、呕吐或躁动，以免影响包扎和固定，造成缝线扯开、伤口出血及其他植入代用品脱出或破坏，最终影响手术效果。

（刘　畅　吴艳丽）

第二节　美容外科手术常用麻醉方法

美容外科手术常用麻醉方法有局部麻醉、椎管内麻醉和全身麻醉，尤以局部麻醉最常用。

一、局部麻醉

常用的局部麻醉方法有表面麻醉、局部浸润麻醉、区域阻滞麻醉及神经阻滞麻醉。

（一）表面麻醉

表面麻醉又称涂布麻醉，是利用浸透力强的麻醉药物直接贴敷、涂布或喷洒于黏膜表面，通过麻醉药物吸收而使神经末梢麻醉，以达到痛觉暂时消失。此法常用于眼结膜、鼻腔、口腔、尿道黏膜等，有时也用于眼睑等薄皮区。

1.眼部表面麻醉　做眼睑美容手术常需要结膜囊麻醉，使眼睑、结合膜、巩膜及角膜麻醉，麻醉用0.5%丁卡因或1%利多卡因。滴入法给药，每次1~2滴，每2~5 min滴1次，共2~5次。麻醉浓度不宜过高，利多卡因可使局部血管扩张，结合膜轻度充血，但不使瞳孔扩大。眼部表面麻醉常用于埋线法重睑术、睑结合膜切口眼袋成形术。

2.鼻腔黏膜表面麻醉　操作中可用滴入法或喷雾法，也可直接用棉棒涂布黏膜进行麻醉，作用时间3~5 min即可。

3.尿道黏膜表面麻醉　采用灌注法给药，注射器头上接一小段合适的尿管，注入0.5%丁卡因或1%利多卡因2~3 ml，给药后提起阴茎头3~5 min即可。

（二）局部浸润麻醉

局部浸润麻醉是将局部麻醉药沿手术切口分层注入手术区域的组织，使其局部神经末梢失去传导痛觉的功能而产生麻醉效果。局部浸润麻醉在手术中很常用，方法简单，效果良好，适合皮肤软组织等体表小手术。其基本操作方法是快速进针刺入皮肤或黏膜下，均匀缓慢推注麻醉药，常用方法有：

1. 一针式浸润　皮肤 1.0 cm 以内的微小良性病变切除时，将针头从病灶周边直接刺入病灶中央真皮下区，注药使局部皮肤隆起，稍超过病灶边缘，退针后轻轻按摩使药液扩散，产生麻醉效果即可。

2. 线式浸润　做皮丘注射后沿切口线缓慢进针，均匀推注麻醉药形成皮丘，另在条形皮丘末端进针，重复以上操作，完成整条切口线皮下注射。如有注药不匀，退针时可补充注射。重睑术和眼袋成形术常用此麻醉方法。

3. 深部浸润　做深部组织切开时，有两种麻醉方法：

（1）垂直浸润法：垂直进针或斜行进针，向深部推进并注药，可多点注射浸润，然后实施手术。

（2）分层浸润法：皮肤浸润麻醉后，切开皮肤，深部逐层浸润，逐层切开。

4. 肿胀浸润麻醉　又称肿胀技术、超量灌注麻醉。术中向皮下组织内注入大量复方麻醉药，使局部组织及其结构产生水肿、细胞组织间隙分离、压迫微小血管使之闭锁，由此达到止痛、止血及分离组织的作用。由于麻醉药液注射量大，术中可用加压注射装置或连续注射器进行快速广泛的肿胀注射。肿胀麻醉方法简单，并发症少，利于手术，出血量少，麻醉持续时间长，目前已成为脂肪抽吸术不可缺少的组成部分。

吸脂术中局部浸润麻醉要根据吸脂的面积配制肿胀液，液量从 500 ~ 6000 ml 不等。一般利多卡因配制浓度为 0.05% ~ 0.1%，肾上腺素液的浓度是 1：100 万 ~ 1：200 万（表 5-2-1 ~ 5-2-3）。麻醉药用量根据患者体重进行计算，但利多卡因的单次用量还是以低于 400 mg 为安全。

表 5-2-1　肿胀麻醉液成分（0.05%）

药物	药物容量	浓度
生理盐水	1000 ml	0.9%
利多卡因	50 ml	1%
肾上腺素	1 ml	1/1000
碳酸氢钠	12.5 ml	8.4%
地塞米松	1 ml	5 mg/ml
总计	500 mg 利多卡因	0.05%
	1/100 万肾上腺素	

表 5-2-2   肿胀麻醉液成分（0.1%）

药物	药物容量	浓度
生理盐水	250 ml	0.9%
利多卡因	25 ml	1%
肾上腺素	1/4 ml	1/1000
碳酸氢钠	4 ml	8.4%
总计	250 mg 利多卡因	0.05%
	1/100 万肾上腺素	

表 5-2-3   小区域采用肿胀麻醉液成分

药物	药物容量	浓度
生理盐水	1000 ml	0.9%
利多卡因	50 ml	2%
肾上腺素	1 ml	1/1000
碳酸氢钠	12.5 ml	8.4%
地塞米松	1 ml	5 mg/ml
总计	500 mg 利多卡因	0.05%
	1/100 万肾上腺素	

（三）区域阻滞麻醉

区域阻滞麻醉也称传导阻滞，是在手术部位周围或基底做成菱形、三角形等环状麻醉圈或按神经走行，使手术野中传出、传入神经被阻滞的麻醉方法。对于解决大面积麻醉非常有效，不仅能够减少麻醉药用量，降低局部麻醉药毒性反应的发生率，同时还能减少手术区域组织变形，有利于手术操作。多应用于乳腺、手指或足趾等部位的美容手术。

1. 环形浸润 操作时用多个条形皮丘构成一个环形麻醉阻滞区，常用的有三角形浸润、四边形浸润和圆形浸润。

2. 间接式浸润 操作时先做皮下环形浸润麻醉，然后在已做好的条形皮丘上进针，向深部注射麻醉药，形成立体麻醉墙，包围阻滞区。

（四）神经阻滞麻醉

神经阻滞麻醉是将局部麻醉药液注射到神经干或其主要分支附近，以阻滞神经末梢传入或传出冲动，使神经分布区域产生麻醉效果。进行神经阻滞麻醉必须熟悉各神经干、支的走行与分布状况以及穿刺标志点。神经阻滞麻醉的主要优点是用药少、注射次数少、麻醉效果优良、不引起术区肿胀，且利于伤口愈合，便于术中观察手术效果。

1. 眶上神经和滑车上神经阻滞麻醉

（1）标志点：眶上神经从眶缘中、内 1/3 交界处的眶上切迹（或眶上孔）穿出，距中线约 2.5 cm。滑车上神经在眼眶上鼻角处出眶，距中线约 1.7 cm。两条神经均位于骨膜浅面。

（2）麻醉方法：左拇指保护眶缘，左示指扪及眶上孔，垂直进针至骨面，有异感或突破感时注药 1~1.5 ml，阻滞眶上神经。退针至皮下，沿眶缘向内侧进针至眼眶上鼻角处注药 1 ml，阻滞滑车上神经或在眶缘上鼻角处穿刺注药阻滞滑车神经。

2. 泪腺神经阻滞麻醉

（1）标志点：泪腺及泪腺神经在外眶正上方，眶壁与眼球之间。

（2）麻醉方法：在外眦上方的眶上缘处进针至骨面，再将针尖贴骨面向眶壁深部进针约 0.5 cm，注药 0.5~1.0 ml。

3. 颧颞神经阻滞麻醉

（1）标志点：颧颞神经从颧颞孔穿出后进入颞窝，在颞肌前缘距颧弓上方 2.0 cm 处穿出至颞浅筋膜层浅面。

（2）麻醉方法：在颧颞神经穿出点垂直进针约 0.5 cm，注药 1.0 ml。

4. 眶下神经阻滞麻醉

（1）标志点：眶下管由外上向内下走行，其开口眶下孔在眶下缘下部 0.6~0.8 cm 处。

（2）麻醉方法：左手示指扪及眶下孔，在鼻翼外侧 0.5~1.0 ml 处进针，与皮肤呈 45° 角，刺向眶下孔方向，针刺入眶下孔 0.5 cm，注药 1.0 ml，阻滞眶下神经。

5. 鼻旁神经和滑车下神经阻滞麻醉

（1）标志点：鼻旁神经在鼻骨下缘近中线的凹陷部与鼻上软骨交界处穿出至皮下层。滑车下神经在内眦部偏上的眶缘处出眼眶至皮下层。

（2）麻醉方法：左手示指扪及鼻骨下缘凹陷处，在鼻侧面鼻翼上方进针，针在皮下行至鼻旁神经穿出点，注药 0.5 ml，阻滞鼻旁神经。稍退针后继续上行至内眦偏上的眶缘处注药 0.5 ml，阻滞滑车下神经。

6. 耳颞神经阻滞麻醉

（1）标志点：耳颞神经主干在耳屏以上 2~3 cm 范围内，颞浅筋膜下层与颞浅动脉伴行。

（2）麻醉方法：左手示指扪及颞浅动脉搏动，在动脉后侧进针刺入 0.5 cm 至深筋膜浅面，注药 1.0 ml。

7. 颏神经阻滞麻醉

（1）标志点：颏神经从下颌骨颏孔管穿出，颏孔管从后上向前下走行，其开口在下颌 1、2 磨牙下方，牙面至下颌缘中点处。

（2）麻醉方法：左手示指触摸颏孔，在颏孔后上方向前下穿刺，进入颏孔后注药 1.0 ml，或在相当于颏孔处的骨面上注药 2.0 ml。

8. 肋间神经阻滞麻醉

（1）麻醉方法：求美者仰卧、双手抱头、胸部稍抬高，以腋中线与各肋骨下缘交点为穿刺点，左手示指端压住肋间隙，垂直进针到肋骨下缘的骨面，左手示指将皮肤下移的同时，右手轻轻提针使针尖能划过肋骨下缘，再进针 0.3~0.5 cm，回抽无血，即可注药 3.0 ml。

（2）注意事项：操作时不可穿透胸膜。隆乳术麻醉时，做双侧 3~6 肋间神经阻滞，应注意防止用药过量。

二、椎管内麻醉

椎管内有两个可用于麻醉的腔隙，一个是硬脊膜外腔，另一个是蛛网膜下隙，将局部麻醉药注入上述腔隙内，即能产生半身麻醉。根据注入腔隙不同，椎管内麻醉可分为硬脊膜外腔阻滞麻醉（硬麻）和蛛网膜下隙阻滞麻醉（腰麻），硬脊膜外腔阻滞麻醉包括骶管麻醉。

三、全身麻醉

全身麻醉系麻醉药经呼吸道、静脉或肌肉进入中枢神经系统，产生抑制，使求美者神志消失、全身痛觉丧失、遗忘、反射抑制和骨骼肌松弛，其抑制深浅与血液中的药物浓度相关，可控性强。在麻醉药物排出体外或在体内破坏后，求美者神志逐渐恢复，不留任何后遗症。全身麻醉的给药途径包括静脉注射、肌内注射、经呼吸道吸入及直肠内灌注等。

1.静脉注射　静脉注射途径具有对呼吸道无刺激性、诱导迅速、求美者苏醒较快，以及操作比较简单等优点。但静脉麻醉药多数镇痛不强，且药物需在体内分解，可控性不如吸入麻醉。静脉注射的给药方式有单次注入法、分次注入法和连续滴注法三种。目前常用的静脉麻醉药物有硫喷妥钠、羟丁酸钠、氯胺酮、依托咪酯和丙泊酚等。

2.肌内注射　麻醉药物肌内注射与静脉注射相比，起效缓慢，效果较不肯定。硫喷妥钠、氯胺酮肌内注射是目前小儿手术最常用的麻醉方法。

3.吸入麻醉　药物经呼吸道吸入非常迅速，在体内代谢少、分解少，大多数以原形经呼吸道排出，麻醉深浅易于控制，临床应用较为安全，因此被广泛采用。小儿肺泡吸入全身麻醉药物浓度增高比成人快，年龄越小，其摄取麻醉药进入肺泡越快，故小儿采用吸入麻醉时应注意这一特点。目前，临床常用的吸入全身麻醉药有氟烷、恩氟烷、异氟烷等。

4.直肠内灌注　以小儿手术应用较多。4岁以下的小儿应用肛门栓或直肠内灌注药物，如戊巴比妥，通常能很好地吸收，但应用局限，很多药物吸收较难肯定。

（刘　畅　吴艳丽）

第三节　美容外科手术麻醉的护理技术

为了让美容外科求美者对手术和麻醉有所了解，减少求美者的心理负担及手术或麻醉的并发症，麻醉前后的护理是必不可少的。因而，从事美容外科专业的医护人员应熟悉临床麻醉的基础知识，掌握麻醉手术者的护理。

一、局部麻醉护理

1.使用普鲁卡因者，麻醉前了解药物过敏史，无过敏者常规做过敏试验，阴性方可使用。

2.麻醉期间观察有无局部麻醉药的毒性反应和过敏反应。

（1）毒性反应：局部麻醉药吸收入血液后，单位时间内血中局部麻醉药浓度超过机体耐受剂量就可发生毒性反应，严重者可致死。

1）常见原因：①一次用量超过求美者耐受量；②局部麻醉药误注入血管内；③作用部位血管丰富，未酌情减量，或局部麻醉药中未加肾上腺素；④体质衰弱，对局部麻醉药耐受力降低，或有严重肝功能受损，局部麻醉药代谢障碍，血液浓度升高。临床上有求美者应用小剂量局部麻醉药后即出现毒性反应症状，称为高敏反应。

2）临床表现：轻度毒性反应时，求美者有眩晕、多语、烦躁不安、定向障碍或嗜睡等。此时如药物停止吸收，可逐渐缓解。若体内局部麻醉药浓度继续升高，可出现意识丧失、肌肉震颤、抽搐、心率增快、血压升高等，继而出现全身抑制，心动过缓、心律失常、血压下降、呼吸浅慢，严重者呼吸、心搏停止。

3）急救处理：①立即停止用药，吸氧；②轻度反应者可用地西泮 0.1 mg/kg，气管内插管或人工呼吸；③低血压者应适当给予麻黄碱或间羟胺等升压药维持循环功能；④一旦呼吸、心搏停止，立即进行心肺复苏。

（2）过敏反应：较少见，两类局部麻醉药中，以脂类发生机会多，酰胺类极罕见。预防过敏反应关键是麻醉前询问药物过敏史和进行药物过敏试验。一旦发生过敏反应，立即对症处理。

3.在锁骨上和肋间进针行神经阻滞麻醉者，观察有无气胸等并发症。

二、椎管内麻醉护理

1.蛛网膜下隙阻滞麻醉护理

（1）麻醉前评估求美者血压，脊柱有无畸形，腰部皮肤有无感染。

（2）穿刺时协助麻醉师摆好求美者体位，如侧卧、两膝弯曲、大腿贴腹、下颌贴胸等，以便腰背部尽量向后弓曲，拉开棘突间隙利于穿刺。

（3）注药后立即协助求美者平卧，协助麻醉师测定麻醉平面，根据麻醉要求，调整体位。

（4）麻醉后去枕平卧 6～8 h，密切观察生命体征。

（5）麻醉期间并发症的观察与护理

1）血压下降：蛛网膜下腔阻滞麻醉可使交感神经部分阻滞，阻滞区血管扩张，回心血量减少，心排血量减少，血压下降。麻醉平面越高，血压越容易下降。如求美者原有血容量不足或心功能不全等情况，则血压下降更明显，并可出现心动过缓。应快速静脉输液，以扩充血容量。必要时静脉或肌内注射麻黄碱 15 ~ 30 mg，心动过缓可静脉注射阿托品 0.3 ~ 0.5 mg。

2）呼吸抑制：因麻醉平面过高使呼吸肌运动无力或麻痹所致。其症状为胸闷气短、说话无力，甚至发绀。应立即吸入氧气或行辅助呼吸，保证足够通气量。一旦呼吸停止，立即进行气管内插管或人工呼吸。

3）恶心、呕吐：低血压和呼吸抑制导致脑缺氧而兴奋呕吐中枢、术中牵拉腹中脏器、迷走神经亢进致胃肠蠕动增强，均能引起求美者恶心、呕吐。应及时清除呕吐物，擦净求美者口、面、额和颈部污物，针对病因进行处理。

（6）麻醉后并发症的观察与护理

1）头痛：多发生在麻醉后 1 ~ 3 天，特点是坐立时加剧，平卧时减轻。疼痛性质多为胀满钝痛，以枕部痛明显。轻者 3 ~ 4 天缓解，重者可持续 1 周或数周。头痛原因是多次穿刺或穿刺针太粗使针孔较大，脑脊液不断从穿刺孔漏入硬脊膜外腔，致颅内压下降，颅内血管扩张而引起血管性头痛。因此，选择合适的穿刺针，穿刺技术熟练，麻醉后常规去枕平卧 6 ~ 8 h 等措施可预防头痛发生。出现头痛症状时嘱求美者取平卧位，医护人员多关心、问候求美者，使其分散注意力，使用镇痛药或针刺太阳穴、印堂、合谷等穴位。顽固性头痛可向外膜腔注入生理盐水或右旋糖酐 15 ~ 30 ml。

2）尿潴留：为蛛网膜下腔阻滞麻醉后较常见的并发症。由于骶神经阻滞后恢复较晚，下腹部、会阴、肛门手术后伤口疼痛及求美者不习惯床上排尿所致。可针刺三阴交、足三里、中级、关元等穴位，或采用下腹部热敷、诱导等方法，必要时导尿。

2. 硬膜外阻滞麻醉的护理

（1）麻醉期间并发症的观察与护理

1）全脊髓麻醉：全部脊神经受阻滞称全脊髓麻醉。如穿刺时不慎刺破硬脊膜而未被发现，并将硬膜外阻滞所用的麻醉药全部或大部分注入蛛网膜下隙，即可导致全脊髓麻醉。表现为注射后几分钟内出现进行性呼吸困难，继而呼吸停止、血压下降、意识丧失。应立即行人工呼吸，并迅速气管内插管人工通气，快速输液，用升压药物维持循环。

2）血压下降、呼吸抑制、恶心呕吐等并发症的观察及护理同蛛网膜下腔阻滞麻醉。

（2）麻醉后嘱求美者平卧 4 ~ 6 h，因交感神经阻滞后，血压多受影响，因此，术中观察血压、脉搏平稳后即可按手术本身需要采取舒适卧位。

（3）麻醉后并发症的观察与护理

1）硬膜外血肿：硬膜外腔内有丰富的静脉丛，如求美者凝血机制障碍时可因穿刺损伤而形成血肿，压迫脊髓导致截瘫。如发现求美者有下肢感觉、运动障碍，应及早报告，争取早期手术清除血肿。手术尽量在血肿形成 8 h 内进行，如超过 24 h 则较难恢复。

2）硬膜外脓肿：消毒或无菌操作不严格，或穿刺经过感染组织，可引起硬膜外腔感染，逐渐形成脓肿。求美者出现穿刺部位剧烈疼痛、寒战、高热、白细胞计数增多，并有头痛、呕吐、颈项强直等脑膜刺激症状，则可能继发感染引起硬膜外脓肿。较大脓肿压迫脊髓可导致截瘫，应采用大量抗生素治疗，并在出现截瘫之前及早手术切开椎管排脓。

三、全身麻醉护理

1. 密切观察、协助处理并发症和意外　全身麻醉的并发症主要见于呼吸系统、循环系统和中枢神经系统，如发现不及时或处理不当可造成严重后果甚至危及求美者生命。因此，护理人员在麻醉中和麻醉后须密切观察病情，争取早发现、早处理。

（1）呕吐与窒息：呕吐发生在麻醉诱导期、术中或麻醉苏醒期，呕吐物误吸入呼吸道可发生窒息。求美者在呕吐前常有恶心、唾液分泌增多、频繁吞咽及痉挛性呼吸等先兆症状。一旦发现，应立即将求美者上身放低，头偏向一侧，以利于呕吐物排出，避免进入呼吸道，迅速清除口、鼻腔内的呕吐物。如呕吐物进入呼吸道，可诱发咳嗽或行气管内插管彻底吸出。胃液进入下呼吸道，可引起化学性肺炎，病情凶险。为防止化学性肺炎，除给氨茶碱和抗生素外，可经气管插管或支气管镜用 5～10 ml 生理盐水反复冲洗支气管。

（2）呼吸道梗阻：以声门为界分上呼吸道梗阻和下呼吸道梗阻或两者合并发生。

1）上呼吸道梗阻：最常见的原因是舌后坠和咽喉部分泌物积聚。吸气困难为主要症状，舌后坠可听到鼾声，咽喉部有分泌物则呼吸时有水泡音。托起下颌或置入咽通气管并及时吸出分泌物，梗阻即可解除。其他因素诱发的喉痉挛，求美者可有呼吸困难、吸气时呈鸡鸣音、发绀。应立即去除诱因，加压给氧。若不缓解，可用粗针头经环甲膜穿刺开放气管。如痉挛仍不解除，需静脉注射肌肉松弛剂后做气管插管，应用麻醉机控制呼吸。

2）下呼吸道梗阻：常因气管、支气管内分泌物积聚或唾液、呕吐物误入下呼吸道引起，也可因支气管痉挛引起，多发生于有哮喘史或慢性支气管炎患者，应用硫喷妥钠和气管插管也可发生支气管痉挛。有效措施是吸出分泌物，给解痉药物，必要时气管插管应用呼吸机辅助呼吸。

（3）通气不足：常因麻醉过深、麻醉性镇痛药及肌肉松弛药用量过大、硫喷妥钠注射过快而引起，有时因体位不当，由于腹部受压或膈肌运动受阻，潮气量显著减少。由于通气量下降、缺氧和二氧化碳蓄积，求美者表现为发绀、心率增快及血压下降。应给予氧气吸入或辅助呼吸，并根据原因对症治疗。

（4）肺炎和肺不张：麻醉药和气管插管的刺激使呼吸道分泌物增多，麻醉前有呼吸道感染、吸烟史都是引起肺炎的因素。麻醉过程中痰液阻塞支气管，是引起肺不张的主要原因。故及时清除呼吸道分泌物，始终保持呼吸道畅通至关重要。术前应用抗生素、治疗原有呼吸道疾病、戒烟有助于减少肺炎的发生。

（5）低血压：常见原因是麻醉过深、血容量不足、术中大量出血、手术牵拉或直接刺激迷走神经引起反射性血压下降及心率减慢。应及时调整麻醉深度，补充血容量，有效止血，必要时暂停手术刺激。

（6）心搏骤停与心室纤颤：是麻醉和手术中严重的意外事件。心搏骤停原因复杂，多发生在原有器质性心脏病、低血容量、高钾或低钾血症、高碳酸血症患者。麻醉深度不当、呼吸道梗阻、手术牵拉内脏都可成为诱发因素。一旦发生，立即进行心、肺、脑复苏。

（7）高热、抽搐和惊厥：常见于小儿。由于婴幼儿的体温调节中枢尚未发育健全，小儿麻醉监测体温极为重要，出现高热应立即物理降温，以防脑水肿。一旦发生抽搐，立即给氧，保持呼吸道畅通，静脉注射小剂量硫喷妥钠。

2.麻醉恢复期护理　全身麻醉后，药物对机体的影响仍将持续一段时间，恢复过程中，随时可出现循环、呼吸、代谢等方面异常。因此，必须重视麻醉苏醒前的护理。

（1）立即将求美者安置合适卧位，除特殊医嘱外，一般取去枕平卧位，头偏向一侧，以减少呼吸道阻塞的发生。妥善安置各种管道，保持呼吸道畅通，保证呼吸机及其他监护仪器正常运转。

（2）掌握求美者一般情况：包括麻醉方法、手术方式、术中出血量、尿量、输液量、输血量及用药等。测量并记录生命体征，查看局部伤口有无血肿、出血、切口敷料及引流情况。

（3）密切观察病情变化：每 15 min 监测并记录生命体征 1 次，平稳后每 30 min 测量 1 次，同时观察意识、肢体运动及感觉、皮肤与口唇色泽。

（4）保持静脉输液及引流管的畅通，监测并记录液体量及引流量、尿量。

（5）注意保暖：术中内脏暴露过久，易受凉，多数大手术后求美者的体温都较低，尤其是儿童及老人。应给予保温措施，用保温毯及热水袋时慎防烫伤。

（6）保证求美者安全：麻醉苏醒过程中常有躁动现象，应加强保护，严防坠床、外伤、抓脱敷料或管道。

（7）评估求美者麻醉恢复情况，达到以下标准为恢复正常：①神志清醒，有定向力，能正确回答问题。②呼吸平稳，能深呼吸和咳嗽。③血压及脉搏平稳 30 min 以上，心电图无严重心律失常和 ST-T 波改变。

（刘　畅　吴艳丽）

第四节　美容外科术后疼痛的护理

疼痛既是主观的不适感，又是一种保护机制，也是患者向医护工作者所提供的信息。在美容外科手术后伤口的修复过程中出现的复杂心理、生理反应多由术后疼痛引起，它是患者在接受手术之后必须要面对的一个问题。术后没有得到缓解的一些疼痛会对患者的心理、生理造成严重影响，不仅使患者的治疗效果不理想，而且还会降低患者的生活质量。伴随现代护理观念的不断更新，对术后疼痛进行有效的控制，对患者进行舒适的护理，减少术后并发症，让求美者不必付出"忍痛"的代价而变得更美丽，使美容外科整个手术期达到无痛，是美容外科医护人员长期以来需要努力解决的重要问题。为达到这个目标，可从以下几方面着手进行护理。

1. 心理护理 疼痛是患者的主观感受，随精神状态而改变。因此，应重视对求美者的心理护理。术前了解求美者是否接受过其他外科手术及对疼痛的耐受性，向其介绍美容外科手术的简单情况，了解手术前后的注意事项、手术过程及护理措施、局部麻醉和全身麻醉的区别。手术中即使可以达到无痛，手术后仍会出现轻微的疼痛和不适。让求美者充分理解疼痛的必然性，取得求美者的配合，使求美者精神上有所放松，对预防和控制术后疼痛非常有利。

2. 对接受较小的美容外科手术的求美者，如接受重睑术、隆鼻术以及其他小部位的美容手术，术后疼痛比较轻微，一般不使用镇痛药，护理人员可对求美者进行身体放松等方法来为求美者止痛。如痛觉明显者，手术后可适当给予安定类或其他镇静类药物（口服即可）；如疼痛比较剧烈，要考虑是否有术后并发症的发生，如有及时报告医生对症处理。

3. 接受较大的美容外科手术者，如接受大面积的除皱手术、颌面整形手术、大面积脂肪抽吸术、腹壁整形手术、乳房整形手术（隆乳术、乳房缩小术），手术创伤较大，术后疼痛可能较明显，手术后一般可给予麻醉性镇痛药（口服或肌内注射）。如术中采取硬膜外麻醉，术后可利用硬膜外腔注药。若是全身麻醉则可选用静脉镇痛泵，3 天后可去除镇痛泵，一般不会再出现疼痛。如疼痛未止要考虑是否有术后并发症发生，医护人员应仔细检查手术部位是否有出血或血肿、包扎是否过紧、手术部位是否有血液循环障碍。

4. 精神疗法 创造良好的病室环境，转移患者对疼痛的注意力，保持环境的安静，减轻不良刺激，争取家属的配合，为患者营造舒适的入眠环境，避免光线和噪声的干扰。必要时可让患者听广播、音乐或看书报等转移注意力，以减轻疼痛。

5. 术后密切观察求美者病情变化，了解求美者对疼痛的耐受度及术后恢复情况，积极与求美者进行有效的沟通，发现问题及时处理，将疼痛减轻到最低限度。

（刘 畅 吴艳丽）

第六章

皮肤美容外科手术及护理

第一节　常见皮肤美容外科基本护理技术

一、备皮术

（一）目的

1. 去除手术部位毛发和污垢，彻底清洁皮肤。

2. 为手术时皮肤消毒做准备。

3. 减少皮肤细菌数量，降低手术后切口感染率。

（二）用物准备

治疗盘、弯盘、治疗碗、一次性备皮刀、纱布、垫巾、滑石粉（或剃毛膏）、面盆、湿巾或水。

（三）操作方法及程序

1. 核对医嘱，评估患者及手术区皮肤状况。

2. 核对患者姓名、床号、诊断、手术部位。

3. 遮挡患者，于患者身下铺垫巾，充分暴露备皮区域。

4. 以滑石粉（或剃毛膏）涂抹备皮区域。

5. 绷紧皮肤，用备皮刀仔细剃除备皮区域的毛发。

6. 检查备皮部位毛发是否剃净，皮肤有无损伤。

7. 用湿巾或水洗清理剃除的毛发。

8. 妥善安置患者，整理所用物品及床单位。

（四）注意事项

1.动作要小心仔细，保持皮肤完整性，如果手术区皮肤有伤口或发红等异常现象，则尽可能使毛发不进入伤口范围内并报告医生。有皮肤皱褶的地方，需使皮肤皱褶伸展开，再进行剃除毛发的操作。

2.了解不同手术的备皮范围，以免备皮区域过小不达要求，或备皮区域过大，增加皮肤损伤的概率。一般备皮范围原则是超出切口四周 15～20 cm。

3.头面部备皮要重点关注患者对自身形象的要求。

（刘　畅　吴艳丽）

二、换药法

（一）目的

1.更换伤口敷料。
2.保持伤口清洁，促进伤口愈合和舒适。
3.做好伤口评估和敷料选择。
4.预防、控制伤口感染。

（二）用物准备

治疗盘内置纱布、各种敷料、棉球、胶布、绷带、弯盘、治疗碗及镊子或持物钳 2 把、垫巾、无菌生理盐水、75% 乙醇、汽油。

（三）操作方法及程序

1.洗手，戴口罩。
2.核对医嘱，评估伤口，选择敷料，洗手，准备用物。
3.遮挡患者，暴露伤口，铺垫巾于伤口下。
4.按压伤口周围组织，揭开紧贴皮肤的胶布。最外层敷料用手揭去，内层用无菌镊夹取。最内层敷料与创面粘贴紧密时，另持无菌镊夹取盐水棉球湿润，沿伤口长轴方向慢慢夹取敷料，以免损伤肉芽组织或引起创面出血。换下的敷料污染面应向上放入弯盘中。
5.用两把镊子操作，一把镊子接触伤口，另一把接触无菌敷料。用 75% 乙醇棉球清洁伤口周围皮肤后，用无菌生理盐水或苯扎溴铵溶液清洁创面，轻轻沾去分泌物，清洗时由内向外，棉球的一面用过后，可翻过来用另一面，然后弃去，切忌重擦，避免污染伤口。
6.分泌物较多且创面较深时，应用无菌生理盐水冲洗。若坏死组织较多，可用攸琐或其他消毒液冲洗，换药次数 2～3 次/天。若出现高出皮肤或不健康的肉芽组织时，可用无菌剪刀剪平，或现用硝酸银棒腐蚀后，再用无菌生理盐水中和，或先用纯苯酚（石炭酸）腐蚀，再用75%乙醇中和。肉芽组织水肿较明显时，可用3%～5%高渗盐水湿敷。

7. 一般分泌物较少的创面，可用无菌凡士林纱布或生理盐水纱布覆盖；若分泌物较多的创面宜置引流管，外面加无菌纱布，必要时再加棉垫，然后用胶布及绷带包扎固定。

8. 进行卫生宣教，并讲解注意事项。

9. 协助患者整理衣物及床单位。

10. 正确处理用物。

11. 洗手，记录。

（四）注意事项

1. 严格遵守无菌操作，所用药液较多的棉球在挤去药液时，无菌镊子应高于有菌镊子，两者不能互相接触。换药者如已接触伤口的绷带和敷料，不应再接触换药车或无菌换药碗。需要物件时应由另一位护士提供或洗手后再取。各种无菌棉球、敷料从容器中取出后，不得放回原容器内。污染的敷料须立即放入污物盘或敷料桶内。

2. 包扎伤口时，要保持良好的血液循环，不可固定太紧。包扎肢体时从身体远端到近端，促进静脉回流。

3. 物品摆放要合理，先用物品放上面，后用物品放下面。换药者应先换无菌的伤口，然后再换感染伤口，最后为严重感染的伤口（如恶性肿瘤或厌氧菌感染的伤口）。

4. 换药时应注意取出伤口内的异物，如线头、死骨、弹片、腐肉等，并核对引流物的数目是否正确，避免遗漏。

5. 换药动作要轻柔，注意保护健康的肉芽组织和上皮。注意保护患者隐私，冬天时注意保暖。

6. 每次换药完毕和感染伤口换药后，需更换用具，认真洗手后再给下一位患者换药，不得重复使用，避免交叉感染。

7. 手术后遗留于皮肤的消毒药水可用温水毛巾擦拭。胶布留下的痕迹可用汽油或松节油擦拭。

（刘　畅　吴艳丽）

三、拆线技术

（一）目的

1. 检查伤口愈合情况。

2. 拆除伤口处的缝合线，利于伤口更好的恢复。

（二）用物准备

1. 无菌换药包（精细镊子、精细剪刀、消毒盘、棉球、纱布）。

2.根据伤口的需要选择适宜的消毒液。

（三）操作方法及程序

1.洗手，戴口罩。

2.核对医嘱，评估伤口，洗手，准备用物。

3.遮挡患者，暴露伤口，铺垫巾于伤口下。

4.取下伤口上的敷料，用消毒棉球消毒伤口（由切口向周围消毒一遍），颜面部、会阴部、黏膜、婴幼儿皮肤用 0.1% 苯扎溴铵棉球消毒。先清洗干净伤口血迹，并浸湿缝线线头，使线头不粘在皮肤上。

5.用镊子将线头轻轻提起，并夹住线头，将埋在皮内的线段拉出针眼之外少许，用剪刀插进线结下空隙，紧贴针眼将线剪断，用镊子侧拉出缝线。以此类推，一一拆线。

6.拆完后用消毒棉球再次消毒伤口一遍，同时检查有无遗漏线头及未拆除的缝针。

7.照相，以便做术前、术后对比。

8.进行卫生宣教，并讲解注意事项。

9.协助患者整理衣物及床单位。

10.正确处理用物。

11.洗手，记录。

（四）注意事项

1.操作中严格遵守无菌技术原则。

2.术后若无特殊情况，一般不必特殊处理，局部敷料酌情保留适当时间即可拆除。

3.拆线过程中动作轻柔，手法娴熟，要随时询问患者的感受，若有疼痛等不适，可稍作调整后再进行。

4.如遇幼儿患者不能配合者，一定要与家属共同配合，必要时需给予麻醉辅助配合。

5.要告知患者伤口拆线一日后方可沾水，术区未恢复完好时还应避免过度或剧烈活动，适度休息，勿食辛辣刺激食物，保持好心情。

（刘　畅　吴艳丽）

四、清创术

（一）目的

1.清除开放伤口内的异物，切除坏死、失活或严重污染的组织，缝合伤口，使之尽量减少污染，甚至变成清洁伤口，达到一期愈合。

2.有利于受伤部位功能和形态的恢复。

（二）用物准备

消毒钳、持针器、镊子（有齿及无齿镊）、缝合线、剪刀、引流条或橡皮膜、外用0.9%氯化钠注射液、纱布、棉垫、绷带、胶布、75%乙醇等。

（三）操作方法及程序

1. 清洁创面

（1）根据伤情选择麻醉方式。检查伤口及周围组织情况，无菌纱布覆盖伤口。

（2）剪去毛发，除去伤口周围的污垢油腻（用肥皂水、松花油），用外用0.9%氯化钠注射液清洗创口周围皮肤。

（3）去除伤口纱布，暴露伤口深部，检查创腔。

（4）大量无菌等渗生理盐水及3%过氧化氢溶液反复冲洗伤口，将污染及组织碎屑冲净。

（5）有活动性出血者，血管钳钳夹止血，擦干伤口周围皮肤，用无菌纱布覆盖伤口。

2. 清洁伤口

（1）术者洗手，穿手术衣，戴无菌手套，消毒伤口周围皮肤，铺无菌巾。

（2）由浅入深地分层检查伤口深部，适当扩大伤口和切开筋膜，切开的范围以充分暴露为宜。

（3）取出创面内血块、异物、脱落的骨膜、小的游离骨片，切除坏死、半游离及受污染、无活力的软组织。

（4）整修皮缘，尽量少切除组织。神经、肌腱用缝线或黑线做标记，待以后修复。断裂大血管去除外膜后吻合。

（5）再次冲洗创面，清理至比较清洁和显露血液循环较好的组织，并彻底止血。

（6）对颜面部、手指、关节附近的组织，不宜切除过多，以免影响缝合和功能。尽可能保留和修复重要的血管、神经和肌腱，考虑形态和功能的恢复。

3. 充分引流、缝合伤口

（1）重新消毒伤口周围皮肤，更换无菌巾、器械及术者手套。

（2）用生理盐水反复冲洗伤口，进一步止血。

（3）按组织层次缝合，可在伤口低位放置橡胶管或橡皮片引流，或者只缝合深部组织，用长纱条疏松地填塞，延期缝合皮下组织及皮肤，缝合时勿留死腔。

（4）伤口覆盖无菌纱布或棉垫，以胶布固定。

（四）注意事项

1. 伤口清洗是清创术的重要步骤，必须反复用大量生理盐水冲洗，务必使伤口清洁后再做清创术。选用局部麻醉者，只能在清洗伤口后麻醉。

2. 清创时既要彻底切除已失去活力的组织，又要尽量爱护和保留存活的组织，这样才能避免伤口感染，促进愈合，保存功能。

3.组织缝合必须避免张力太大，以免造成缺血或坏死。

4.术中应彻底止血，否则手术后易发生血肿，有利于感染形成。切除失去生机的组织时，要避免过多地切除健康组织。如果是贯通伤，不要行来回拉锯状清理伤道，因此方法不可能将失活组织及异物清除，反而可引起深部血管和神经的损伤。

5.肌肉清创时不能过多地剪除，否则有可能残留很大很深的死腔，愈合较慢。清创后伤道要反复应用等渗盐水和过氧化氢溶液冲洗，对个别深达肢体的主要血管和神经的损伤，清创后应用邻近正常组织覆盖，预防继发性大出血及神经压迫性损伤。

6.创口内用纱布疏松地充填引流，最好用长条大纱布，以免在后送过程中，因情况不明而被遗留在创腔深部，造成久治不愈的感染灶。纱布填塞不宜过紧，也不宜使用凡士林油纱条，以免影响引流。贯通伤入口与出口均应引流，非贯通伤必要时做对口引流。

（刘　畅　吴艳丽）

五、包扎固定法

（一）目的

1.保持伤口清洁，防止伤口因过多的暴露而感染。

2.有加压止血的作用。

3.对手术区进行塑型。

（二）用物准备

消毒液、乙醇、凡士林软膏、纱布或硅尼龙纱布、棉垫、胶布、弹力网、绷带、四头带、腹带、胸带、钢丝、夹板、石膏托及记忆合金材料或塑料等。

（三）操作方法及程序

1.一般包扎固定法

（1）消毒，擦拭手术野，最后检查缝合是否完整、血运是否正常。

（2）贴上乙醇纱布或加抗生素的凡士林软膏，或覆盖一层凡士林纱布。

（3）旋转硅尼龙纱布，因为此制品与创面粘连，可减轻交换敷料的疼痛，防止表皮剥离或伤口裂开。如无硅尼龙纱布，覆盖4～6层平整的干纱布。

（4）放置碎纱布、棉纱布、棉垫等，缠上弹力绷带，使之有适当而持久的压力和弹性。

（5）以多条胶布固定于附近皮肤，必要时用石膏、小夹板等固定。

2.特殊包扎固定法（表6-1-1）。

表 6-1-1　依据伤口部位采用不同的包扎方法

包扎方法	适用部位	方法	作用
弹力网包扎固定法	头面部、躯干、四肢	手术部位用敷料包扎后，外用弹力网固定	加压、止血
绷带包扎固定法	①胸部、后背 ②小腿、前臂 ③手背、踝部 ④手指、足趾	①"8"字形包扎 ②螺旋状缠绕包扎 ③"8"字形缠绕包扎 ④三角形纱布包裹	加强敷料固定，加压、止血
四头带包扎	头面部	包扎时将四头带的中间部分置于伤口敷料处，适当加压系紧即可	保护头面部患处
腹带和胸带的包扎固定法	腹部、胸部	使用设计好的腹带和胸带进行相应包扎	加压

此外，石膏托、钢丝、钢板及可塑型材料的包扎多在已用绷带或纱布等包扎固定的肢体部位加强制动效果，避免因肢体的活动引起伤口愈合不良。

3.进行卫生宣教，并讲解注意事项。

4.协助患者整理衣物及床单位。

5.正确处理用物。

6.洗手，记录。

（四）注意事项

1.包扎固定范围应大于整个创面。一般的伤口包扎敷料边缘应在创面边缘周围 5~8 cm，防止敷料移位而致伤口污染。对于术中有剥离的创面，术毕包扎范围应大于剥离范围。植皮后在植皮区四周可留长线头，填塞纱布条相对结扎加压固定，称"缝线包压法"。然后在打好的包外面加适当的敷料包扎，可减少感染机会。

2.包扎的敷料要有一定的厚度与弹性，并施以均匀的压力。进行加压包扎时，可使用松软的纱布块、棉垫等，外加弹力绷带，使得包扎后应有 3~5 cm 厚度，压力一般以 30 mmHg 左右为妥，适当的压力不但能消灭死腔，防止渗液与出血，同时又能减轻水肿，利于静脉回流，从而促进创面愈合。但是，在肢体近端包扎时，为防止其远端发生肿胀，应从远端向近端包扎，并且要暴露指端，以备检查肢体的循环状况。

3.包扎固定应有良好的制动作用。软组织在愈合过程中也同样需要制动，尤其是软组织转移过程中尚需防止移动和牵拉，以免影响移植组织血运的重建。美容外科涉及器官再造和塑型的手术，如鼻再造、全耳再造等，术后都要依靠包扎固定来保持器官的位置和形状。在关节附近的植皮术中可用石膏托同时固定该关节及其上下两个相应的关节。隆胸术时则需用弹力绷带包扎固定，以防止假体的移位。

4.美容手术并不都需要包扎固定。在假体植入法隆鼻术中一般不主张包扎，这样可便于观察其效果，对于轻微的假体偏斜可及时发现并纠正。切开重睑术术后为更好地形成重睑线需要提上睑肌的活动，故术后一般不予包扎，即使包扎，最多也只需包扎 24 h，次日便应去除外包扎物并嘱求美者做正常的睁眼运动。

5.正确掌握包扎固定时机。较大的美容手术，特别是涉及器官成形的手术，如植皮术、耳畸形矫正术等，包扎完整的情况下，若求美者未诉特殊不适，一般无须更换敷料，可等到拆线时再进行第一次换药；但如果出现包扎的敷料有渗血、渗液，局部有疼痛及伤口附近可闻及异味时，应及时打开，并作适当处理。

6.小儿眼部手术包扎时应将健侧眼睛同时包扎，以防引起患侧眼睛弱视。

（刘　畅　吴艳丽）

六、胸腔闭式引流术

（一）目的

1.更好地改善胸腔负压，使气、血、液从胸膜腔内排出，并预防其反流，促进肺复张、胸膜腔闭合。

2.重建胸腔内负压，平衡压力，预防纵隔移位及肺受压。对脓胸患者应尽快引流，排除脓液。

（二）用物准备

胸腔密闭式引流手术包、胸腔引流瓶和引流管、手套、治疗盘（碘酊、乙醇、局部麻醉药、纱布、棉签、胶布等）、外用 0.9% 氯化钠注射液。

（三）操作方法及程序

可选用肋间切开插管法、套管针插管法、肋骨切除插管法。

1.肋间切开插管法　适用于病情较危重或小儿脓胸患者。

（1）沿肋间或皮纹方向切开皮肤 2.0 ~ 3.0 cm，在肋骨上缘处用中弯血管钳钝性分离肋间组织，用钳尖刺入胸膜腔内，撑开血管钳，扩大创口。此时有明显的突破感，同时切口中有液体溢出或气体喷出。

（2）用血管钳夹住引流插管末端，再用另一血管钳纵行夹持引流管前端，经切口插入胸腔内，引流管进入胸膜腔的长度以侧孔进入胸膜腔 0.5 ~ 1.0 cm 为宜。将引流管末端与盛有液体的水封瓶相连接，松开末端血管钳，嘱患者咳嗽或做深呼吸运动，可见气体或液体自引流管内流出，玻璃管内液体随呼吸上下运动。如上述现象不出现，应重新调整胸膜腔内引流管位置。

（3）切口缝合 1 ~ 2 针，用引流管旁缝合皮肤的两根缝线将引流管固定在胸壁上。引流管末端连接于水封瓶内。

2.套管针插管法　此种引流术插入的引流管较小，用于排除胸腔内气体或引流较稀薄的液体。

（1）局部麻醉处切开皮肤约 2 cm，紧贴肋骨上缘处，用持续的力量转动套管针，使之逐渐刺入胸壁，进胸膜腔时有突破感。

（2）先将引流管末端用血管钳夹住，拔出针芯，迅速将引流管自侧壁插入套管腔，送入胸腔内预定深度，缓慢退出套管针套管，注意勿将引流管一并退出。

（3）调整引流管深度，缝合皮肤并固定引流管，末端连接水封瓶。

3.肋骨切除插管法　此法可插入较粗的引流管，适用于脓液黏稠的脓胸患者。手术切除一段肋骨，长约4 cm。术中切开脓腔，吸出脓液，手指伸入脓腔，剥离粘连，以利引流。

（四）注意事项

1.术前正确检查、定位对于确定引流部位十分重要，同时还应确定患侧支气管是否通畅。如果病情许可，应行X线和（或）纤维支气管镜检查，以免引流后患侧肺不能膨胀而导致脓胸。局部麻醉后应先行胸膜腔穿刺，抽出气体以后再切开皮肤、放置引流管。

2.分离肋间组织时，血管钳要紧贴肋骨上缘，避免损伤肋间血管和神经。

3.引流管侧孔不能太浅，否则易脱出引起开放性气胸或皮下气肿。

4.留置在胸膜腔内的引流管长度一般应控制在5 cm左右，不宜插入过深。

5.缝皮肤固定线时，进针要深，直到肌层，关闭肌肉与皮下之间的间隙，皮肤缝合不宜太严密。

6.水封瓶内玻璃管下段在水平面下2～3 cm为宜，如果过深，胸腔内气体不易溢出。

7.引流开始时需控制放出气体、液体的速度，特别是对于肺压缩严重且萎陷时间长者，以防止发生复张后肺水肿。

8.保持引流管通畅，不应使之受压、扭转。每日记录引流量及其性质和变化。

9.每日帮助患者坐起及变换体位，使引流充分通畅。

10.引流液体时，一次不应超过1000 ml，以免肺复张后肺水肿。

11.定期拍胸部X线片，了解肺膨胀和胸膜腔积液情况。

12.注意观察引流瓶中气液面的波动情况，经常挤捏引流管，确保引流管通畅。

13.移动患者或患者行走时，要用血管钳夹住近端引流管，防止水封瓶的液体倒流入胸腔或引流管脱落。

14.拔除引流管时，要嘱患者深吸气后屏气，用凡士林纱布盖住引流口，迅速拔管，压紧纱布避免空气进入胸腔。

15.胸腔闭式引流后应对比观察引流前、后的呼吸音变化，常规行胸部X线检查。肺膨胀良好者，可考虑48～72 h内拔出引流管。反之，若肺不能膨胀，则应考虑是否行进一步的手术处理。

（刘　畅　吴艳丽）

七、静脉留置针技术

（一）目的

1.保护血管，避免反复穿刺造成的血管损伤。

2.减轻患者的痛苦。

3.建立静脉通路，便于紧急情况下的用药和抢救。

4.纠正水、电解质和酸碱失衡，补充循环血量，供给营养物质，用于药物治疗。

（二）用物准备

1.治疗车上层：治疗盘、密闭式静脉留置针、无菌透明敷贴、封管液（无菌生理盐水或稀释肝素溶液）、液体及药物（遵医嘱准备）、加药用注射器及针头、一次性输液器、皮肤消毒液、无菌棉签、无菌持物钳、无菌纱布、止血带、胶布或输液贴、砂轮、启瓶器、弯盘、手消毒液、输液治疗卡、输液观察卡、输液瓶签、小垫枕、治疗巾。必要时准备肝素帽和可来福接头，玻璃瓶输液备瓶套。

2.治疗车下层：污物桶、锐器盒、止血带、回收容器。

3.输液架、手表。

（三）操作方法及程序

1.携用物至床旁，核对患者床号、姓名，解释静脉留置针的使用目的和方法，使用药物的名称、作用及副作用。

2.协助患者排便，取舒适卧位。

3.查对输液卡和药物，将输液瓶倒挂在输液架上。

4.排尽空气，具体方法同密闭式输液法。

5.备输液贴，穿刺部位下放小枕，铺一次性治疗巾，距穿刺点上方10 cm处扎止血带，止血带尾端向上，嘱患者握拳，选择血管，常规消毒皮肤2遍，直径不少于8 cm，待干。

6.再次查对。

7.静脉穿刺

（1）检查并打开密闭式静脉留置针和无菌透明敷贴，将输液器上的头皮针插入留置针的肝素帽内，排尽留置针内的空气，拔去针头保护套。

（2）旋转松动套管，调整使针尖斜面向上，检查套管针是否完好。

（3）穿刺时从血管上方，以15°～30°进针，见回血后降低穿刺角度，沿静脉方向再推进少许，左手持针座向前推进套管，右手向后撤针芯，边进边撤，将套管全部送入静脉内，撤出针芯，放入锐器盒内。

（4）松开止血带，嘱患者松拳，打开调节器，保持静脉通路顺畅。

（5）用透明无菌敷贴做密闭式导管固定，在透明敷贴上注明置管的日期、时间，作为更换套管针的依据。用输液贴固定肝素帽、输液针头和输液管。

8.调节滴速。

9.填写输液卡，记录输液的时间、滴速、患者的反应，并签全名。

10.第三次查对。

11.操作后的处理

（1）撤去治疗巾，取出止血带和小垫枕。

（2）整理床单位，协助患者取舒适卧位。

（3）将呼叫器放于患者可及处，交代注意事项。

（4）清理用物，洗手，记录。

（四）注意事项

1. 使用静脉留置针时，必须严格执行无菌技术操作规程。

2. 密切观察患者生命体征的变化及局部情况。每次输液前后，均应检查穿刺部位及静脉走向有无红肿，并询问患者有无疼痛与不适。如有异常情况，应及时拔除导管并作相应处理。对仍需输液者应更换肢体另行穿刺。

3. 对使用静脉留置针的肢体应妥善固定，尽量减少肢体的活动，避免被水沾湿。如需要洗脸或洗澡时应用塑料纸将局部包裹好。能下地活动的患者，静脉留置针避免保留于下肢，以免由于重力作用造成回血，堵塞导管。

4. 每次输液前先抽回血，再用无菌生理盐水冲洗导管。如无回血，冲洗有阻力时，应考虑留置针导管堵塞，此时应拔出静脉留置针，切记不能用注射器使劲推注，以免将凝固的血栓推进血管，造成栓塞。

（刘　畅　吴艳丽）

八、吸痰术

（一）目的

1. 清除呼吸道分泌物，保持呼吸道通畅，预防并发症的发生。

2. 用于不能将痰液咳出的危重、年老、昏迷及麻醉术后患者，解除其呼吸困难。

3. 用于留取痰标本，做培养和药敏试验，指导选用抗生素。

（二）用物准备

负压吸引器或中心负压装置、治疗盘、无菌生理盐水、5% 的碳酸氢钠、无菌吸痰导管数根或一次性吸痰导管数根、无菌纱布、无菌血管钳、弯盘，必要时备压舌板、张口器、舌钳、无菌手套。

（三）操作方法及程序

1. 向清醒患者解释，以取得合作。

2. 检查吸引器各部分连接是否完善，有无漏气。接通电源，打开开关，检查吸引器性能，调节负压。一般吸痰的负压值在 0.027~0.053 kPa，急救吸痰的负压值最大不超过 0.08 kPa。检查吸引器各管道连接是否正确，打开开关，检查吸引器的性能是否良好。未吸痰前使橡胶管折成 V 形，吸痰时将橡胶管恢复原状。吸痰时将吸痰管置于水中，试验吸引力，并冲洗皮管。

3. 将患者头部转向护士，铺治疗巾于颌下。

4. 插入吸痰管，其顺序是由口腔前庭→颊部→咽部，将各部吸尽。如口腔吸痰有困难时，可由鼻腔插入（颅底骨折患者禁用），其顺序由鼻腔前庭→下鼻道→鼻后孔→咽部→气管（20~25 cm），将分泌物逐段吸尽。并随时冲洗吸引管，以免痰液堵塞。昏迷患者可用压舌板或开口器先将口启开，再行吸引。

5. 每次吸痰时间不应超过 15 s，如痰液未吸尽，休息 2~3 min 再吸。

6. 使用呼吸机行气管插管内吸痰方法

（1）吸入高浓度氧气 1~2 min。

（2）气管插管内注入无菌生理盐水 +5% 碳酸氢钠的混合液 5~10 ml。

（3）断开与呼吸机连接的管道，待患者吸气时，快速将导管插入，自下而上，边退边左右旋转导管，吸除气道分泌物，并注意观察患者的呼吸。在吸引过程中，如患者咳嗽厉害，应稍等片刻后再行吸出。

（4）吸痰毕迅速连接好呼吸机。

（5）吸入高浓度氧气 1~2 min。

7. 吸毕，关闭吸引器开关，弃吸痰导管于小桶内，吸引胶管玻璃接头插入床栏上盛有消毒液的瓶内备用，将患者口腔周围擦净。观察吸出液的量、颜色及性质，必要时做好记录。取下吸痰管放进消毒液内浸泡，贮液瓶按时清洗更换。

（四）注意事项

1. 严格无菌操作，避免感染。

2. 吸痰动作要轻、稳。吸痰管不宜插入太深，以防引起剧烈咳嗽。

3. 吸引过口鼻的吸痰管禁止进入气道。

4. 使用呼吸机时，吸痰后调回原先设置好的氧浓度。一次吸痰时间不应超过 15 s，吸引器连续使用时间不超过 3 min。每次更换吸痰管。

5. 使用注射器进行气管内滴药时，防止针头误入气道。

6. 储液瓶内的吸出液应及时倾倒，不应超过瓶的 2/3。

（刘　畅　吴艳丽）

九、导尿术

（一）目的

1. 为尿潴留患者引流出尿液，减轻其痛苦。

2. 某些泌尿系统疾病术后留置尿管，便于持续引流和冲洗，并可减轻手术切口的张力，有利于愈合。

3. 协助临床诊断，如留取未受污染的尿标本作细菌培养；测量膀胱容量、压力及检查残余尿；进行尿道或膀胱造影等。

4.为膀胱肿瘤患者进行膀胱化疗。

（二）用物准备

物品准备包括无菌导尿包、外阴初步消毒用物或一次性导尿包。

1.无菌导尿包：内有弯盘2个、尿管粗细各1根、小药杯1个内盛4个棉球、血管钳2把、润滑油棉签或棉球瓶1个、标本瓶1个、洞巾1块、纱布1块、治疗巾1块、包布1块。

2.外阴初步消毒用物：治疗碗1个（内盛消毒液棉球10余个、弯血管钳1把）、弯盘1个、手套1只或指套2只，男性患者需准备清洁纱布1块。

3.其他：无菌持物钳和容器1套、无菌手套1双、消毒溶液、治疗车1辆、小橡胶单和治疗巾1套、便盆、屏风。

4.导尿管的种类：一般分为单腔导尿管（用于一次性导尿）、双腔气囊导尿（用于留置导尿）、三腔导尿管（用于膀胱冲洗或向膀胱内滴药）3种。

（三）操作方法及程序

1.携用物至床旁，向患者说明导尿目的，以取得合作。

2.能自理者嘱其清洗外阴，不能起床者，护士协助洗净。

3.操作者站在患者右侧，患者取仰卧屈膝位，双腿略向外展，脱去对侧裤腿，盖在近侧腿上，对侧大腿用盖被遮盖，露出会阴。

4.将小橡胶单及治疗巾垫于患者臀下，弯盘置于近会阴处，换药碗与弯盘放于病员两腿之间，用一无菌纱布"8"字形缠绕左手踇指、示指，右手持止血钳夹0.1%苯扎溴铵（新洁尔灭）棉球擦洗外阴（阴阜及大阴唇），再以左手踇、示指分开大阴唇，擦洗小阴唇及尿道口，自外向内，由上而下，每个棉球限用一次，擦洗尿道口时，在尿道口轻轻旋转向下擦洗，共擦洗两次，第二次的棉球向下擦洗至肛门，将污染的棉球放于弯盘内，取下左手指纱布置于换药碗内，撤去换药碗，弯盘置于床尾。

5.取下无菌导尿包置于病员两腿之间，打开导尿包，倒0.1%苯扎溴铵于装干棉球的小杯内，戴无菌手套，铺孔巾，使孔巾与导尿包包布形成一无菌区。

6.取一弯盘置于病员左侧孔巾口旁，用石蜡油棉球润滑导尿管前端后放于孔巾口旁的弯盘内，以左手分开并固定小阴唇，右手用止血钳夹苯扎溴铵棉球自上而下、由内向外分别消毒尿道口（在尿道口轻轻旋转消毒后向下擦洗，共两次）及小阴唇，每个棉球限用一次。擦洗完毕将止血钳丢于污弯盘内。

7.用另一止血钳持导尿管对准尿道口插入尿道4～6 cm，见尿液流出，再插入1 cm左右，松开左手，固定导尿管，将尿液引入无菌盘内。

8.若需做尿培养，用无菌标本瓶接取，盖好瓶盖。

9.导尿毕，拔出导尿管，脱去手套，放于弯盘内，撤下孔巾，擦洗外阴，协助患者穿好衣裤。整理床铺，清理用物，做好记录后送验标本。

（四）注意事项

1.严格执行无菌技术及消毒制度，防止医源性感染。导尿管一经污染或拔出均不得再使用。

2.插入、拔出导尿管时，动作要轻、慢、稳，切勿用力过重，以免损伤尿道黏膜。

3.对膀胱高度膨胀且极度虚弱的患者，第一次导尿量不可超过 1000 ml，以防大量放尿，导致腹腔内压突然降低，大量血液滞留于腹腔血管内，造成血压下降，亦可因膀胱突然减压，导致膀胱黏膜急剧充血，引起尿血。

（刘　畅　吴艳丽）

十、心电监护技术

（一）目的

1.实时监测患者生命体征，并可与设定值进行比较，如果超出设定值可发出警报。

2.24 h 连续监护患者的生理参数，检出变化趋势，提示临危情况，为应急处理和治疗提供依据。

3.监测和处理各种致命性心律失常，以便有效地给予治疗和抢救。

（二）用物准备

心电监护仪、导联线、电极片、乙醇纱布、干纱布、弯盘、记录单，必要时备剃须刀、电插板。

（三）操作方法及程序

1.携用物至床旁，核对。

2.告知患者，取得合作。

3.仪器的安装：将监护仪各导联线连接好，接好地线及电线，接通电源，打开电源开关。

4.用乙醇纱布擦拭放置电极的局部皮肤。

5.安放电极片

（1）右上（RA）：右锁骨中线第 2 肋间。

（2）左上（LA）：左锁骨中线第 2 肋间。

（3）左下（LL）：左腋中线第 5 肋间。

6. 进行心电监护

（1）将导联线连接电极片。

（2）选择监护导联，常规选择Ⅱ导联。调整波幅，开启报警功能，调整报警上、下限（默认参数）。

（3）严密观察并记录心电监护各参数的变化，发现异常及时报告医生。

（4）严密观察血压、呼吸、血氧饱和度的变化，发现异常及时报告。

7. 停止心电监护时应向患者说明，取得理解与合作

（1）关机，断开电源，将导联线与电极片分离。

（2）去除患者体表的电极片，协助穿衣。

（3）整理床单位及用物，用75%乙醇擦拭物体表面，血压袖带浸泡消毒。

（四）注意事项

1. 一般选择 P 波明显的导联（Ⅱ），便于心电分析。

2. 放置电极片时注意尽可能避开为患者进行常规心电图描记、各瓣膜听诊、心胸部叩诊、胸外心脏按压及心脏电复律的位置，以便在抢救的同时不影响观察心电示波。

3. 避免干扰造成的伪差。

4. 定时检查电极片连接是否完好，根据波形显示的清晰度，及时更换电极。

5. 心电监护只是为了监测心率、心律变化。若需分析 ST 段异常或更详细地观察心电图变化，应做常规导联心电图。

6. 操作过程中要注意患者的保暖，监护时间超过 72 h 更换电极位置，以防过久刺激皮肤而发生损伤。

（刘　畅　吴艳丽）

十一、输液泵／微量注射泵的使用技术

（一）目的

1. 精确输注血管活性药物，调节血压、心率，维护循环功能。

2. 输注镇静、镇痛等药物，微量给药，流速均匀，以维持药物的最佳有效浓度。

（二）用物准备

1. 输液泵、泵管、基础消毒盘、液体。

2. 微量注射泵及电源线、专用延长管、输液架、50 ml（或 20 ml）注射器及抽取的拟输入药液（遵医嘱），必要时备静脉输液用物。

（三）操作方法及程序

1. 输液泵的使用方法

（1）洗手，戴口罩。

（2）选择输液泵专用的输液导管，接通液体，排尽空气，夹闭导管。

（3）将输液泵固定在输液架上。

（4）打开泵门，将输液导管按方向嵌入泵内，关闭泵门。

（5）携用物至患者床旁，核对床号、姓名。

（6）接通电源，打开输液泵开关，遵医嘱设定输液量、速度及所需其他参数。

（7）将输液泵管与常规输液器连接，并固定妥当。

（8）按自动键开始输液，观察输液程序是否正确。

（9）整理用物，做好记录。

（10）停用输液泵时，按输液泵停止键。安置患者。先关机，将输液针拔出，打开泵门取出导管。

（11）擦拭输液泵，放置备用。

2.微量注射泵的使用方法

（1）使用微量注射泵前

1）检查微量注射泵及其专用延长管。

2）备齐用物至床旁，三查七对并解释。

3）固定微量注射泵于输液架上或床架上。

4）将微量注射泵接上电源，打开电源开关。

5）将抽取药液的注射器连接延长管，排去空气，检查有无气泡。

6）将注射器正确安装入注射器座中。

7）将输注执行单贴于微量注射泵上或标于注射器上。

（2）正确调节、使用微量注射泵

1）设定输注速率等参数。

2）再次检查有无气泡。

3）将延长管与患者的静脉通路连接（如无静脉输液通路，则按照静脉输液法重新建立）。

4）按微量注射泵启动键，观察通畅情况。

5）观察患者的生命体征及反应，必要时重新调整输注速率。

6）若出现报警声，针对原因处理后，再按启动键。

7）安置患者，交代注意事项。

8）记录。

（3）停用微量注射泵

1）按微量注射泵停止键。

2）先关机，必要时拔针。

3）安置患者。

4）终末处理。

5）擦拭微量注射泵，放置备用。

（四）注意事项

1.输液泵的注意事项

（1）每次更换液体应重新设置输液程序。

（2）经常巡视，注意输液泵的工作是否正常，及时发现和处理输液泵的故障。

（3）严密观察液体输注情况，防止空气栓塞的发生。

（4）正在使用输液泵，若需打开泵门，无论排气泡、更换导管或撤离输液泵等，务必先将输液导管调节夹夹好，严防输液失控。

（5）应规范使用输液泵，做好输液泵的维护及保养。长期不用者，每周充电一次以防潮湿。

2. 微量注射泵的注意事项

（1）及时消除报警，常见为管道阻塞和药液滴尽。

（2）更换药液时应先夹闭静脉通道，暂停注射泵，取出注射器，更换完毕后放妥注射器，再启动注射泵。

（3）注射泵使用的环境温度应低于 45 ℃。

（4）注射泵的速度设置在 0.1 ~ 100 ml/h，一般不用于快速输注。

（5）安装注射器时不要用力旋转夹子及用力滑动推进器，以防止药液过多进入体内。

（6）安装注射器时，注射器圈边必须紧靠注射器座。

（7）及时更换药液，保持使用药物的连续性。

（8）每次调整输注速率后，勿忘再按启动键。

（9）熟悉报警信号，并能正确、快速地排除。

（10）输注时应加强巡视，密切观察生命体征及注射部位，及时排除异常情况。

（11）当出现电池低电压报警时，应及时将泵接通交流电源进行充电或关机。

（刘　畅　吴艳丽）

十二、简易呼吸气囊使用技术

（一）目的

病情危急，来不及气管插管时，可利用加压面罩直接给氧。将氧气压入与患者口鼻贴紧的面罩内或气管导管内，使患者得到充分的氧气供应，改善组织缺氧状态，以达到人工通气的目的。

（二）用物准备

面罩、氧气、流量表、氧气连接管。

（三）操作方法及程序

1. 评估

（1）是否有使用简易呼吸器的指征和适应证，如急性呼吸衰竭时出现呼吸停止或呼吸微弱经积极治疗后无改善，肺通气量明显不足者；慢性重症呼吸衰竭，经各种治疗无改善或有肺性脑病者，呼吸机使用前或停用呼吸机时。

（2）评估有无使用简易呼吸器的禁忌证，如中等以上活动性咯血、心肌梗死、大量胸腔积液等。

2. 立即通知医生。

3. 连接面罩、呼吸囊及氧气，调节氧气流量为 5～10 L/min（供氧浓度为 40%～60%）使储气袋充盈。

4. 开放气道，清除上呼吸道分泌物和呕吐物，松解患者衣领，操作者站于患者头侧，使患者头后仰，托起下颌。

5. 将面罩罩住患者口鼻，按紧不漏气。若气管插管或气管切开患者使用简易呼吸器，应先将痰液吸净，气囊充气后再应用。

6. 双手挤压呼吸囊的方法：两手捏住呼吸囊中间部分，两踇指相对朝内，四指并拢或略分开，两手用力均匀挤压呼吸囊，待呼吸囊重新膨起后开始下一次挤压，应尽量在患者吸气时挤压呼吸囊。

7. 使用时注意潮气量、呼吸频率、吸呼比等。

（1）一般潮气量为 8～12 ml/kg（通常成人 400～600 ml 的潮气量就足以使胸壁抬起），以通气适中为好，有条件时测定 CO_2 分压以调节通气量，避免通气过度。

（2）呼吸频率：成人 12～16 次/分，快速挤压气囊时，应注意气囊的频次和患者呼吸的协调性。在患者呼气与气囊膨胀复位之间应有足够的时间，以防在患者呼气时挤压气囊。

（3）吸呼时间比：成人一般为 1:1.5～2；慢性阻塞性肺疾病、呼吸窘迫综合征患者频率为 12～14 次/分，吸呼比为 1:2～3，潮气量略少。

8. 观察及评估患者。使用过程中，应密切观察患者对呼吸器的适应性、胸腹起伏、皮肤颜色、生命体征及氧饱和度，听诊呼吸音。

（四）注意事项

1. 使用简易呼吸器容易发生活瓣漏气的问题，使患者得不到有效通气，所以要定时检查、测试、维修和保养。

2. 挤压呼吸囊时，压力不可过大，以挤压呼吸囊的 1/3～2/3 为宜，亦不可时快时慢，以免损伤肺组织，造成呼吸中枢紊乱，影响呼吸功能恢复。

3. 发现患者有自主呼吸时，应按患者的呼吸动作加以辅助，以免影响患者的自主呼吸。

4. 对清醒患者做好心理护理，解释应用呼吸器的目的和意义，缓解紧张情绪，使其主动配合，并边挤压呼吸囊边指导患者"吸……""呼……"。

5. 呼吸器使用后，拆开呼吸活瓣、接头、面罩，用肥皂水擦洗，清水冲净，再用消毒液浸泡 30 min，凉水冲净、晾干，装配好备用。

6. 弹性呼吸囊避免受压变形，以免影响弹性。

（刘　畅　吴艳丽）

十三、心肺复苏术

（一）目的

通过实施基本生命支持技术（人工呼吸和胸外心脏按压），建立患者的循环、呼吸功能，保证其重要脏器的血液和氧气供应，尽快恢复其心跳、呼吸和大脑功能。

（二）用物准备

纱布一块，必要时备木板、脚踏凳；有条件的准备听诊器、血压计或心电监护仪。

（三）操作方法及程序

1. 评估患者

（1）意识：轻拍患者双肩，在双耳边呼唤（禁止摇动患者头部，防止损伤颈椎）。如果清醒（对呼唤有反应、对痛刺激有反应），要继续观察；如果没有反应则为昏迷，进行下一个流程。

（2）呼吸：听有无呼吸声，感觉有无呼气，查看有无胸部起伏，3~5 s内完成。

（3）摸颈动脉搏动：触摸部位为气管两侧2~3 cm，胸锁乳突肌前缘凹陷处，持续5~10 s。

2. 呼救并记录时间。如果在院外，则高声呼救："快来人啊，有人晕倒了。"接着打120求救，立即进行心肺复苏术。如果在院内，召唤医务人员的同时，立即实施心肺复苏术。

3. 复苏阶段

（1）开放气道

1）解开衣领、腰带，检查并取下义齿。

2）检查及畅通呼吸道，取出口内异物，清除分泌物。

3）就地抢救、摆好复苏体位，可背部垫木板或仰卧于地上。

4）打开气道（仰头举颏法、仰头抬颈法、仰头拉颌法）。

（2）人工呼吸

1）判断是否有呼吸：一看二听三感觉（维持呼吸道打开的姿势，将耳部放在患者口鼻处）。一看：患者胸部有无起伏；二听：有无呼吸音；三感觉：用脸颊接近患者口鼻，感觉有无呼出气流。

2）如果无呼吸，应立即给予人工呼吸2次，保持压额抬颏手法，用压住额头的手以拇指和示指捏住患者鼻孔，张口罩紧患者口唇吹气，同时用眼角注视患者的胸廓，胸廓膨起为有效。待胸廓下降，吹第二口气。

3）若使用戴面罩的简易呼吸器，将面罩紧紧扣紧口鼻部，匀速挤压两次。

（3）胸外心脏按压

1）术者体位：根据个人身高及患者位置高低采用踏脚凳或跪式等体位。

2）按压部位：胸骨下半部，胸部正中央，两乳头连线中点。

3）按压方法：双肩前倾在患者胸部正上方，腰挺直，以臀部为轴，用整个上半身的重量垂直下压，双手掌根重叠，手指互扣翘起，以掌根按压，手臂要挺直，胳膊肘不能打弯。

4）按压力量：胸骨下陷 4~5 cm。

5）按压频率：100 次 / 分。

6）按压与放松：要比例适当（1 : 1），放松时手不能离开胸壁。

7）心脏按压与人工呼吸比例为 30 : 2。

（四）注意事项

1. 人工呼吸时送气量不宜过大，以免引起患者胃部胀气。

2. 胸外按压时要确保足够的频率及深度，尽可能不中断胸外按压，每次胸外按压后要让胸廓充分回弹，以保证心脏得到充分的血液回流。按压幅度为使胸骨下陷 4~5 cm，而后迅速放松，反复进行。

3. 胸外按压时，肩、肘、腕在一条直线上，并与患者身体长轴垂直。按压时，手掌掌根不能离开胸壁。

（刘　畅　吴艳丽）

十四、除颤术

（一）目的

通过电除颤纠正、治疗心律失常，恢复窦性心律。

（二）用物准备

除颤装置一套、导电糊或生理盐水纱布、干纱布。

（三）操作方法及程序

1. 做好术前准备，备好各种抢救器械和药品。

2. 患者平卧于木板床上，开放静脉通道，充分暴露胸壁。

3. 术前常规做心电图。完成心电记录后把导联线从心电图机上解除，以免电击损坏心电图机。

4. 连接除颤器导线，接通电源，检查同步性能，选择 R 波较高导联进行示波观察。

5. 按要求放置电极板。

6. 选择电能剂量，充电。所有人员不得接触患者、病床以及与患者相连接的仪器设备，以免触电。

7. 放电。

8. 电击后即进行常规导联心电图，并进行心电、血压、呼吸和意识的监测，一般需持续 1 天。

9.室颤时，不做术前准备，不需麻醉，尽快实施非同步电击除颤。

（四）注意事项

1.除颤前确定患者除颤部位无潮湿、无敷料。在放电前，应将两电极板之间的皮肤擦干，如果生理盐水或导电糊将两极连接起来，电流将流过皮肤而不是心脏。

2.如患者带有植入性起搏器，应注意避开起搏器部位至少 10 cm，因为除颤会造成其功能障碍。

3.除颤前确定周围人员与操作者和患者无直接或间接接触。

4.电极板必须很好地与身体接触，并稍用力以便电能量从除颤器到达心脏，而在电极与皮肤的界面上没有损耗，否则就会对患者产生严重烧伤。为了保持电极板与皮肤的良好接触，防止空气间隙使接触电阻增高，应在电极板上涂上一层导电胶或用 4 层生理盐水纱布衬垫，防止皮肤烧伤，尤其要注意涂满电极板边缘以免烧伤皮肤。

5.操作时禁忌手带湿操作，可戴橡胶手套绝缘。

（刘　畅　吴艳丽）

第二节　提眉术及护理

提眉术是将眉毛及周围的皮肤部分切除或将眉毛全部切除的一种美容手术。它的优点是简便、安全、恢复快、痛苦小，能够彻底干净地去除坏眉，同时上提眼睑松弛皮肤，改善眼周小皱纹，修改眉型，丰富眼神，使求美者看起来更年轻。

一、适应证

1.老年性皮肤松弛。

2.面部神经额支瘫痪。

3.重症肌无力。

4.手术、激光术后失败等原因导致出现眉部形态不佳。

通过切除眉上或眉下部位的皮肤（可含部分眉毛），可上提眉毛或上睑皮肤，调整眉毛位置或眉型，达到纠正轻度内双、三角眼，改善上睑皮肤松弛以及去除上睑皱纹、部分鱼尾纹的目的。

二、手术方法

常见的手术方法有眉上切口和眉下切口两种。术前医生根据眉部美学实施手术，具体步骤如下：

1.画眉毛进行设计，画出新的眉型。

2.切除不理想的部分眉毛或全部去除。

3.用无创伤线将伤口缝合或只用免缝胶布粘贴，即可得到一个新的理想的眉型。此方法还可以同时提升下垂眼角，术后不留痕迹（图 6-2-1）。

术后效果：一是可使眉尾上扬，形成高挑的柳叶眉；二是使眼尾部收紧，皮肤绷紧，皱纹消除。

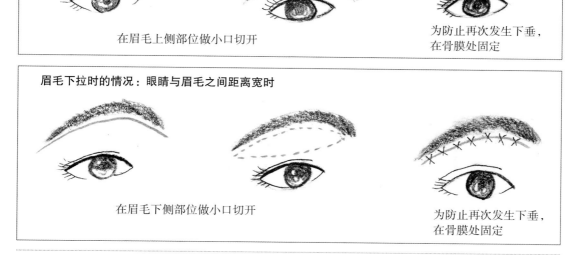

图 6-2-1 提眉手术方法

三、护理

（一）心理护理

首先了解求美者的心理和精神状况，有无心理障碍和精神疾病，然后了解其提眉术的具体要求。术前做好必要的心理疏导和解释工作，介绍手术方法、术后恢复过程，让求美者充分了解自己术前的眉型和术后效果。术前充分休息，使其身心处于接受手术的最佳状态。大多数求美者担心手术麻醉疼痛，还有部分求美者对术后眉型心存疑虑，需要医护人员耐心向求美者讲解术前眉型设计和远期眉部的形态再设计，使求美者安心接受手术。

（二）术前护理

1. 提眉术前认真设计是手术成功与否的关键。首先应与求美者沟通，了解求美者对手术的要求。然后根据求美者的具体情况画出应切除的范围，还要询问提眉术后是否再文色覆盖手术瘢痕，若需再文眉时，留下的眉应窄一些。设计时还要尽量保留原有眉毛。设计眉型线一定要双侧对称，画好线后应固定颜色。

2. 进行医学拍照：正面（图 6-2-2）、45°、90° 眉部的近景特写。

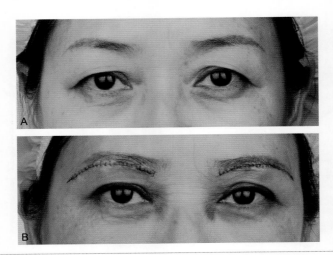

图 6-2-2　A.术前；B.术后第 1 天

3. 麻醉方式：一般情况选择局部麻醉。

4. 术前物品：常规面部手术包及面部缝合线，根据医生习惯的不同准备面部小拉钩（如单勾、眼睑勾等）。

（三）术后护理

1. 术后保证手术部位清洁，避免切口感染。拆线时间一般在术后 7～8 天。术后 1 周内禁食海鲜、饮酒及其他辛辣刺激性食物。手术部位 1 周之内不得沾水，1 个月内手术部位不得受压，切忌按摩。

2. 术后 3～5 天内建议使用抗生素，预防切口感染。外用抗生素眼膏涂抹创面。

3. 观察有无切口感染，两侧眉型是否对称。短期内手术区皮下青紫、水肿属于正常现象，半月内即可消退。

（四）并发症及处理

1. 眉部切口痕迹　术后 1～2 个月较明显，应在术前让患者充分了解，并遵医嘱涂抹瘢痕药膏减轻痕迹。随着眉毛增长，会将痕迹遮盖。

2.外形不美　眉设计不当，没有针对脸型特点设计，特别是眉峰的位置高低设计不当，或左右眉型位置高低、长短不一致，都可能造成眉外形不美。为避免这种情况发生，在术毕应进行两侧眉型的对比。发现不对称、不协调的部位，应及时进行调整。

3.血肿　一般轻度血肿可自行吸收或给予理疗加快吸收。大的血肿应穿刺引流，并加压包扎。

（李　烨　庄新颖）

第三节　重睑术及护理

单睑是指上眼睑眉弓下缘到睑缘间皮肤平滑，当睁眼时，无皱襞形成，俗称"单眼皮"。重睑则是指上睑皮肤在睑缘上方有一浅沟，当睁眼时此沟以下的皮肤上移，而此沟上方皮肤则松弛在重睑沟处悬垂向下折。单睑发生受种族、地区、遗传、年龄等因素的影响，但也有少数人随年龄增长而有所变化。有的是随年龄增长到成年时，单睑逐渐变为重睑；有的随着步入老龄，眼睑皮肤松弛下垂，将原来重睑的皱襞遮盖，而给人以单睑的外观印象。人类的双上睑形态一般是对称的，但有 2.85% ~ 8.89% 的人双上睑形态不一致，表现为一侧单睑、一侧重睑。就东方民族来说，单睑和重睑是两种不同眼睑形态；从生理角度来看，两者都属正常，基本无差别。

一、适应证

1.凡身体健康、精神正常，主动要求手术，且符合上述情况之一者，都可实施重睑手术。

2.单睑者。

3.重睑皱褶变浅，或多层皱襞，或睁眼时不明显者。

4.两眼重睑不对称，或双上睑皱襞一有一无者。

二、禁忌证

1.眼球过突或眼睑退缩者，如心、肾等器官疾病所致的"水泡眼"。

2.面部神经瘫痪致眼睑闭合不全者。

3.患有血液系统疾病、服用抗凝药物期间、月经期者。

4.眼部或眼周有急、慢性炎症者。

5.上睑下垂者。

6.亲属不同意手术者。

三、重睑形态分类

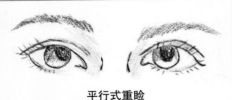

平行式重睑
即双重睑线与睑缘线平行，
这种形态显得端庄稳重

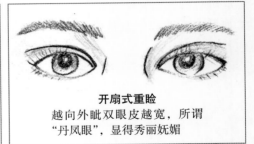

开扇式重睑
越向外眦双眼皮越宽，所谓
"丹凤眼"，显得秀丽妩媚

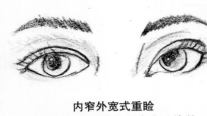

内窄外宽式重睑
上睑皱褶与睑缘的距离在睑缘的
外 1/3 部较宽，在内 1/3 部较窄

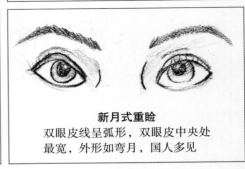

新月式重睑
双眼皮线呈弧形，双眼皮中央处
最宽，外形如弯月，国人多见

图 6-3-1　各种重睑形态

四、手术方法

重睑术包含多种手术方法，归纳起来可分为三类：
1. 切开法重睑成形术（图 6-3-2）。

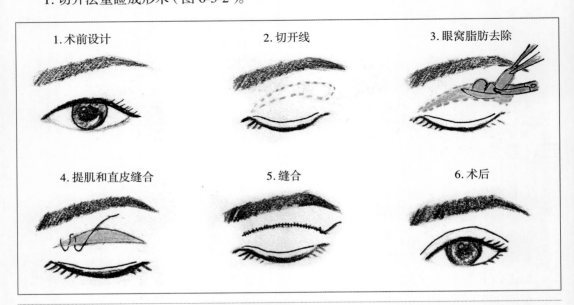

1. 术前设计　　2. 切开线　　3. 眼窝脂肪去除

4. 提肌和直皮缝合　　5. 缝合　　6. 术后

图 6-3-2　切开法重睑成形术

2. 缝线法重睑成形术（韩式重睑，图 6-3-3 ）。

3. 埋线法重睑成形术（图 6-3-4 ）。

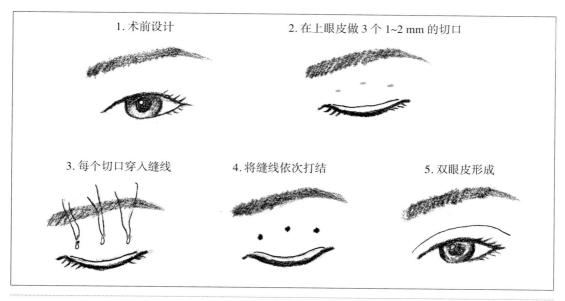

1. 术前设计

2. 在上眼皮做 3 个 1~2 mm 的切口

3. 每个切口穿入缝线

4. 将缝线依次打结

5. 双眼皮形成

图 6-3-3　缝线法重睑成形术

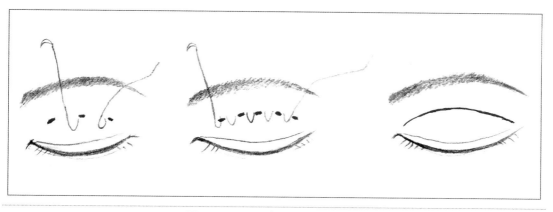

图 6-3-4　埋线法重睑成形术

五、护理

（一）术前护理

1. 心理护理　术前求美者多有不同程度的心理顾虑或对手术的恐惧，护理人员应认真听取求美者的陈述，了解其心态和要求，端正求美动机。对期望值过高者，认真分析其原因，纠正求美者不切实际的要求。对重睑术缺乏了解而恐惧者，宜通过术前谈话做好心理疏导工作，消除一些不良心理。尤其要交代清楚对于埋线法和缝线法，重睑可能在数年后自然消失，以免术后发生医疗纠纷。

2. 采集影像资料　对手术后的预期，求美者很难用语言准确描述，故术前应照相留取资料，以便术后进行对照（图6-3-5）。

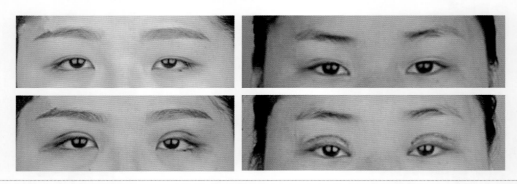

图 6-3-5　重睑术前（上图）、术后（下图）对比照片

3. 完善术前准备、常规化验、检查等。

4. 巡回护士术前准备重睑包、眼科缝合线、睑板等眼科器械。

（二）术后护理

1. 一般护理　术后应有安静舒适的休养环境。室内空气要清新流通并保持一定温度。在饮食上增加蛋白质的摄取量，同时多吃水果和新鲜蔬菜。术后1周内不要看电视、报纸，卧床休息时最好半卧位（把枕头垫高），以免眼睛过度疲劳或头部位置过低而加重伤口肿胀。

2. 切口护理　术后1～2天可去掉包扎的敷料，如果伤口上有血痂或分泌物，可用无菌生理盐水或医用乙醇擦拭，防止感染。术后第一天开始肿胀，第二天达到高峰，第三天开始消肿。根据个人体质不同，局部血运建立和淋巴回流也不一样。术后5～7天拆线。

3. 疼痛护理　手术当日伤口会有些疼痛，但随着时间的推移会逐渐减轻。求美者不要急于服止痛药，因为阿司匹林类药物会加重伤口出血。

4. 血肿预防　如果手术中损伤了小血管或术中止血不彻底、术后眼睛遭到外部撞击、激烈运动或变化无常的情绪等，都会引起伤口出血、淤血或血肿。为防止上述并发症的发生，可对局部伤口加压包扎或用冰袋冷敷，但压力不宜大，以免损伤眼睛。

（李　烨　庄新颖）

第四节　内眦赘皮矫正术及护理

内眦赘皮是指存在于内眦部的一个蹼状皮肤皱褶。求美者内眦间距增宽，可遮盖内眦角和泪阜，给人以"内斜视"的假象，不但妨碍视觉，也明显影响眼部美观。

一、病因

1.先天性内眦赘皮　是一种显性遗传病，通常为双侧，东方民族多见，不伴有眼部其他畸形者称为单纯性内眦赘皮。

2.后天性内眦赘皮　多为外伤所致，如烫伤、烧伤等多为单侧，常伴有邻近组织的损伤，如泪小管的损伤、睑缘损伤、内眦韧带断裂、内眦部形成蹼状瘢痕。

二、临床分型

根据赘皮的走形分三类：

1.上睑型　赘皮起自眉部或上睑皱襞，止于内眦部。

2.内眦型　赘皮起自于上睑，经内眦向下延伸至下睑。

3.倒向型　赘皮起自于下睑，向上睑延伸。

三、内眦赘皮程度分型（图6-4-1）

Ⅰ型　没有内眦赘皮者。

Ⅱ型　内眦赘皮部分遮挡泪湖并延至泪湖边缘。

Ⅲ型　内眦赘皮几乎完全将泪湖遮挡，且赘皮曲线与下睑相接。

Ⅳ型　内眦赘皮为异常的反向型。

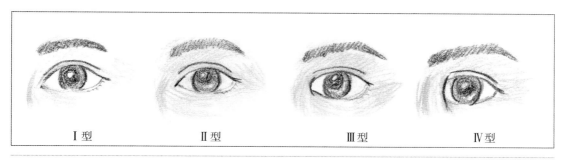

图 6-4-1　内眦赘皮程度分型

四、手术方法

1. "Z"成形术法（图 6-4-2）。
2. Spaeth 法（图 6-4-3）。
3. "Y-V"成形法（图 6-4-4）。

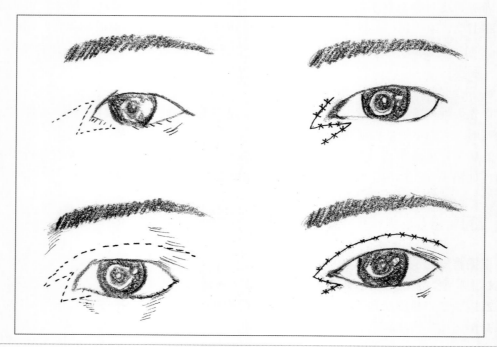

图 6-4-2 "Z"成形术法

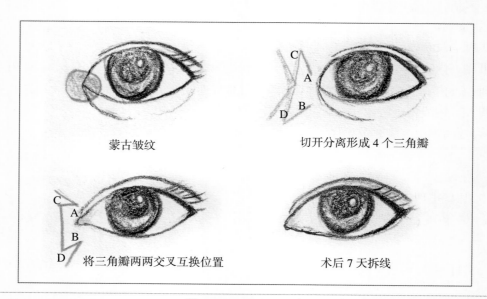

图 6-4-3 Spaeth 法

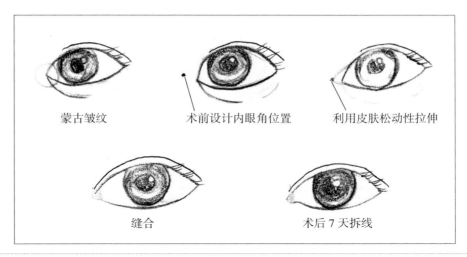

图 6-4-4 "Y-V"成形法

五、护理

(一)心理护理

术前护理人员应详细听取求美者的要求及顾虑，向求美者交代清楚手术的目的及术后效果，不要过分夸大手术的美容效果，也不宜过分强调手术风险，同时一定要讲清楚术后切口通常会有一定程度的瘢痕增生，一般 3~6 个月后会自行变软、变平，消除求美者的不良情绪。

(二)术前准备

1.常规检查身体，了解求美者有无过敏史，有无合并心肺疾患，特别注意手术区域有无急、慢性感染病灶。

2.局部准备：术前 1 天洗澡、洗头，术前 3 天开始滴抗生素眼药水，告知滴眼液的方法及注意事项。

3.头面部医学照相并存档。完善各项常规化验、检查等。

4.巡回护士术前准备重睑包、眼科缝合线、睑板等特殊器械。

(三)术后护理

1.切口护理

（1）包扎法：在切口涂少许抗生素眼药膏，纱布条外包，用一条胶布固定。术后24~48 h 换药，局部清洁消毒，再涂以抗生素眼药膏，无须再包扎。

（2）暴露法：术后切口用碘伏溶液消毒，再涂以抗生素眼药膏，术后 5~7 天拆线。

2.注意出血、感染等并发症的发生，尽量减轻求美者的心理负担。

3.注意观察皮瓣的血运情况，如发现皮瓣血运不好，应立即拆除缝线，用生理盐水纱布热敷。

4.术后 1 周复查，照相并存档。

（四）并发症及处理

1.内眦瘢痕增生　内眦赘皮矫正术后通常有一定程度的瘢痕增生，术前应向求美者交代清楚，一般在术后 3～6 个月后自行变软、变平。如瘢痕增生明显可做理疗、按摩，外用瘢痕膏等治疗。为减轻术后瘢痕增生，应注意做到手术操作准确，皮缘对合整齐，切口无张力缝合，避免术后感染。

2.赘皮矫正不佳　多由于手术设计不当，或者术式选择欠佳所致，可于术后 3～6 个月再行手术。

3.皮瓣坏死　皮瓣太薄缝合张力过紧、术中操作粗暴、肾上腺素用量过大是造成皮瓣坏死的主要原因。

（李　烨　宋艳超）

第五节　上睑下垂矫正术及护理

上睑下垂（blepharoptosis）也称上睑肌无力，系指由于提上睑肌功能减弱或丧失，患者平时上睑不能充分提起，睑缘遮盖部分或全部瞳孔。多为先天性，患者需借助额肌过度收缩和昂头姿势以增大视野，形成一种特殊面部和姿态，即额部皱纹加深，眉毛上抬，甚至颈部肌肉和颈椎畸形。上睑下垂不但影响患者的视觉，还有损于容貌。

一、病因

1.先天性　先天性上睑下垂多为双侧，也可是单侧，有家族遗传性。多由提上睑肌发育不良，或支配提上睑肌的运动神经功能不全所致。上睑下垂可单独存在，也可合并上直肌和下斜肌功能障碍，或合并颌动瞬目综合征，或合并其他眼部畸形，如内眦赘皮、小睑裂、小眼球、眉部畸形等。

2.后天性　引起后天性上睑下垂的病因有很多：包括各种原因造成的提上睑肌功能减弱或丧失，如上睑撕裂伤、切割伤等；各种原因造成的动眼神经病变，如外伤、肿瘤、炎症、血管等病变及内分泌或代谢性疾病；各种原因造成的上睑重量增加，如眼睑部肿瘤、重症沙眼、上睑重度凹陷；由于提上睑肌腱膜松弛导致的老年性上睑下垂及重症肌无力所致的肌源性上睑下垂等。

二、临床分类

1. 腱膜性上睑下垂 又称为退行性眼睑下垂，多见于老年人，是由于提上睑肌腱膜从睑板附着处分离引起，肌力良好。

2. 肌源性上睑下垂 最常见于先天性提上睑肌发育不良者。此外，也包括双侧提上睑肌麻痹合并上直肌麻痹、颌动瞬目综合征、睑裂狭小综合征等。

3. 机械性上睑下垂 包括眼睑皮肤松弛、眼睑水肿及眼睑肿瘤等，使上睑重量增加，引起机械性上睑下垂。

4. 神经源性上睑下垂 包括 Horner 综合征及动眼神经麻痹。

三、上睑下垂程度（图 6-5-1）

在正常情况下，睁眼平视时上睑缘遮盖角膜上缘≤2 mm；在排除额肌作用下，遮盖＞2 mm 即可诊断为上睑下垂。

单侧上睑下垂者可与正常侧进行对比估计下垂量：两眼平视时，两侧睑裂高度差，即为下垂量。双侧上睑下垂者则需观察上睑缘遮盖角膜的程度，根据遮盖程度分为：

（1）轻度：遮盖≤4 mm，此时下垂量为≤2 mm；

（2）中度：遮盖＞4～≤6 mm，下垂量＞2～≤4 mm；

（3）重度：遮盖＞6 mm，遮盖达到瞳孔中央，此时下垂量＞4 mm。

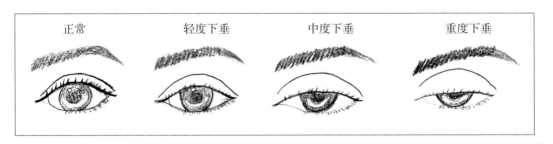

图 6-5-1 上睑下垂程度

四、手术方法

先天性患者以手术治疗为主，并应及早治疗，以免引起由视觉剥夺导致的弱视。后天性患者针对病因进行药物治疗，无效者再考虑手术。

上睑下垂的手术治疗方法有多种，归纳起来常用的有两类：提上睑肌缩短术（图6-5-2）和额肌悬吊术（图6-5-3）。

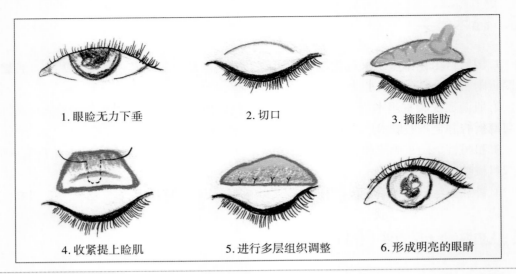

1.眼睑无力下垂　　　　2.切口　　　　3.摘除脂肪

4.收紧提上睑肌　　　　5.进行多层组织调整　　　　6.形成明亮的眼睛

图 6-5-2　提上睑肌缩短术

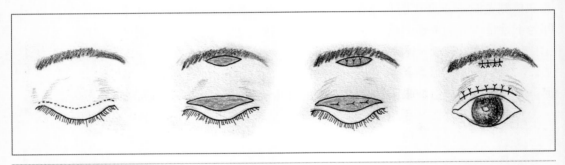

图 6-5-3　额肌悬吊术

五、护理

（一）心理护理

1.上睑下垂影响患者的心理及社交关系，患者表现为悲观、焦虑、社交障碍等不良心理状态，入院后应做好心理疏导。

2.术前详细介绍手术方法及预后，指导患者配合手术及治疗，减轻患者的焦虑。

（二）术前护理

1.局部准备　术前 1 天洗头、洗澡。术前 3 天滴抗生素眼药水，告知滴眼液的方法及注意事项。检查咽部有无炎症。特别注意面部有无急、慢性感染病灶。

2.做好术前准备　常规进行全身检查和专科检查（视力、提上睑肌肌力、上直肌功能、有无重症肌无力等）。物品准备：常规眼科包、眼科拉钩等。

3.头面部医学照相存档。

（三）术后护理

1. 切口护理　切口涂眼膏，加压包扎。术后立即冰敷 20～30 min，每隔 1～2 h 冰敷一次，可减轻局部疼痛及水肿。保持切口清洁干燥，24 h 后去除敷料。术后 3 天开始热敷，促进青紫消退及吸收。术后 1 周内尽量闭眼休息，避免眼睛过度疲劳，以利于下移的额肌与睑板的愈合。一般术后 5～7 天可拆线。避免剧烈活动头部及用力咳嗽或大声说笑。

2. 预防感染　常规使用抗生素 5 天。白天滴抗生素眼药水，晚上涂抗生素眼膏。

3. 观察有无切口感染、有无活动性出血、有无血肿及皮下淤血等。轻度的血肿及皮下淤血最常见，一般术后 1～2 周可自行吸收，但如有持续切口渗血、眼球肿痛则应立即打开切口，清除淤血，找到出血点，彻底止血。注意保持眼部卫生，勿揉眼。嘱患者出院后 2 周复诊一次，不适随诊。

（四）并发症及处理

1. 矫正不足　术中上睑上提位置应高于或等于角膜上缘。如拆除缝线后睑缘下降者，可半年后再次手术矫正。

2. 暴露性角膜炎　术中损伤或矫枉过正，"兔眼"（眼睑闭合不全）明显，角膜暴露未受保护，需及时至眼科治疗。必要时于下睑缘正中缝合一牵引线，向上牵拉，用胶布固定于眉上方 1 周，协助眼睑闭合。

3. 眉区血肿　此区手术操作是盲目分离，难以直视下止血，须警惕血肿形成。一旦发现有血肿，应及时处理以防止血液侵入球后压迫视神经引起失明。

4. 眼迟滞现象　因利用额肌代替提上睑肌作用，所以当眼球下降时，不能随同运动。随着时间的推移，可减缓至恢复。

（李　烨　宋艳超）

第六节　隆鼻术及护理

隆鼻术是通过植入适当材料来改变鼻的高度和形态，使之与面部其他部位相协调（图 6-6-1）。鼻位于面部正中，高耸而突出，其形态关系整个面部（图 6-6-2）。大部分东方人鼻子比较低，给人印象是脸部宽的笨拙感觉。隆鼻会使面部看起来比较狭窄，而且给人一种面部轮廓鲜明的印象。对于处在青春期的求美者，隆鼻手术应推迟至青春期结束，面部组织结构"定型"后，再实施手术，避免弄巧成拙。

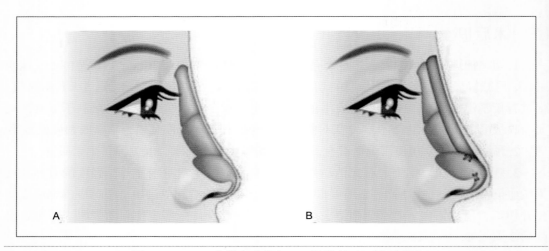

图 6-6-1   A.术前解剖图；B.假体植入后解剖图

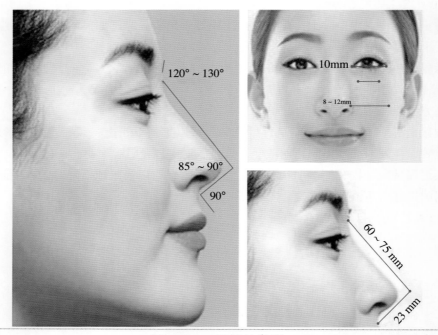

图 6-6-2   理想的鼻型

一、适应证

1.低鼻   指从鼻根到鼻尖部，整个鼻梁都比较低。确定鼻梁的高低，还要结合脸型等各种特征来考虑。

2.鞍鼻   是东方人种常见的一种鼻畸形。和低鼻一样，其鼻梁高度低于正常值，鼻梁的骨和软骨部分多半凹陷，但鼻尖向上，形状如马鞍。

3.直鼻　鼻梁高度尚可，但形态笔直，缺乏应有的锥体感。最高点未位于鼻尖。

4.鼻尖低垂鼻　鼻尖低垂，鼻最高点位于鼻背。

5.鼻根低平鼻　鼻根低平，鼻尖、鼻背外形尚可，眼距显宽，鼻体显短，似比例失调。

6.波浪鼻　鼻背中轴线上有两处凹陷，使鼻中轴线不完整流畅。

7.鼻孔横卧鼻　由于鼻端发育不良，导致鼻孔未竖立、呈"八"字，鼻翼显宽大扁平，常见于唇裂术后继发鼻畸形。

二、禁忌证

1.正在发育阶段、未满 18 周岁者。

2.面部或全身有感染（如有疖肿或毛囊炎）者。

3.鼻部皮脂腺丰富或有酒渣鼻者。

4.患有慢性鼻炎、鼻窦炎、鼻息肉等鼻腔内疾病者，应先治好鼻部疾病再隆鼻。

5.有过敏体质者。

6.精神状态不稳定或对填充材料有疑虑者。

三、隆鼻材料选择

1.固体硅胶假体　硅胶组织相容性好，质地似软骨，易于雕刻塑型，充填至鼻背后患者无不适感，很少发生机体排异反应，是较理想的假体代用品（图 6-6-3）。

2.膨体隆鼻材料　膨体材料塑型容易，真实感较强，和组织有更好的相容性，在隆鼻整形手术中有广泛的应用前景，但是价格较昂贵（图 6-6-4）。

3.自体组织　自体软骨需要在患者身体切取，会出现瘢痕，术后有发生变形的可能性。

4.注射隆鼻材料。

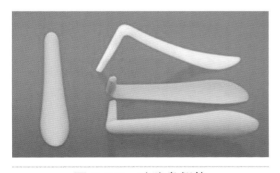

图 6-6-3　硅胶鼻假体

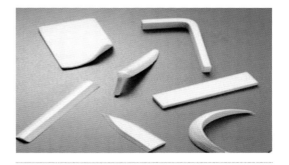

图 6-6-4　膨体假体

四、手术方法

1. 根据求美者自身解剖结构和个人要求，医生进行术前画线设计，并拍照留档。

2. 手术切口的选择

（1）鼻孔内切口（图6-6-5）。

（2）鼻前庭切口（图6-6-6）。

（3）蝶形切口（图6-6-6）。

（4）鼻前庭鼻小柱联合切口（图6-6-7）。

3. 麻醉方法

（1）局部麻醉：最为多见。

（2）静脉复合麻醉。

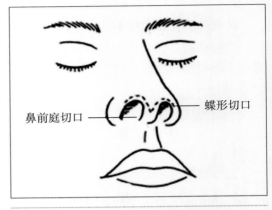

图 6-6-6　鼻前庭切口或蝶形切口

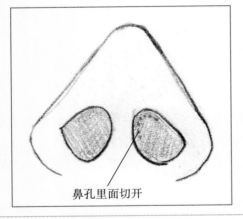

图 6-6-5　鼻孔内切口

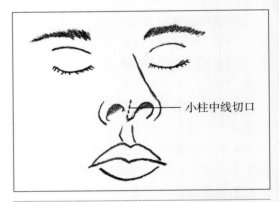

图 6-6-7　鼻前庭鼻小柱联合切口

五、护理

（一）心理护理

首先要了解求美者的心理和精神状况，有无心理障碍和精神疾病，然后了解其隆鼻的具体要求。术前做好必要的心理疏导和解释工作，介绍手术方法及术后恢复过程，让求美者充分了解自己术前的鼻型和术后效果。大多数求美者担心术后疼痛，还有部分求美者对放入假体心存疑虑，担心远期会带来不可预知的副作用。医护人员应耐心向求美者解释假体的成分及特点，并根据既往的经验及成功案例，说明发生远期副作用的概率很小，使求美者安心接受手术。

（二）术前护理

1.做好术前准备　常规化验检查，了解患者是否为过敏或瘢痕体质，有无合并心、肝、肺、肾等方面的疾病，特别注意术区有无急、慢性感染病灶。女性避开月经期。

2.局部准备　术前1天洗头、洗澡，手术当天不化妆，术前嘱患者洗净面部油脂，剪去术区鼻毛。

3.采集影像资料　对手术后的预期，求美者很难用语言描述准确，故术前照相留取资料，以便与术后进行对照。多角度拍照：正面、45°、90°、正面仰头和低头。

4.物品准备　常规物品有鼻部手术包、鼻部剥离子、假体导引器、鼻部拉钩、PDS线、VICRYL线等。根据医生的不同特点，有序做好物品准备工作。

（三）术后护理

1.观察生命体征，保持呼吸道通畅。

2.观察局部血供及组织肿胀情况，及时清除血肿、积液。对于局部皮肤苍白者，应考虑血运障碍的可能，并告知医生进行处理，必要时取出植入物。

3.做好隆鼻切口的护理，预防感染。局部切口涂红霉素眼膏。遵医嘱按时服用抗生素。

4.固定与塑型。对植入体进行正确的固定与塑型，防止挤压碰撞，发现问题及时告知医生进行处理。鼻夹板常规固定2周，截骨求美者鼻夹板外固定1个月。

5.常见并发症及处理

（1）局部血肿、感染：一般隆鼻术后第4天开始消肿，如局部肿胀、发红的时间较长，考虑有血肿和感染的可能。应及早发现，给予抗菌药物控制感染。皮肤穿孔或伤口愈合之前的局部污染也会引起化脓。治疗方法是取出假体，放置橡皮条引流，并应用大量抗生素。治疗半年后可再次手术植入假体。

（2）假体排异：表现为局部无痛性肿胀、积液。发现此情况应取出假体，改用自身组织充填隆鼻。

（3）假体移动、歪斜：假体移动多由于假体没有正确植入鼻骨和骨膜之间，位于皮下不能固定而移动；假体歪斜多由于某些部位剥离不充分而造成。如为轻度的上端偏斜，在术后两周内可用手将隆鼻后假体移向对侧挤压纠正，并在偏斜侧放置纱布卷固定，常可矫正。如术后时间较长，或偏斜较明显者，需再次手术将原隧道修正；如为腔穴分离过浅，可在原支架假体包膜下紧贴鼻骨分离出新腔穴，重新植入假体多可矫正。隆鼻后假体移动应尽早取出，不可等到皮肤充血明显、暗紫或皮肤破溃时再取出，此时取出可造成鼻尖外形摧毁或遗留瘢痕。即使在皮肤没有破溃前取出假体，也不宜立即再植入假体，应观察3个月后，根据情况考虑能否再植入。

6.术后要忌食辛辣刺激性食物，1周内不可饮酒、吸烟。

7.术后1周随诊，以便及时了解恢复情况。

（李　烨　高　洋）

第七节　驼峰鼻矫正术及护理

驼峰鼻即鼻尖下垂、外鼻过长、鼻背部成角隆起似骆驼状隆起。重度驼峰鼻鼻部宽大、成角突起，并伴有鼻尖过尖、过长或向下弯垂，形似"鹰钩状"，也有称其为鹰钩鼻。

驼峰鼻多系先天性鼻骨、鼻中隔软骨、鼻翼软骨发育过度造成，也有因外伤后鼻骨错位愈合或后期骨痂增生过度、感染或手术等原因引起的。除形态异常外，并无功能障碍。中国人驼峰鼻的发生率远远低于白种人。轻度的求美者，可通过鼻部的化妆来掩盖鼻背过高的缺陷，而根本的办法仍然需要进行手术治疗，也就是截除多余的骨组织。手术切口一般采用鼻底部鸟状切口或右侧鼻前庭切口，用鼻骨剥离器在预截除的骨峰部位行骨膜下分离，再用骨凿直接铲除骨峰（图 6-7-1 ）。

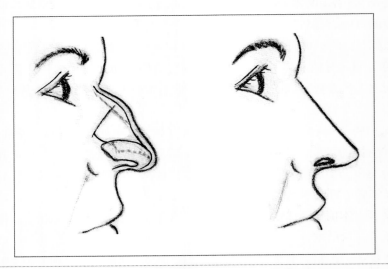

图 6-7-1　驼峰鼻矫正前后对比示意图

一、适应证

1. 鼻梁异常隆突的求美者。
2. 鼻脊不成直线、鼻宽而长的求美者。
3. 鼻尖呈现向下弯曲、下垂，外形如同鹰钩鼻。

二、禁忌证

1. 外伤后瘢痕体质者不适合行驼峰鼻矫正整形。

2.对于鼻外形改善有不切实际的过高要求者不适合行矫正手术。

三、手术方法

用小弯剪自切口插入，将鼻背所有的可动部分与固定部分潜行分离，即将鼻翼软骨、侧鼻软骨、中隔软骨上端与其表面的皮肤分离，然后用骨膜剥离器将鼻骨与其表面的骨膜、肌肉、皮肤分离，并与其深面的黏膜分离，再用骨凿直接铲除骨峰（图 6-7-2）。

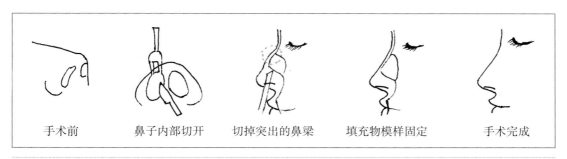

| 手术前 | 鼻子内部切开 | 切掉突出的鼻梁 | 填充物模样固定 | 手术完成 |

图 6-7-2 驼峰鼻手术过程示意图

四、护理

（一）心理护理

首先了解受术者的心理和精神状态，有无心理障碍和精神疾病。然后详细了解其对手术的具体要求。术前做好必要的心理疏导和解释工作。介绍手术方法及术后恢复过程，让求美者充分了解自己术前的鼻型和术后的效果。

（二）术前护理

询问求美者的身体状况，介绍手术方法和效果，以及如何预防感染等并发症的发生。清洁术区，剪去鼻毛。术前 3 天用抗生素药液滴鼻。

（三）术后护理

1.术后协助医生做好鼻部固定，因固定良好可保持预期的手术效果。

2.做好鼻部切口的护理，预防感染，如切口涂红霉素眼膏。对恢复过程中所遇到的问题，给予耐心、细致的解答。

3.避免碰撞鼻部。

（李 烨 张佳丽）

第八节　先天性小耳畸形美容手术及护理

耳郭起源于胚胎第一鳃弓（下颌弓）和第二鳃弓（舌骨弓）。在胚胎第 5 周，鳃弓的一部分将会发育成耳郭。大致在胚胎第 5～9 周，耳郭发育成形。在胚胎第 6 周，外胚层和间充质在下颌弓和舌骨弓激活、增殖后出现 6 个小丘状隆起，1、2、3 小丘出现于下颌弓尾部，以后形成耳屏、耳轮脚和外耳轮上部，4、5、6 小丘出现于舌骨弓头部，发育为对耳轮、对耳屏和耳垂。6 个小丘增生融合形成凸起的耳郭，第一鳃裂向内凹陷形成外耳道（图 6-8-1）。在耳郭的发育阶段，胚胎受到遗传或外界因素影响，容易出现耳郭的多种发育畸形。

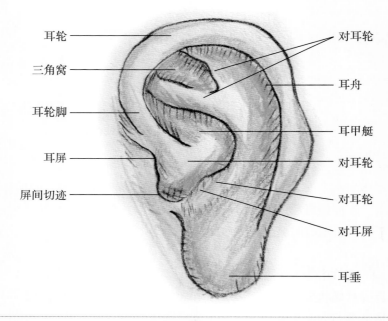

图 6-8-1　耳部正常结构

先天性小耳畸形是耳郭的先天性发育不良，伴有外耳道闭锁、中耳畸形及颌面部畸形。国外文献报道其发病率为 1/20 000～1/2000，一般认为在 1/7000 左右，在我国有报道称该病发病率为 1/3500，男性多于女性，比例约为 2∶1，右侧多见，左右比例 1∶2，双侧发病者约占 10%。

一、适应证

1. Ⅰ度　耳郭各部位结构尚可辨认，有狭小的耳甲腔及外耳道口，只是轮廓较小，耳道常为盲端。

2. Ⅱ度　耳郭大部分结构无法辨认，残耳不规则状，为花生状、舟状或腊肠状，外耳道闭锁。

3. Ⅲ度　残耳仅为小的皮赘或呈小丘状，或仅为异位的耳垂（图6-8-2）。

4. Ⅳ度　为无耳症，耳郭完全没有发育，局部无任何耳郭痕迹。

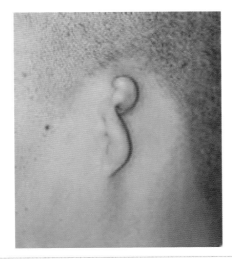

图 6-8-2　Ⅲ度小耳畸形术前

二、手术方法

先天性小耳畸形的治疗主要包括两方面内容，一个是外耳郭再造，另一个是听功能重建。一般先行外耳郭再造，再行听功能重建。听力重建手术常常会破坏耳后皮肤，因此要在耳郭再造后施行。耳郭再造的方法较多，主要可分为非扩张法和扩张法两类。非扩张法根据手术的次数可一期或分期进行；而扩张法根据扩张的大小以及是否需要植皮，可分为部位扩张法及全扩张法等。

皮肤软组织扩张器在临床广泛应用之前，多采用非扩张法。非扩张法的缺点是皮肤量不足，多需要移植 $40 \sim 50 \ cm^2$ 的皮肤，供区瘢痕明显，再造耳臃肿，也易因皮片的痉挛而变形。为克服皮肤量的不足，有学者提出皮肤扩张的方法。

扩张法最为常用。一期在耳后乳突区无发部位埋植 50 ml 或 70 ml 的肾形扩张器，扩张完成后行二期耳再造。部分扩张法，扩张后皮肤菲薄，再造耳的细微结构较为明晰，需要植皮的面积明显减少，但美中不足的是皮肤量仍不足，需要去皮游离移植。为达到无须植皮的目的，全扩张无须植皮的全耳再造法已有报道。

手术由两部分完成：一是耳再造，二是实施全耳郭再造术。

1. 耳再造

（1）第一期：埋入扩张器。手术在全身麻醉下进行。术后1周拆线，术后第3天即开始注水扩张，30天左右完成（图6-8-3）。

（2）第二期：耳郭再造二期。在皮肤扩张后2~3个月取出皮肤扩张器，实施肋软骨耳郭再造二期（图6-8-4）。

（3）第三期：耳郭再造三期（图6-8-5）。

2. 实施全耳郭再造术

（1）手术时机：一般认为13岁以后实施手术，可接近成年耳郭。

（2）是否实施改进听力手术，需综合考虑，统筹兼顾。

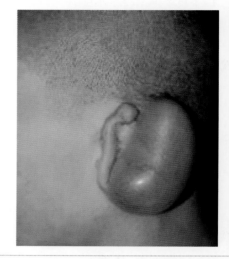

图 6-8-3　埋入扩张器

三、护理

（一）心理护理

术前护士应热情地与患者沟通，了解患者的心理需求，认真分析其心理顾虑或恐惧的原因并给予解释和疏导。入院后向患者介绍手术方法及手术前后的注意事项、配合要点，通过沟通交流取得患者的信任，使其树立治疗信心。

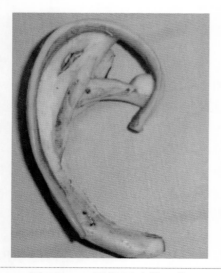

图 6-8-4　耳郭再造第二期

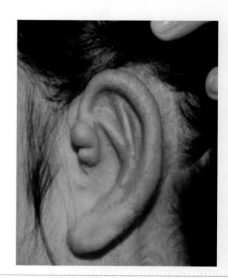

图 6-8-5　耳郭再造第三期

（二）术前准备

1.采集影像资料。术前照相留取资料，以便术后进行对照。

2.完善术前化验、检查。常规备血。

3.男性患者术前最好剃除全部头发，女性患者则需剃除发际线以上约 10 cm 范围的头发。

4.术前用透明胶片描出健侧耳郭的形态及大小，将它翻转后即成再造耳的模型。

5.双侧小耳畸形患者，男性以其父之耳郭为准，女性以其母耳郭为准。

（三）术后护理

1.引流管接负压装置，保持引流通畅。一般 5 天后可拔除引流管。

2.常规应用抗生素 3～5 天。

3.术后 10～12 天可去除外包扎敷料，拆除缝线。拆线后耳颅沟处用一纱布卷填塞并继续包扎再造耳数天，术后 3 周可去除全部敷料。拔除耳轮缘处的头发要小心。术后需垫以软枕，短期内不应受到外力的冲击，半年内避免过度压迫再造耳。

4.扩张法再造耳术后的护理　一般术后 3 天，引流物明显减少，颜色由红变黄淡，即可拔除引流管，继续加压包扎至术后 7 天拆线为止。拆线 3 天后可开始扩张器注水，首次可注水 10～20 ml，以后每隔 2～3 天注水一次，每次注水 5～7 ml，1 个月左右可以完成注水扩张。扩张完成后至少原位维持 1 个月，然后再准备行二期再造。

（李　烨　张佳丽）

第九节　唇裂修复术及护理

唇裂是一种较为常见的先天性疾病，可能与遗传、怀孕期间服用药物或受到放射线辐射有关，其发生率在 0.1% 左右。唇裂最常见的类型为单侧唇裂，单侧唇裂又分为完全性唇裂和不完全性唇裂，伴有或不伴有牙槽突裂。其次是双侧唇裂，最少见的为正中唇裂。

一、唇裂分类

（一）按部位分类

单侧唇裂、双侧唇裂、上唇正中裂、下唇正中裂和混合型唇裂。

（二）按裂隙程度分类

1.隐裂　亦称皮下裂。

2. Ⅰ度唇裂　红唇裂（图 6-9-1）。

3. Ⅱ度唇裂　红唇和部分白唇裂。白唇裂未超过上唇 1/2 者为浅Ⅱ度裂，超过上唇 1/2 者为深Ⅱ度裂（图 6-9-2）。

4. Ⅲ度唇裂　上唇裂开直达鼻底。常伴有牙槽突裂和腭裂（图 6-9-3）。

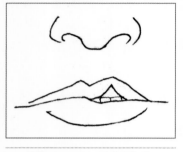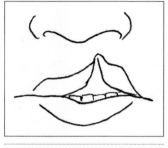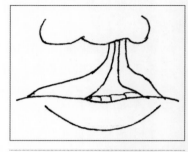

图 6-9-1　Ⅰ度唇裂　　　　图 6-9-2　Ⅱ度唇裂　　　　图 6-9-3　Ⅲ度唇裂

二、适应证

所有类型的唇裂患者均可手术治疗。唇裂手术目的包括：恢复口轮匝肌的功能和解剖关系，促进上颌骨以及面中部的对称生长和发育，修复面部缺陷和改善患者的自我形象及心理状态。

三、麻醉方式

婴幼儿以全身麻醉为主，成年人Ⅱ期修复以局部麻醉为主。

四、护理

（一）心理护理

由于先天性的缺陷，大多数患者都有自卑心理，常会产生失落感和孤独感。护士应主动热情地关心患者，耐心地向患者或家属解释先天性唇 / 腭裂畸形造成的容貌缺损及生理功能障碍通过手术修补方法，可达到功能恢复和形态接近正常。护士应主动帮助患者分散注意力，听舒缓的音乐、看电视或散步等，及时进行有效的心理疏导，在与患者交往的过程中，帮助他们认识自我价值，激励其重新建立生活的信心和勇气。

（二）术前护理

询问患者的健康情况，做好全面的身体检查，检查口腔、耳、鼻、喉等部位有无炎性疾患。若有感染病灶先进行治疗，可暂缓手术。术前 1 天根据患者情况做好备血及抗生素的药物过敏试验，并注射一定量的抗生素，以预防术后可能发生的局部或全身感染，用漱口液漱口。全身麻醉手术者应铺麻醉床。

（三）术后护理

1. 全身麻醉者按全身麻醉术后常规护理　去枕平卧，头偏向一侧。严密观察生命体征的变化。保持呼吸道通畅，给氧，及时清除口腔内分泌物，防止呕吐物或血液流入气管内引起窒息或吸入性肺炎。给予对症处理（如雾化吸入和激素治疗等），以减轻全身麻醉插管引起的喉头水肿。严密观察呼吸情况，如患儿出现鼾声及舌后坠时应立即处理。

2. 病情观察　观察生命体征的变化。观察伤口有无出血，填塞纱条有无脱落。腭裂患者术后应密切观察伤口渗血情况。如有大量渗血，应立即处理，必要时通知医生重新缝合。

3. 饮食护理　术后 1 周内可进全流质或半流质饮食，之后逐步改为软食。腭裂患者术后 2～3 周应进流质饮食。拆线后进全流质饮食 4～5 天，之后改为半流食，1 个月后方可进普食。对于年龄较小的患者，家长应耐心说服和看护孩子，避免患儿因食硬物而损伤伤口。每次饭后要用漱口液漱口，清理口腔内食物残渣，保持口腔清洁。

4. 一般护理　术后患者应注意保暖、预防感冒。除使用抗生素预防感染外，唇部伤口每日用过氧化氢溶液（双氧水）、生理盐水清洁 2～3 次。鼻腔内可用麻黄素液或氯霉素液滴入，每日 3～4 次，以减少鼻腔内分泌物。保持创面清洁干燥，防止糜烂。

5. 伤口护理　唇、腭裂术后护理的重点是防止伤口裂开及感染。无论是唇裂或腭裂，修补术后如护理不当，均有裂开的危险。防止患儿哭闹、张口大笑，使唇腭部张力增高，导致伤口裂开。唇裂患儿可用唇弓固定，防止患儿触摸、碰撞伤口，必要时限制活动，以免跌倒、碰撞致伤口出血、裂开。伤口保持清洁干燥，防止感染。每次喂奶或进食后用生理盐水及 75% 乙醇棉签擦净唇部伤口，动作要轻柔。腭裂修补术后用生理盐水或朵贝尔氏液漱口，保持口腔清洁。口腔护理每日 2～3 次。观察伤口有无出血，填塞纱条有无脱落。如腭部填塞的碘仿纱条脱出应剪除，不可拉扯。如伤口愈合良好，唇裂术后 5～7 天拆线；如使用唇弓，至少应于术后 10 日才能去除。腭裂术后口内的碘仿纱条可于 7～12 天抽除，如无出血可不再继续填塞。腭部口腔缝线于手术后 2 周拆除。

6. 出院指导及语言康复训练　出院时强调安全意识，小儿唇部是最容易摔伤和受到撞击的部位，因此要求家长注意看护患儿，以防碰撞造成伤口裂开。对于腭裂患者应在术后 2～3 个月开始进行语言康复训练。家长在术后指导孩子练习发音，不良的语言习惯及不正确的发音一旦形成很难更改，年龄越小语言训练越重要。

（李　烨　吴　冕）

第十节　厚唇修复术及护理

厚唇是指上、下唇红部过于肥厚。所谓"厚唇"是指男性上唇厚度超过 9 mm，下唇超过 10.5 mm；女性上唇超过 8 mm，下唇超过 9 mm。厚唇与遗传及人种特征有关，也有的因为局部慢性感染所致。厚唇从审美的角度来看，总是给人一种"愚钝"的感觉。厚唇多见于下唇，侧面观时下唇常突出于上唇前方，宽度也大于上唇。上唇肥厚时，上唇结节不明显或消失。正常唇部结构如图 6-10-1 所示。

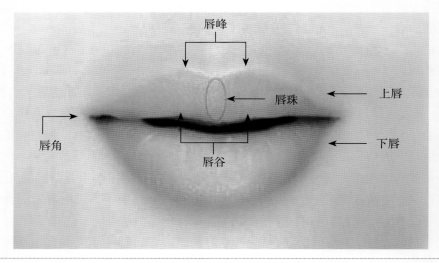

图 6-10-1　唇部结构示意图

一、适应证

1. 先天性口唇肥大　包括：①先天性重唇；②唇部血管瘤或淋巴瘤等。
2. 后天性口唇肥大　包括：①细菌感染所引起，表现为急性或慢性两种症状，嘴唇逐渐变大；②腺性囊变所引起的口唇肥大，仅限于下唇，唇大明显，近年来认为它是扁平上皮癌的前驱症状；③ Ascher 综合征，是一种伴有重唇、上睑弛缓、甲状腺肿大三种症状的疾患。

二、手术及麻醉方式

常采用眶下神经、颏神经阻滞麻醉，有时需辅以局部浸润麻醉。

厚唇变薄手术整形方法很简单，只要把肥大的口唇黏膜及黏膜下的口唇腺层一起做棱形切除，实施适当的整形调整并缝合，就会使口唇变薄（图 6-10-2）。

三、护理

（一）心理护理

求美者多有不同程度的心理顾虑或恐惧，应做好心理疏导工作，消除一些不良情绪，

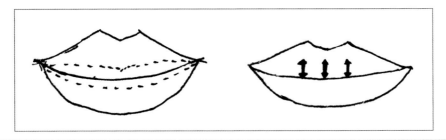

图 6-10-2　厚唇修复示意图

不过于强调并发症而加剧求美者的思想负担，也不应夸大手术的美容效果。术后求美者会出现不同程度的唇部肿胀、疼痛等，可耐心解释，消除其恐惧心理。

（二）术前护理

1. 术前检查口腔、耳、鼻、喉等部位有无炎性疾患，注意有无上呼吸道感染。口唇部皮肤如有疖肿、疱疹或糜烂，需先行适当治疗，不可草率手术。

2. 做好术前各项检查。手术以局部麻醉为主。

3. 巡回护士准备面部常规手术包等物品。

（三）术后护理

1. 术后限制口周运动，避免张大口活动，给予半流质饮食。

2. 术后一般不需包扎敷料，术区创面暴露。

3. 术后口服抗生素 3~5 天，防止感染发生。

4. 术后 5~7 天拆除唇部缝线。

5. 每日朵贝尔氏液含漱 4~6 次。注意口腔清洁，以保证手术效果。

（李　烨　吴　冕）

第十一节　面部除皱术及护理

面部除皱术又称面部提升术，适用于组织结构老化引起的面颈部皮肤松弛及萎缩等组织学、解剖学改变。面部除皱术始于 20 世纪初，至今已经有一百多年的历史。除皱术式经历了一个由简到繁、分离平面由浅到深的发展过程，即皮下分离的第一代技术、皮下分离＋浅表肌腱膜系统（SMAS）分离的第二代技术、深部平面除皱术和其后的复合除皱术的第三代技术。按照分离平面的深度，也有人将骨膜下除皱术称为第三代除皱术。

近年来，应用内镜除皱的方法正在悄然兴起。内镜除皱的手术入路小，不必做额部的冠状切口，同时借助内镜可直视血管、神经、肌肉的解剖位置，有效避免或减少术中血管、神经的损伤，具有其独特的优点。

一、病因

1.遗传　部分人群尽管年龄已大，但皮肤弹性仍较好，面部皱纹少，这可能与遗传因素有关。

2.自然衰老　通常情况下，随着年龄增长，面部会出现皮肤松弛、皱纹形成。

3.光化学性损伤　紫外线照射是主要的环境因素，尤其是对皮肤颜色较浅的人群影响较大。

4.健康状况　身心健康者，皮肤弹性好，出现皮肤松弛和皱纹晚，否则相反。

5.生活习惯　熬夜、过度疲劳及抽烟均可加速皮肤衰老。面部表情过于丰富如经常眯眼、皱眉、狂笑、撇嘴，这些动作和表情也会使面部皱纹增多。

6.其他　皮肤保养不当或长期使用对身体有毒副作用的药物，会加速皮肤老化。

二、临床表现

（一）面颈部皱纹

1.自然性皱纹　主要位于颈部，呈横弧形，一般出生时即存在，便于颈部自由地进行前俯后仰和左右旋转运动，但随着年龄增加，颈部长期运动，颈阔肌长期收缩，使自然性皱纹变得更深，皱纹间皮肤松弛隆起，加上皮下脂肪堆积，表现为老化的征象。

2.动力性皱纹　是表情肌长期反复收缩所致，所以表情肌较丰富的地方皮肤皱纹也较多。

3.重力性皱纹　在皮肤及其深面软组织松弛的基础上，再由于重力作用而形成皱襞和皱纹。

4.混合性皱纹　由多种原因引起，机制较复杂，如鼻唇沟、口周皱纹。

（二）鼻唇沟

鼻唇沟是上唇表情肌活动的产物，是由面颊部有动力的组织和无动力的组织相互作用的结果。

三、适应证

1.面颈部老化　老化改变包括松垂和皱纹，这些改变有部位、性质、程度的不同。

2.年龄　随着主客观需求的变化，30～40岁要求做除皱术的人群日益增多，一般45岁以下求美者多采取面部上中1/3除皱，45岁以上求美者往往需行全面部除皱。

3. 全身状况　无重要脏器如心、脑、肝、肺、肾病变，无皮肤病和血液系统疾病，非瘢痕体质，高血压病经内科治疗已有效控制。

4. 心理状况　术前仔细了解求美者的要求、动机，排除存在异常心理状态者。

四、治疗方法

（一）手术方法及切口选择

手术方法可选择：①额部除皱术。②颞部除皱术。③面颈部除皱术。④中面部除皱术等基本术式。

在这些术式基础上根据老化的具体表现还可以组合，如额颞部除皱术、额颞面部除皱术、颞面颈部除皱术、全面颈部除皱术、复合除皱术、骨膜下除皱术及内镜除皱术等方式。

切口可选择：①额发际、发际后、耳前后切口；②发际后切口；③额发际、颞发际切口（图 6-11-1）。

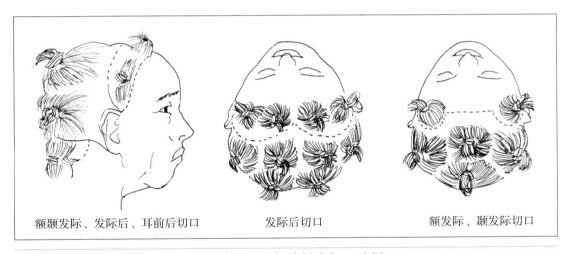

| 额颞发际、发际后、耳前后切口 | 发际后切口 | 额发际、颞发际切口 |

图 6-11-1　面部除皱术切口选择

（二）非手术治疗

分为注射填充除皱（包括肉毒杆菌毒素注射除皱和填充剂注射除皱）和激光射频技术除皱。

五、护理

（一）心理护理

评估患者的身心状况。整形美容科的患者不同于其他科室的患者，他们的目的不是单纯治疗生理性疾病，而是要改善形象、提高自信，所以对术后的期望值较高。因此，术前应与患者充分沟通，了解其心理需求，并详细地介绍手术方式及注意事项，消除其恐惧心理，使患者配合手术。客观地介绍手术效果，正确引导、适当调整患者的心态，缩小术后效果与期望值之间的差距，尽量使医患达成共识。对于期望值超出身体实际条件及身体状况不适合手术者，应予以回绝。

（二）术前护理

1. 询问病史，大部分除皱患者需住院治疗，所以应常规询问病史。特别注意以下几点：出血性疾病史；用药史，如曾服用阿司匹林、双嘧达莫、维生素 E 和激素类药物者，应停用 10 天方可手术；吸烟史，应于术前 2 周戒除；手术时间必须避开月经期。

2. 完成常规检查　术前做血常规、凝血功能、肝功能、肾功能、电解质、血脂、血型、血糖、乙肝表面抗原、HIV 抗体、梅毒滴度、心电图、胸片等检查，协助医生进行体格检查。护士应了解各种检查的目的、意义及检查正常值，如有异常或遗漏应及时告知医生。

3. 测量血压、体重、身高，为麻醉用药提供依据。

4. 皮肤准备　术前检查头面部皮肤是否完整，有无破损、溃疡及疖肿。嘱患者淋浴，彻底清洁头、面、颈部皮肤，术前 3 天每日 2 次用 1∶5000 苯扎溴铵（新洁尔灭）温水溶液洗头。术前 1 天剃除术区头发，将切口周边头发梳理扎成小辫，以便充分暴露术野。

5. 胃肠道准备　局部麻醉无须胃肠道准备，全身麻醉手术者术前 1 天午餐进清淡饮食，术前禁食 12 h、禁饮 4 h，防止麻醉或手术过程中因呕吐物误吸入气管引起窒息或吸入性肺炎。

6. 药物过敏试验及配血　根据医嘱术前 1 天做好药物过敏试验及配血。过敏试验阳性者在病历上做醒目标记，并通知主管医生。

7. 术前用药　术前 3 天，每日肌内注射维生素 K 或术前 1 天肌内注射立止血。术前 30 min 肌内注射阿托品、地西泮和立止血各一支，各药剂量分别为 0.5 mg、10 mg 和 1 KU。精神紧张者，术前晚应酌情口服镇静安眠药。

8. 照相　拍面颈部正位、侧位及 45° 斜位静止、微笑状态照片，以利于术前、术后的对比。

9. 进手术室前排空大小便，取下活动性义齿、眼镜、发卡、手表及贵重物品。手术时间较长者应留置导尿。

10. 手术室护士在术前 1 天访视患者，了解患者的基本信息，准备手术所需物品及各种设备，做到心中有数。

11. 巡回护士准备面部除皱手术包、各式拉钩、缝合线等物品。

（三）术后护理

1. 全身麻醉术后护理　麻醉未完全清醒前去枕平卧，头偏向一侧；禁食、水 4~6 h；心电监测，监测血氧饱和度及生命体征；吸氧。麻醉清醒后根据病情取半卧位，以减轻头面部水肿。

2.保持术区敷料的清洁与干燥 观察术区敷料有无渗血，固定是否可靠，保持引流管固定在位、通畅，防止引流管扭曲、打折与脱落，及时倾倒引流液并记录量、色及性质。

3.观察术区疼痛程度与性质 术后严密观察病情，如患者额部、耳周、颌下有明显疼痛，可能与包扎过紧造成局部皮肤缺血坏死有关，应告知医生查明原因，及时对症处理。

4.预防感染 遵医嘱使用抗生素 3～5 天，及时拔除引流管及换药，观察局部伤口有无红肿。

5.饮食指导 术后 4～6 h 后可进清淡流质饮食，无恶心、呕吐等反应再逐步进营养丰富的半流质饮食，避免食用硬食及口腔咀嚼，禁烟、酒、辛辣刺激性食物 1 个月。

6.术后鼓励患者尽早下床活动，以促进身体的恢复与伤口的愈合。耳前、耳后切口术后 6 天拆线，张力较大处可间断拆除至 10 天左右拆完。

7.术后并发症及处理

（1）血肿：是除皱术后最常见的并发症，往往于术后 10～12 h 出现，临床表现为疼痛加重，患侧面部饱满，眼睑、口唇肿胀，颊黏膜瘀斑。如有上述表现，应立即打开包扎敷料；如有皮肤张力明显增高、感觉减退或麻木，有血肿发生的可能。一旦确诊，立即拆除数针缝线引流或穿刺抽吸，然后加压包扎。

（2）神经损伤：可能损伤的主要神经有耳大神经、眶上神经、眶下神经和面神经。前 3 种为感觉神经，因损伤后仅有相应区域的感觉异常，且最终能代偿或恢复，所以未受到重视致损伤发生率较高。面神经永久性损伤可致相应部位面瘫，后果严重，应引起重视。

（3）感染：如感染发生，即有造成大面积皮下潜行扩散的危险。因此，术前必须严格清洗术区，消毒液浸泡头发，头发按区域编扎，常规应用抗生素。如发生化脓感染，需及时打开切口进行引流。

（4）皮肤坏死：是手术最严重的并发症之一。为避免皮肤坏死，除注意敷料放置位置合理及缠扎压力的适度外，还应将发辫解开，洗净血污，梳理头发。包扎松紧度以可容一指插入绷带之下为适宜标准。

8.出院健康指导

（1）指导患者局部涂抹防止瘢痕增生的药物，使用弹力带 3～6 个月，预防瘢痕增生。

（2）术后半年内可能会感到皮肤发紧、麻木、瘙痒、刺痛，是手术损伤神经末梢所致，一般在术后 1～3 个月随着神经的恢复而消失。

（3）术后 3～6 个月避免染发、烫发、熏蒸、热敷及使用电吹风，避免因头面部皮肤感觉迟钝或麻木而引起过敏、烫伤。

（4）术后可能有短暂局部少量脱发，属正常现象。

（5）保持心情愉快，合理饮食，生活规律，充足睡眠，以延缓衰老。

（李 烨 闫 娜）

第十二节　隆颏术及护理

假体隆下颏术是一种口腔内小切口植入假体的外科手术。人的鼻尖和颏之间存在一个美学平面，即在鼻尖和颏之间画一条直线，如果唇不超过这条线则看上去为美，超过则显丑。因此，该美学平面取决于鼻、唇、颏三者的关系，如果不是由于鼻与唇的缺陷引起的不美观，可通过颏部整形来改善。颏部畸形最多见于小颏或颏后缩。整形可以将下颌骨前移矫正，但痛苦大，手术复杂。因此，隆下颏术很受求美者欢迎。

一、病因

小颌畸形是指下颌骨发育不足导致的畸形。通常是由于下颌体发育不全造成的，也可由下颌支发育不全引起。病因中部分是先天性的，如下颌面骨发育不全综合征，还有部分患者是因外伤或感染破坏下颌髁突生长中心而引起。

二、适应证

隆颏术适用于轻度下颌后缩畸形。下颌后缩畸形包括下颌后缩和小颌畸形。下颌后缩畸形是指下颌对上颌的位置而言，下颌位置后退于正常位置。畸形较轻的患者一般表现为小颏或短颏，咬合关系基本正常，外观面部比例不对称；重度者下颌支与下颌体短而小，部分患者出现严重的下颌后缩，少数患者呈鸟嘴状畸形，外观突出明显。还有部分求美者为了迎合时尚，追求个性，欲做成向前小翘的尖下巴。

颏部对面下 1/3 轮廓的影响较明显。以软组织鼻根点和鼻下点对眶耳平面（即法兰克福平面）所作的两条垂直线来判断颏前点的位置，认为合适的颏前点就在这两条垂直线之间。颜面协调的结构应分为上、中、下三等份，而面下 1/3 部又以上、下唇及颏部分为上、中、下三等份来判断颏部的形态位置是否合适，以此来制订手术方案。面部正常比例关系如图 6-12-1 所示。

三、隆颏材料选择、手术及麻醉方式

（一）隆颏材料

目前临床常用硅橡胶制品，硅胶价格便宜、易雕刻、容易取出。使用异体或异种骨者较少，原因是取之困难。膨体聚四氟乙烯是目前组织代用品最为理想的材料，它呈微孔网状结构，纤维组织、毛细血管可长入，易与人体组织亲和，但价格昂贵、不易雕刻。

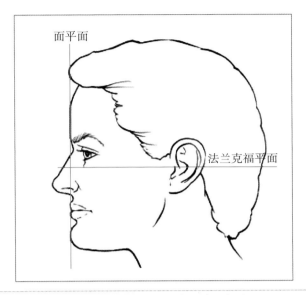

图 6-12-1　面部正常比例关系

（二）手术及麻醉方式

1.手术切口以口内居多，术后皮肤表面不留瘢痕。颏下缘切口少见，一般只适用于下颌严重后缩畸形的求美者。假体植入的位置如图 6-12-2 所示。

2.麻醉　一般采用局部麻醉。

手术前后的效果对比如图 6-12-3 所示。

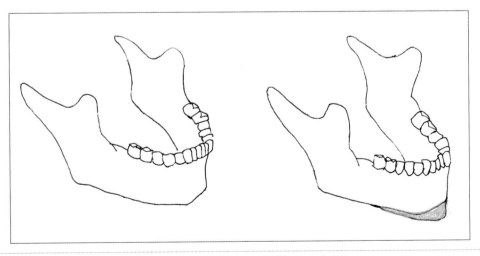

图 6-12-2　假体植入的位置示意图

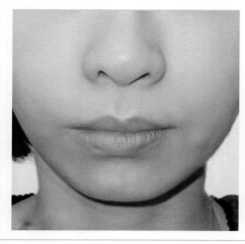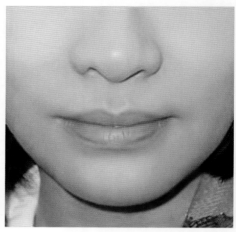

图 6-12-3　术前、术后效果对比图

四、护理

（一）心理护理

求美者多有不同程度的心理顾虑或恐惧，应做好心理疏导工作，消除一些不良情绪，不要过于强调并发症而增加求美者的思想负担，也不应夸大手术的美容效果。术后求美者会出现不同程度的颌面部肿胀、疼痛等，可耐心解释，消除求美者恐惧心理，症状较重者可给予对症治疗。

（二）术前护理

1.术前常规化验检查，了解患者是否是过敏、瘢痕体质，有无合并心、肝、肺、肾等方面的疾病，特别注意手术区域有无急、慢性感染病灶。女性避开月经期。

2.做好手术部位的测量。术前检查面部及口腔有无急、慢性感染病灶。

3.医学照相　拍面部正、侧、斜位及颏下位照片，以利于术前、术后对比。

4.口腔准备　术前用稀释的碘伏盐水漱口，按 1∶12 的比例配制（每 500 ml 生理盐水加入碘伏约 40 ml）。

5.皮肤准备　术前一天洗头、洗澡，手术当天不要化妆。

6.术前对将要使用的手术器械进行功能检查及测试。

（三）术后护理

1.对口入路的求美者，应观察口腔及咽部分泌物，并及时清除。术后可常规做口腔雾化吸入，以防止呼吸道感染。

2.注意皮肤外固定包扎是否牢靠，防止填充物移位。为减少出血及术后塑型，可采用局部冷敷。

3. 疼痛护理 求美者术后剧烈疼痛可遵医嘱给予镇痛药物。

4. 预防感染 术后常规口服抗生素 3～5 天，必要时可通过肌内注射或静脉给药。

5. 饮食护理 进全流质饮食，进餐后用稀释的碘伏盐水漱口，以防止切口感染。

6. 注意感染、血肿、颏神经损伤（颏部麻木）等术后并发症的发生，如有发现及时报告医生。

（李 烨 闫 娜）

第十三节 下颌角肥大矫正术及护理

下颌角肥大多伴有咬肌肥厚，患者面形较宽大，多呈梯形面形，侧面看呈男性的下颌角，缺乏柔和、流畅的轮廓。长期以来，有关改善脸型的研究一直备受人们重视。这是因为脸型与容貌美丑关系极大，理想的脸型能给人留下美好的第一印象。脸型不理想，即使五官条件再好，有时也会造成个体在心理上和社会适应上的明显压抑。

一、病因

引起下颌角肥大的病因主要有"工作性肥大"理论和遗传因素两种。

1. "工作性肥大" 自从 1880 年 Legg 最早报道一个 10 岁的良性咬肌肥大病例以来，下颌角肥大至今仍被西方学者诊断为咬肌良性肥大。对于引起咬肌良性肥大的病因主要集中在咬肌本身的病理性改变。1947 年，Guraey 提出了引起咬肌良性肥大的"工作性"病因，即"工作性肥大"的理论。他认为咬牙习惯，如夜间磨牙和咀嚼肌的过分工作，造成了咬肌良性渐进性的肥大增生。有些学者补充提出，牙齿脱落、牙痛、单侧咀嚼、多种咬合关系紊乱和颞下颌关节的疾病以及情绪不稳定时的习惯性咬牙均可能促成咬肌良性肥大。

2. 遗传因素 1986 年，南斯拉夫学者 Roncevic 根据自己的实践经验提出了遗传因素造成下颌角肥大或咬肌良性肥大理论。他不同意"工作性肥大"的理论，认为在下颌角肥大或咬肌良性肥大的患者中确有咬合关系紊乱者，但不能认为咬合紊乱就是下颌角肥大或咬肌良性肥大的诱因。紊乱可能是原发性的，也可能是继发性的，因为有众多的咬合紊乱患者并没有发生下颌角肥大或咬肌良性肥大。偏侧咀嚼可能是结果，因为一般情况下，在肌肉发育良好的一侧咀嚼更容易发生，而且许多因一侧牙齿脱落或牙痛而主要用另一侧咀嚼的人，并未出现下颌角肥大或咬肌良性肥大。咬牙和夜间磨牙在正常人中比较常见，而在下颌角肥大或咬肌良性肥大的患者中却不多见。手术并没有去除"工作性肥大"理论提及的下颌角肥大或咬肌良性肥大的诱因，但迄今为止，尚无一例复发。下颌角肥大或咬肌良性肥大患者手术切除的标本，经组织病理学检查，都是正常横纹肌，并没有发现肌纤维肥大。基于上述原因，Roncevic 提出，咬肌良性肥大很可能是一种先天性的、由遗传因素决定的、由于下颌角肥大而引起的肌肉"畸形"，而大部分"方形脸"或下颌角区域的增大变厚诊断为下颌角肥大更为合理。这一理论普遍被东方学者所接受。

二、临床表现

对于下颌角咬肌肥大的求美者，通过对其进行常规临床检查及颌骨 X 线、头影测量检查，在除外肿瘤及外伤的情况下，对其所有资料进行研究与分析后发现，这类求美者的特征性表现有：

1. 下颌角明显肥大、外翻，从正面看颜面下 1/3 明显宽大，呈"方形脸"或"梯形脸"。

2. 从侧面看可见下颌角部骨质肥大粗壮如骨瘤样异常增大，此区域的软组织厚度也明显增加，但触诊此部位软组织柔软。

3. 下颌平面角（GoGn-SN 角）过小，表明下颌平面的倾斜度过小，部分患者面下 1/3 的高度过短，主要表现为颏部垂直高度发育不良，从而加重了方脸畸形。

三、手术方法

下颌角肥大的治疗是以下颌角截骨或伴部分咬肌切除为主。手术的方法主要分为口内入路与口外入路两种方法。现在常用的长曲线下颌角截骨术，是将以前常用的两种下颌角整形手术方法即切骨术与磨骨术完美结合，此方法一方面能切除肥大的下颌骨，另一方面通过磨骨法修平截骨后的棱角，让脸部线条更柔和、更流畅（图 6-13-1）。这种新瘦脸方法既照顾了追求正面曲线的人群，也照顾了侧面的弧度效果。此方法是根据下颌角弧度美学进行，拉大切割线与下牙槽神经的距离，风险较小，符合下颌角的受力原理。虽然略显复杂，但瘦脸效果比较完美，适合各种要求改变脸型的求美者（图 6-13-2）。手术切口选用口内较多。

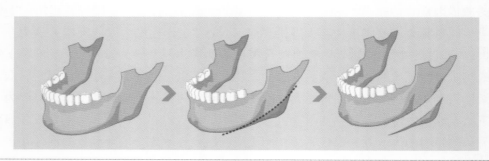

图 6-13-1　长曲线下颌角截骨术示意图

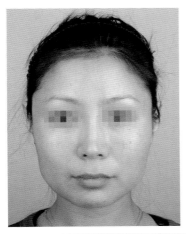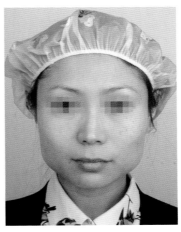

图 6-13-2　下颌角矫正手术前后的对比

四、护理

（一）心理护理

求美者求治目的是改善外观，同时又担心手术痛苦及术后的疗效，心理上易产生紧张、焦虑情绪。术前应仔细听取求美者的陈述，了解其心态和要求，做好术前的测量和解释，消除求美者的心理顾虑，与其共同选择满意的手术方案。

（二）术前护理

1.术前应细心询问求美者病史并体检，完善全身麻醉术前准备，常规全身检查。了解局部有无手术史、外伤史及用药史，近期口腔是否有急、慢性溃疡等，手术区域是否有感染灶存在，患者是否是瘢痕、过敏体质，有无心、肝、肺、肾等重要器官的活动性和进行性疾病，女性患者是否处于月经期，是否存在心理障碍等。

2.术前两周停服雌激素、维生素 E、阿司匹林等药物。

3.进行医学照相，拍面部正、侧、斜位及颏下位照片以备术后对比。

4.遵医嘱协助患者做好相关辅助检查，拍摄上颌骨 X 线片，了解上颌窦发育情况，测量面形宽度比值及骨性面宽比值，拍摄下颌骨曲面体层片、下颌侧位片，测量下颌骨该去除的部分，了解下颌管、下牙槽神经和血管的走向。

5.口腔护理　术前用稀释的碘伏盐水漱口。

6.术前对将要使用的微型锯进行功能检查、测试。手术时间较长者，术前应留置导尿。做好常规化验检查、心电图、交叉配血试验、备血等。

7.巡回护士准备面部骨性手术包、磨骨仪器、口内可吸收缝合线等物品。

（三）术后护理

1.按全身麻醉术后常规护理。

2. 观察生命体征及意识恢复情况，严密观察求美者呼吸道的通畅度、呼吸幅度和频率等，及时清除口腔积血及呼吸道分泌物，保持呼吸道通畅。对经口入路的求美者，应经常观察口腔及咽后分泌物，并及时吸出，吸引时避免触动伤口的填塞纱条，防止其松动阻塞呼吸道。术后可常规做雾化吸入，防止呼吸道感染。

3. 保持头面部包扎固定牢靠，在全身麻醉清醒后取头高脚低位。

4. 密切观察负压引流管是否通畅及引流液的颜色、性质和量，如无特殊情况，术后48 h 更换敷料，拔除负压引流管。

5. 疼痛剧烈者，必要时遵医嘱给予镇静剂或镇痛剂。

6. 术后应用抗生素预防感染。

7. 进全流质饮食，餐前、餐后用稀释的碘伏盐水漱口，给予口腔护理，2 次 / 日。

8. 告知求美者术后肿胀期及最终效果出现的大概时间，帮助求美者进行心理调整。

9. 口内切口术后 6 ~ 7 天拆线。术后 3 个月复诊，了解切口恢复情况及手术效果。

10. 术后并发症及处理

（1）呼吸困难：部分求美者在术后情绪烦躁，诉喘气困难，护理上应密切观察求美者的情绪变化、生命体征、血氧饱和度，面色、口唇是否发紫。最常见的原因是敷料包扎过紧或部位欠妥，可在颊下正中将外敷料剪一小切口松弛包扎压迫。如果敷料包扎不紧或松弛敷料后求美者症状未减轻，则应考虑为咽喉部肿胀引起，除给予吸氧，还应根据病情采取对症处理。

（2）出血及血肿：如术中发现截骨部位出血较多，应立即填入明胶海绵并压迫止血，术后留置闭式引流加压包扎。护理上注意观察引流管是否通畅和引流液的颜色、性质、量并做好记录，避免引流管的扭曲、折叠、脱落。注意观察口内有无新鲜血液流出，双侧颊黏膜是否有淤紫，两侧下颌、颈部及耳后下方是否有明显肿胀、压痛。对术后较大的血肿应协助医生及时清除，较小的血肿暂可密切观察，并限制求美者活动，及时做好面部冰敷，必要时局部探查抽吸后加压包扎，使血肿消失。

（3）口周皮肤受损：口内入路的手术中如不采取保护性措施，大多数求美者口角周围的皮肤和黏膜会由于牵拉、压迫、电锯灼磨而受损，一般情况下损伤愈合后不留瘢痕，但术后求美者常诉口角疼痛，为此，术中可在口周涂抹油膏润滑，并衬垫纱布保护，也可应用贴膜保护口周。观察判断口角损伤的程度：①口角小面积的表皮脱失发红，一般不予处理，通常不留瘢痕。②如果面积较大且口角外侧的皮肤损伤深及真皮，往往会留下瘢痕或色素沉着，因此早期应涂抹油膏，防止表面感染，避免损伤加重和瘢痕的形成。

（4）神经损伤：术中由于牵拉可造成颏神经损伤，表现为下唇及口周麻木甚至感觉障碍。术后应观察麻木的范围和程度，并配合医生向求美者解释，给予对症处理。观察神经恢复情况，一般均于 3 ~ 6 个月后恢复正常。

（5）感染：下颌角截骨术后发生感染的情况少见。术前做好口腔清洁，术中严格无菌操作，术后预防性使用抗生素和做好口腔护理一般可避免。最常见的感染是由于血肿继发引起的，因此预防血肿形成是预防术后感染的关键。术后应严密观察求美者体温、面部及颌下区是否有红肿、胀痛，口腔内有无异常分泌物，必要时查血常规。

（6）张口受限：部分求美者在消肿后仍有张口困难，可能与咬肌失去附着点而造成咀嚼肌群动力平衡失调有关，少数也可因手术牵拉造成颞下颌关节功能紊乱而引起。术后通过咀嚼功能的锻炼均可恢复，若长期不愈，应请口腔颌面外科医生进一步会诊。

（李　烨　闫　娜）

第十四节　进行性半侧颜面萎缩手术及护理

进行性半侧颜面萎缩也称为 Romberg 病、Parry-Romberg 综合征。由 Parry 在 1825 年首次报道，1846 年 Romberg 再次详细描述了本病，故以两个人的名字命名。它是以单侧面部皮肤、皮下组织、肌肉、软骨以及骨组织进行性萎缩为特征的罕见疾病，其病因及发病机制至今不明。女性多于男性，单侧面部发病率为 95%，左右两侧面部发病率一致。典型的半侧颜面萎缩多于 20 岁前发病，病程进展缓慢。发病的高峰期和活动期常在初次出现症状时 2.5 ~ 10 年内，一般持续 2 ~ 3 年后处于相对静止状态。

一、病因

迄今为止，进行性半侧颜面萎缩的发病机制尚不清楚。该疾病没有遗传倾向，病因假说较多，包括损伤学说、遗传学说、三叉神经学说、感染学说、硬皮病学说、交感神经学说等，但都不能予以完整解释。

二、临床表现

一般先出现患侧头发、皮肤或者虹膜的色素变化，继而出现患侧颊部、唇部、额部或眶下部皮肤萎缩，并逐渐累及皮下脂肪、筋膜、肌肉、鼻翼、红唇、颏外侧部、骨组织。萎缩的患侧与健侧的交界处明显，称为"军刀痕"。严重病例甚至还波及对侧面部、颅骨、颈部和上肢。可伴随皮肤色素变浅或加深，毛发脱失或白发，多汗或闭汗，患侧唾液分泌减少、舌萎缩。可有患侧硬腭及上下颌骨发育不全、牙齿缺失、牙列不齐。10% ~ 40%的患者伴有眶部脂肪萎缩导致的眼球内陷、眼外肌活动受限或瘫痪。个别患者有三叉神经痛、患侧面部感觉障碍或癫痫发作。

三、治疗

进行性半侧颜面萎缩的治疗，应视畸形的程度和范围来选择不同的手术方法，目前常用的整形修复方法是植入充填组织求得外形丰满，力求与正常侧对称，恢复基本正常的外形。用来填充的材料分为自体组织和支架材料，其中吻合血管的真皮脂肪瓣游离移植由于组织能够完全成活，移植物更加符合生理解剖特点，效果最为理想（图6-14-1）。

　　1.手术治疗　采取分期手术，皮肤扩张器植入术+患侧面颊部修复术。

　　2.换药　每日换药2次，0.9%氯化钠注射液500 ml+注射用头孢曲松钠2.0 g持续冲洗伤口，注意观察皮瓣、皮管血运情况。

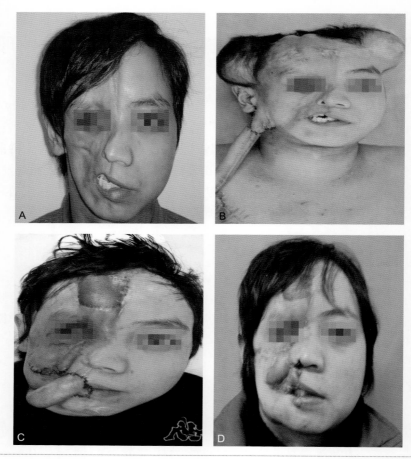

图6-14-1　A.手术前；B.一期术后；C.二期术后；D.术后

　　3.抗感染　0.9%氯化钠注射液100 ml+注射用头孢唑啉钠2.0 g，2次/日，静脉滴注；甲磺酸左氧氟沙星注射液0.2 g，1次/日，静脉滴注。

四、护理

　　因外貌形态异常，患者易出现焦虑、急躁、自卑等情绪，护士应主动帮助患者分散注意力，听舒缓的音乐、看电视或散步等，及时进行有效的心理疏导。对术后疼痛者报告医生，及时对症治疗。监测患者术后生命体征、皮肤扩张部位有无出血、皮管血运和引流液的情况，保证患者的睡眠，对病情的恢复有积极作用。观察扩张器植入处皮肤及皮管的颜色、温度、毛细血管反应、肿胀程度等，加强抗感染治疗，预防潜在并发症的发生。

（一）术前护理

1. **心理护理**　入院后1～2天，以心理护理为主。患者因颜面萎缩严重影响外观形象而存在自卑心理，负担较重，存在不同程度的紧张、抑郁、悲观等不良情绪。针对这些心理特点，术前护士应热情地与患者沟通，了解患者的心理需求，认真分析其心理顾虑或恐惧的原因并给予解释和疏导。入院后向患者介绍手术过程，告知患者通过手术可以一定程度改善颜面萎缩的一些症状，但很多情况不能彻底纠正，难以达到双侧完全对称。充填后的组织后期还会部分吸收，必要时还需要多期手术矫正，使患者做好充分的心理准备。讲解手术前后的注意事项及配合要点，通过真诚的沟通交流取得患者的信任，使其树立治疗的信心。

2. **采集影像资料**　对手术后的预期，患者很难用语言描述准确，故术前照相留取资料，以便术后进行对照。

3. **完善术前准备**　进行常规化验、检查等。必要时行特殊检查，如头部CT、MRI。常规备血。

4. **术前适应性训练**　为适应术后的治疗需要，术前3天进行下列项目的模拟训练，每日2～3次，每次20～30 min。①体位训练：向患者及家属讲解术后体位的重要性，使其高度重视、主动配合。指导患者术后采取健侧卧位或仰卧位，绝对禁止患侧埋置处及皮管处受压，以免引起皮管血运障碍导致手术失败。②深呼吸及有效咳嗽的训练：教会患者深呼吸及有效的咳嗽方法，以利于减轻疼痛和呼吸道分泌物的排出。③头部制动及床上排尿的训练：教会其头部制动的方法，头部尽量缓慢移动，身体可适当行翻身活动，同时还要训练其床上排尿。

5. **全身护理**　嘱患者术前1周戒烟、酒，保证充足的睡眠，注意保暖，预防感冒。术前1天及术晨给予0.1%醋酸氯己定溶液漱口，防止口腔感染。

6. **做好术区和供皮区皮肤准备**　术前连续3天用0.5%碘伏清洁供皮区，检查局部有无感染。

（二）术后护理

1. **体位护理**　术后去枕平卧6 h，禁食、水。取半坐卧位，以利于术区的动脉充盈及静脉回流，减轻术区组织水肿。患者取健侧位，防止压迫扩张器及过度受压影响皮瓣存活。指导患者及家属发现异常时，如疼痛剧烈，手术局部肿胀、颜色发紫，心悸气短，短时间内引流量过多，引流物颜色鲜红或引流管变圆（说明无负压）等，要及时呼叫医护人员给予处理。

2. **体温变化的观察与护理**　术后体温变化是机体最敏感的反应之一，与术后吸收热有关。在护理过程中要密切监测患者体温变化，术后1～3天体温在37.5 ℃左右变化为正常；3天后若体温超过38 ℃并伴有疼痛时，应及时报告医生，给予对症处理。

3. 负压引流的护理　密切观察引流装置负压情况及引流液的颜色、量及性质，保持有效负压。如引流液持续鲜红、量多或疼痛剧烈，要及时通知医生检查并处理。术后5～7天拔除引流管。

4. 饮食指导　术后1～3天患者禁食、水，使其了解禁食的必要性。术后3～10天内进流质饮食，之后进高维生素、高蛋白质、高热量饮食。嘱患者增强营养，提高创面愈合能力。

（三）专科护理

观察扩张器植入处皮肤及皮管的颜色、温度、毛细血管反应、肿胀程度等，这是术后护理的核心内容。

1. 正常皮管的护理

（1）生活护理：术后卧床休息，给予易消化、高营养的半流食，注意伤口出血情况，疼痛时给予镇痛剂，并监测体温变化。

（2）手术完毕时在皮管与基底层之间垫4～5层纱布，皮管两旁放两个棉垫，高于皮管，可避免棉被压迫皮管影响血供。

（3）保温：促进血液循环，术后加盖棉被，局部可放热水袋，或用聚光灯照射，温度应保持在32 ℃左右，防止烫伤，冬季防止冻伤。

（4）勿使皮管挤压、折叠、扭转和挫伤，需保持局部松弛舒适的体位。上臂皮管术后平卧，上臂抬高，外展与躯干呈80°，肘关节屈曲，下边垫一枕头与床呈30°。如下地活动时，以支架支撑，使上肢制动。胸肩峰皮管术后平卧，头抬高稍偏向患侧，患侧胸肩部下垫一枕头，上肢内收45°放于胸前。

2. 异常皮管的护理

（1）注意皮管颜色、温度的变化：术后4～6 h巡视一次，如皮管发凉、苍白、青紫，说明血供不良，应加强保温措施。

（2）如皮管发硬、肿胀、中央发紫，缝线处尤为明显，说明有淤血或血肿，应立即拆线2～3针，排除淤血。

（3）如皮管上出现水疱，也说明血运不良，应及时抽出渗液，敷以油纱条。

（4）如局部红、肿、热、痛明显，体温升高，说明有感染，应全身应用抗生素。局部有创面者以油纱条换药。

3. 皮管转移的护理　皮管形成后至移植到缺损部位的过程为皮管转移。皮管形成4～5天是靠原来蒂部的血管供给血液，以后逐渐建立侧支循环，整个皮管发展成非典型的动脉吻合支。术后第8～10天发展为较粗大的动脉血管网，到18～20天时，血管已再建完善，此时转移为最适宜。

（1）皮管拆线后，应进行血供的锻炼，用细橡皮管夹紧切断蒂的根部，目的在于阻断血运，每日早晚各夹一次，开始每次夹5 min，逐渐增加至2～3 h，或更长时间，以达到皮管无血运障碍。在锻炼的过程中也应密切观察变化，如有苍白、发凉，应及时放松，以免引起坏死。皮管柔软，温度与正常皮肤相同，15～20天即可转移。

（2）因缺损的部位不同，皮管转移后肢体所处的位置也各有不同。上臂皮管转移至鼻、耳、唇、颊、眼部时，上肢高举固定于头面部，以往采取石膏固定，现多采用绷带固定。患者取半卧位，此阶段患肢无法穿衣袖，冬季需使皮肤保暖，可做成活动衣服，背心和袖子分开，以带子连接，袖子为片状，用带子绑起形成筒，使患者穿脱方便，不致受凉。随时注意肢体和皮管的位置固定，保证皮管不扭转、折叠。胸肩峰皮管以腕部携带时，用绷带吊起患侧上肢，固定于胸前。

（3）术后下床活动或上厕所时，动作不可用力过猛，走路时小心谨慎，防止晕倒或跌倒时将皮管撕脱。

（4）皮管转移时因肢体长期固定于某一位置，修复完毕肢体放下时，可发生关节强直、酸痛、活动受限，此时应鼓励患者坚持活动锻炼、局部按摩、热敷和理疗，以减轻疼痛，尽快恢复功能。

（四）出院指导

术后皮管对冷热不敏感，嘱患者避免烫伤、冻伤形成瘢痕。避免剧烈活动，避免摄入含色素较多的饮料及食物，以免皮瓣色素沉着，告知患者定期随诊。

（刘　畅）

第十五节　假体隆乳术及护理

假体隆乳术是将成型的人工乳房假体植入人体内使乳房增大的手术，使女性的乳房达到丰满、流畅、圆润、挺拔、优美。硅凝胶乳房假体运用于临床隆乳术始于 1963 年，目前应用最为普遍的是单腔硅凝胶假体和盐水充注式硅凝胶假体。虽然使用硅凝胶假体仍存在并发症，如纤维包膜形成等，但现在还没有发现更好的替代品，因此，该材料仍是隆乳术的首选假体（图 6-15-1）。

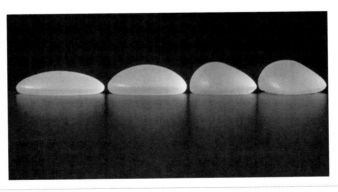

图 6-15-1　硅凝胶乳房假体

一、适应证

1. 多见于先天发育不良或哺乳后腺体萎缩，雌激素水平低下者。
2. 体重骤减后形体消瘦，乳房萎缩者。
3. 青春期前，乳腺组织病变导致乳房发育不良者。
4. 单纯乳腺切除或者行改良根治保留胸大肌的早期乳腺癌术后者。
5. 乳房形态不良、与身体整体形态不相称者。
6. 两侧乳房大小不对称，轻度下垂或乳头凹陷者。

二、禁忌证

1. 乳房组织有炎症或手术切口附近皮肤有炎症者。
2. 机体其他部位有感染病灶或心、肝、肾等重要脏器有病变者。
3. 瘢痕体质者。
4. 要求隆乳术者心理准备不足，或有不切实际的要求。
5. 患有精神分裂症或精神异常者。
6. 患有免疫系统或造血系统疾病者。
7. 乳腺癌术后复发或有转移倾向者。

三、手术及麻醉方式

（一）手术方式（图 6-15-2）

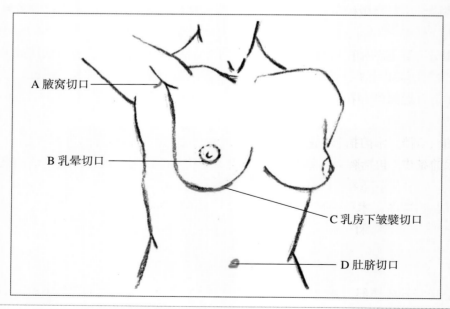

图 6-15-2　隆乳术的手术方法

1. 经腋窝 / 乳晕切口胸大肌后硅凝胶假体植入隆乳术。
2. 经腋窝切口内镜辅助下双平面法硅凝胶假体植入隆乳术。
3. 乳晕切口双平面法硅凝胶假体植入隆乳术。
4. 经腋窝 / 乳晕切口乳腺后硅凝胶假体植入隆乳术。
5. 乳房下皱襞切口硅凝胶假体植入隆乳术。

（二）麻醉方式

采用全身麻醉、高位硬膜外麻醉及局部麻醉等。

四、护理

（一）心理护理

医护人员应充分尊重求美者的隐私权，可在单独谈话室进行沟通，仔细听取求美者的叙述，认真分析其心理顾虑或恐惧原因。对期望值过高者要纠正其不切实际的幻想，否则术后容易出现焦虑、失望心理。根据求美者的诉求和自身实际情况与求美者沟通共同制订合适的手术方案，并介绍各种手术切口的优、缺点，由求美者选择满意的手术方案。

（二）术前护理

1. 了解病史　详细询问求美者的病史及家族史，是否有乳腺疾病、哺乳对乳房的影响，了解求美者既往有无手术史，是否合并其他系统疾病，如有异常告知医生。了解求美者是否为瘢痕、过敏体质，有无出血性疾病，有无心、脑、肝、肺、肾等重要器官的疾病。

2. 根据医嘱完善术前检查，如血、尿常规及心电图、X 线胸片等，避开月经期。

3. 做好乳房的评估　局部组织有无炎症、肿块等疾病，乳房及腋窝淋巴结是否肿大，局部皮肤有无感染灶存在，确定乳房的大小，皮下脂肪和乳腺组织的硬度，两侧乳房是否对称。

4. 拍照留档　术前拍照（正面、左侧、右侧、45°），留档作为术前、术后对比照片。

5. 术前备皮（包括腋下、胸部体毛）。手术前应排空膀胱，取下眼镜、活动义齿、发夹、手表等首饰及贵重物品。

6. 胃肠道准备　术前一日晚餐进食易消化和不易导致肠胀气的食物。麻醉方式临床常用全身麻醉或局部麻醉加强化，因而告知求美者术前 6~8 h 禁食、4~6 h 禁水。

（三）术后护理

1. 全身麻醉或局部麻醉加强化术后未清醒的求美者，应采取去枕平卧位，防止呕吐物误入气管，引起窒息或者吸入性肺炎等并发症。术后禁食、水 6 h，注意保护切口。限制胸部及上肢剧烈活动，防止假体移位与出血。疼痛剧烈者遵医嘱给予止痛剂。

2. 乳房四周垫敷料，使乳房固定并塑型，适当加压包扎，随时观察加压包扎敷料是否松脱及切口渗血情况。术后 48 h 更换敷料，观察乳房有无红肿、积血、假体形态和位置，发现问题及时告知医生。负压管或负压袋放置 1 ~ 2 天。引流管内渗出液小于 20 ml 时，即可考虑拔出引流管，换药拔管后，佩戴定型乳罩。

3. 术后常规使用抗生素 3 ~ 5 天，酌情使用止血药，防止手术创面出血过多而引起其他并发症。

4. 详细告知求美者术后注意事项。术后 2 周内严禁两臂做上举、持重或其他剧烈运动，以免引起胸大肌收缩，导致假体移位、切口裂开或出血。术后 6 ~ 7 天拆线，并逐渐开始局部按摩，每日 2 ~ 3 次，每次 15 min，坚持 3 个月以上，可防止假体表面纤维包膜挛缩及乳房硬化。术后避免胸部过度挤压及锐器损伤。

5. 隆乳后虽然能改善形体，但不能解决其他任何社会问题，求美者难免出现术后焦虑、失望心理，医务人员要做好其心理安慰。

6. 告知求美者术后可能出现的异常反应，如有感染、排异反应、包膜挛缩等并发症要及时复诊。

7. 术后常见并发症及处理

（1）出血及血肿：隆乳术后出血是较为常见的并发症，应予避免。避开月经期手术；手术前应做血细胞及出凝血时间检测，排除有血液疾病的可能；必要时可在囊腔内放置引流管，避免血肿形成。

（2）形态不良：隆乳术后最为多见的是乳房位置过高，这是因为隆乳腔囊制备不良，特别是假体放置于胸大肌附着点及下外侧胸肌筋膜分离不充分。此形态多见于腋下切口，胸部失去水滴形状，犹如拳击选手发达的胸肌肥大，也可由于胸肌下腔隙狭窄，引起乳房形态如管状。因此术前做好隆乳腔囊的设计，并采用隆乳剥离子有效地分离胸肌附着点，制成足够大的囊腔，可预防此类并发症的发生。

（3）纤维囊挛缩：目前较难预防，也是最常见的隆乳术后并发症。应选择适宜的假体，避免过大；避免手术过程中过多损伤、出血和血肿、异物进入隆乳囊腔及术后乳房损伤、隆乳腔隙剥离过小等；术后长期手法按摩是预防纤维囊形成的有效手段，一旦纤维囊形成明显的挛缩，需进行手术治疗。

（4）假体外露：较为少见，多发生于乳房下皱襞切口的求美者。

（李　烨　宋艳超）

第十六节　乳头缩小术及护理

乳头形态对于乳房的整体美观起到画龙点睛的作用。过大、过长的乳头虽无功能影响，但却有碍美观，常使求美者产生心理压力和穿衣不便。主要见于已婚女性哺乳期后，乳头长时间被吸吮牵拉所致，乳头变长，根部较细，头端下垂，表现出衰老的乳房征象。少数为先天性。理想的乳头直径为 8 ~ 10 mm，高度 6 ~ 8 mm，若远超过这一范围，则为乳头过大、过长，易并发乳头下垂。治疗方法只能通过手术矫正，形成挺拔、饱满、大小形态适中的乳头。部分男性患者乳头过大或过长乃至下垂（男性女性化乳头症），也适合施行乳头矫正手术，这类患者可为双侧也可为单侧，原因不明，可能与激素异常有关。

一、适应证

1.乳头过大。
2.乳头直径过长。
3.折叠高度过高。
4.乳头高度过高。

二、禁忌证

1.对手术有不切合实际的要求者。
2.有心、肺、肾等器质性疾患者。
3.有凝血机制障碍的患者。
4.精神病患者。
5.未婚、未孕者不主张行乳头缩小术。

三、手术方法

1.武藤靖雄法（图 6-16-1）　于乳头基底部进行半圆状或圆周状切除，缝合，使乳头缩小；如乳头仍显肥大，则楔形切除部分乳头组织并缝合，使乳头缩小。

2. Sperli 法（图 6-16-2）　把乳头划分为 6 个区。对其中间隔的 3 个区行楔形切除，对乳头下半部分进行圆柱状切除，以使乳头缩小、缩短。如乳头周径不大，只是过长乃至下垂者，只需对其下半部分行圆周状切除即可。

3.半侧乳头切除法（图 6-16-3）　乳头从中央纵行切开，一分为二。切口与跨过基底一半的第三个切口相交，切除乳头的一半。对被保留的另一半皱褶进行缝合。

4. 帽状切除法（图 6-16-4） 楔形切除乳头顶端，底边可宽些，切除后可将两侧剩余乳头断面对合缝合，使乳头缩小、缩短。该方法简便易行、效果可靠。

5. Marshall 法（图 6-16-5） 切除乳头顶端组织，使残留乳头呈三瓣状，将三瓣对合缝合，形成新的乳头。

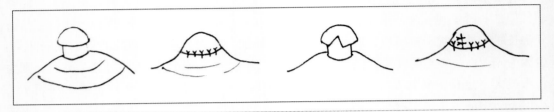

图 6-16-1　武藤靖雄法

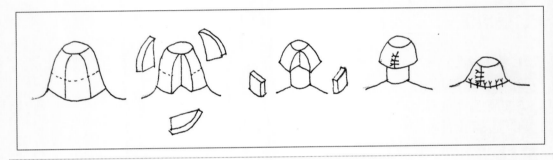

图 6-16-2　Sperli 法

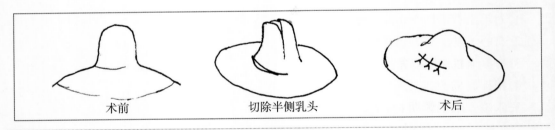

术前　　　　　　　切除半侧乳头　　　　　　术后

图 6-16-3　半侧乳头切除法

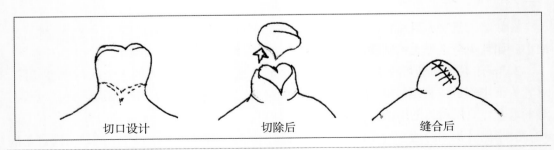

切口设计　　　　　　切除后　　　　　　缝合后

图 6-16-4　帽状切除法

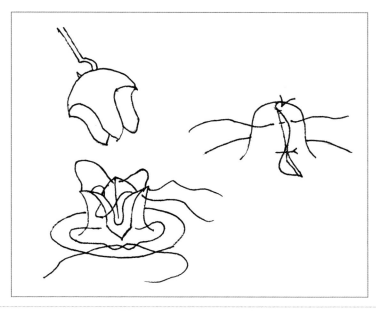

图 6-16-5 Marshall 法

四、护理

（一）心理护理

针对不同求美者的需求采取恰当的心理疏导，消除或减轻患者的心理压力，增强自信心，积极配合治疗。

（二）术前护理

1. 做好术前准备。常规化验检查，注意手术区域有无急、慢性感染病灶。
2. 术前两周内勿服用阿司匹林，因阿司匹林会使血小板凝固功能降低。
3. 月经期、妊娠期 6 个月内不宜手术。
4. 术前清洁手术区域皮肤。

（三）术后护理

1. 术后注意观察乳头、乳晕血运，术后 2 ~ 3 天换药，7 天拆线。
2. 术后避免上肢上举动作，必要时胸上部可用绷带包扎。
3. 术后 4 ~ 5 天即可开始行乳房按摩，多方向挤压，早晚各一次，以防止包膜挛缩。
4. 注意出血、血运障碍等并发症的发生，发现异常及时告知医生对症处理。
5. 术后服用适量的维生素 E，如创口红肿或有少量渗出物，皮下发硬时，可进行理疗。
6. 术后 1 周内应避免性生活。

7. 术后并发症及处理

（1）感染：一旦发生感染，应立即报告医生进行处理。

（2）乳头麻木：由于该处的神经分布较多，乳头缩小切除过多或切除过程中易造成神经损伤，导致乳头麻木。

（3）乳头坏死：由于术中乳头切除而损伤血管或缝合过紧，影响乳头的血运，可造成乳头坏死。

（4）影响哺乳功能：术中如损伤乳腺小管或输乳孔阻塞，可影响哺乳功能。

（李　烨　张佳丽）

第十七节　巨乳缩小术及护理

巨乳症是指女性乳房过度发育使乳房的体积过度增大，与人体各部位比例明显失调，又称乳房肥大。乳房肥大可分三类：①乳腺过度增生型乳房肥大；②肥胖型乳房肥大；③青春型乳房肥大。

一、病因

乳房肥大的确切原因不明，可能是因腺体及脂肪结缔组织对雌激素异常敏感所致，也可能与乳腺组织对内分泌的刺激过度敏感有关。此外，肥胖及遗传也可能是致病因素。

二、临床表现

患者表现为乳房巨大，鼓胀沉重，皮肤紧张；常伴慢性乳腺炎及疼痛；可有乳房下皮肤糜烂；患者不同程度上均伴有乳房下垂，严重者其乳房下缘可超脐孔，甚至到达耻骨水平，造成体型臃肿，行动不便，肩背部酸痛，平卧时胸部有压迫感。乳房过大势必妨碍体力劳动和体育锻炼。大多数求美者可以通过巨乳缩小术来矫治。

三、手术方法

手术方法包括垂直切开法、乳晕切开法、倒"T"形切开法（图6-17-1）。

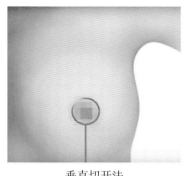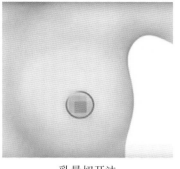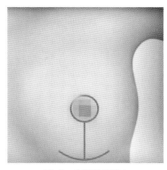

| 垂直切开法 | 乳晕切开法 | 倒"T"形切开法 |

图 6-17-1 巨乳缩小术手术方法

四、护理

(一)心理护理

巨乳症患者大多有羞怯、自卑等心理，应对其表示同情，多与其交谈，对其生活上表示关心并维护其自尊。详细介绍手术前后注意事项及手术效果，以解除其恐惧、疑虑心理。

(二)术前护理

1. 准确测量有关数据 正常乳头应位于乳房锥体的顶端，在锁骨中线的稍外侧，相当于第 5 肋水平，并指向外上方。新乳头的位置及乳房的大小需要根据身高、体型、胸廓的宽度等因素决定。基础数据测量要求：在温暖的房间内进行测量，患者双上臂自然下垂站立，用软尺分别测量乳头至胸骨上窝距离（SN-N）、锁骨中线到乳头距离（C-N）、乳头至乳房下皱襞最低处连线距离（N-IMF）、乳房基底宽度（BBW）。此测量方法适用于巨乳、隆胸等乳房手术（图 6-17-2）。

2. 完善各项术前准备 术前需仔细检查乳房和两侧腋窝，拍摄乳房 X 线片，以防止漏诊或误诊乳房可能存在的其他疾病，而延误治疗时机。因乳房缩小成形手术涉及范围较广，且通常两侧在同一次手术内完成（易于达到对称的效果），故应做全身系统检查，包括心、肺、肝、肾等重要器官功能及出凝血时间、心电检查等，以便了解求美者对手术及麻醉的耐受情况。

3. 备皮范围 上自锁骨上及双肩，下至脐水平线，两侧过腋后线。剃除腋毛，尤其要注意脐部清洁。对乳房下皮肤皱褶处有湿疹、感染等情况应先治疗或控制感染后方可手术，以免引起术后感染。

4. 术前注意事项 术前禁用抗凝血、人参、避孕药、阿司匹林等药物，以免引起术中出血时间延长。避免月经期手术，防止因乳房充血、凝血时间延长而发生血肿等，影响手术效果。术前做交叉配血并备血 200～400 ml。

5. 物品准备 外科乳房手术包、各式拉钩、丝线、皮肤缝合器、膨体线等，根据手术需要合理安排。

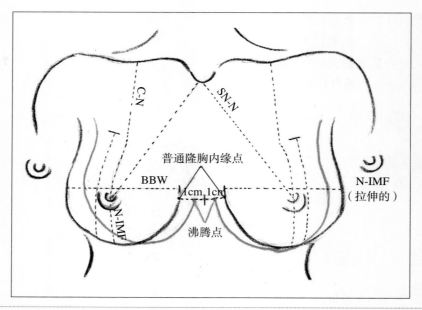

图 6-17-2　测量乳房相关数据

（三）术后护理

1.术后 24～48 h 内避免活动，以减少术区出血，应密切观察术区敷料有无渗出，待生命体征平稳后采取平卧位。上臂不要用力，以免损伤臂丛神经造成麻痹。

2.术后 48 h 内密切观察乳头、乳晕的血运，发现异常立即与医生联系。

3.观察术区敷料渗出情况，如渗出较多者，通知医生给予更换。保持敷料整洁，防止感染。引流条一般术后 3 天后拔除。

4.术后常规给予抗感染、止血治疗，伤口加压包扎。给予高蛋白质、高营养饮食，以利于伤口恢复。

5.出院后避免剧烈活动。为预防手术切口瘢痕增生，每日按摩 2 次，并涂瘢痕软化膏。

6.术后并发症及处理

（1）出血：巨乳缩小术中的出血是较为常见的，手术过程中要严格止血，对于重度乳房肥大的缩小整形手术，应备血。如有少量渗血，可加压包扎，应用止血药物，并严密观察；明显的出血或活跃的出血，应进手术室止血。

（2）血肿：术区如出现急性肿胀、触痛、双侧不对称、瘀斑等症状，可能有血肿形成，应及时通知医生进行处理。

（3）感染：感染有急性感染和慢性感染两类。前者给予积极的抗感染处理，必要时应做切开引流。慢性感染常因急性感染处理不当引起，或局部存有异物或坏死组织造成创口长期不愈合，宜彻底清创，消灭死腔，改善局部组织血供，以控制感染。术中应严格无菌操作，保持术区敷料清洁、干燥，术后遵医嘱应用抗生素 5～7 天。

（4）乳头、乳晕坏死：密切观察乳头、乳晕血运及感觉、毛细血管充盈情况、皮温及皮肤弹性。乳头、乳晕出现血运障碍大多数是由于动脉的供血不足，通常在切除组织量大，乳头、乳晕供血的蒂较长的情况下发生。动脉供血不足时表现为乳头、乳晕苍白和灰暗，组织内缺血或无血液灌注，切口边缘无出血。静脉回流障碍时表现为乳头、乳晕复合体的充血，血液自切口边缘渗出。

（李　烨　高　洋）

第十八节　去脂术及护理

一、局部切除去脂术及护理

局部切除去脂术是针对身体某些部位的肥胖所进行的对症性外科治疗方法。这是较原始的去脂方法，其适应证已大大缩小，但对于皮肤及皮下组织松弛者，局部切除仍是一种不可取代的可靠方法。

（一）适应证

1. 腹部脂肪堆积，伴有腹壁皮肤松垂，行动不便者。
2. 剖宫产或下腹部术后，腹部脂肪肥厚或伴有手术瘢痕增生者。

（二）禁忌证

1. 有急慢性传染病或严重器质性病变者。
2. 未婚青年女性或以后仍有妊娠要求者。
3. 腹壁存在明显瘢痕，可能影响皮瓣远端血运者。
4. 瘢痕体质者。
5. 精神或心理状态异常，对手术效果要求不切实际者。

（三）手术方法

通过手术方法切除多余皮肤及脂肪，达到塑型的效果。

1. 手术切口　腹壁整形切口有很多种，大致可以分为四类：横切口、垂直切口、纵横联合切口及"T"形切口。

（1）横切口：各种低位横切口是目前临床上最常用的。优点是瘢痕最为隐蔽，可以切除脐下的大块松弛的腹壁皮肤和皮下组织，缺点是对腰部曲线和骨盆外形改善不理想，但可以通过肌腹膜提紧加以弥补。

临床上常用的横切口有：低位水平切口、低位弧形切口、低位曲线切口和低位"W"形切口。

（2）垂直切口：适用于腹壁皮肤有大量横行方向的过剩松弛的肌腹膜，它是在腹部做垂直方向的梭形切除，在皮下进行广泛的分离。切除侧面中线的皮肤和皮下组织，可以显现一个较为理想的腰和骨盆外形，但瘢痕不易隐蔽。

（3）纵横联合切口：适用于腹壁有大量垂直和横行方向的皮肤堆积或是有大量皮下脂肪组织。此切口的优点是可以将围绕在脐周和低位中线区域的松弛皮肤、皮下脂肪组织切除，缺点是瘢痕不能完全隐蔽。

（4）"T"形切口：多用于腹壁下垂者，按 T 形设计，横切口线位于脐上，两端可延伸到腋后线，竖切口则环绕脐周，而后沿腹正中线向下作适当的延长。

2. 手术步骤

（1）切开剥离：按切口设计线切开皮肤及皮下组织，达深筋膜浅层，沿深筋膜浅层进行广泛皮下剥离，剥离至脐周和腹直肌前鞘时，注意结扎脐旁动脉及腹直肌穿出的皮动脉，防止出血。剥至脐后，再环绕脐做全层切开，将脐保留在腹壁原位。继续向上剥离，直达肋缘为止，两侧应分离至腋前线。

（2）腹壁缩紧缝合：如有腹壁松弛，应将腹直肌前鞘做缩紧缝合，缝合缩紧宽度为 5～7 cm，使腹壁收紧并得到加强。

（3）切除多余的皮肤及浅筋膜：患者呈半卧位，使躯干与下肢呈屈曲状，保持腹壁尽量松弛，向下方牵拉已掀起的腹部皮瓣，确定并切除松弛的皮肤。

（4）脐移位重建：当切除皮肤较多，脐被牵拉移位时，在腹壁相当于新脐部位做一个十字交叉的穿透性小切口，使脐外露，并削薄切口四周的皮下层，缝合脐周与切口周缘皮肤。

（5）缝合引流：分层缝合皮下与皮肤，必要时减张缝合。放置引流管，可在切口两侧各放置一根负压引流管，也可从两侧腹股沟切开小口放入引流管，最好采用闭式负压引流。

（6）包扎：为防止局部出血或形成血肿，应在腹部放置较厚的棉垫，用弹力绷带加压包扎，或穿紧身弹力裤。注意包扎时应使躯干与大腿形成屈曲状态，以减小切口的张力。

（四）护理

1. 术前护理

（1）心理护理：大部分肥胖者存在以下特点：①自卑感严重，不愿参加社交活动，特别是产后患者，担心体形改变而影响到夫妻关系；②对手术期望值过高，希望通过手术使曲线完美；③向亲朋好友和家属隐瞒手术；④手术同意书上填写假姓名、假地址等。针对以上现象，医护人员要与患者充分沟通，增强患者的自信心，消除患者的自卑心理，鼓励患者积极参加社交活动。既不能夸大手术效果，也不能制造紧张气氛。鼓励患者填写真实姓名、地址，协助患者取得家庭成员充分的理解和心理支持。

（2）术前准备：术前沐浴，双侧腹股沟及会阴区备皮，注意保暖，预防感冒。术前 2 周停止服用阿司匹林、避孕药物、减肥药物、西咪替丁等。协助医生做好常规术前检查。

2.术后护理

（1）卧位与活动：术后患者卧床休息，膝下垫 20～30 cm 软垫，呈屈髋、屈膝位，以减小腹壁切口张力，有利于切口愈合。第 2 天可取半坐卧位，但仍要保持屈膝位，不要过早下床活动。下床活动时要避免躯干过伸，逐日增加活动量，2 周内禁止做剧烈活动。

（2）饮食护理：术后加强营养，指导合理膳食，多摄入高蛋白质、高营养食物；同时应嘱患者多食粗纤维食物，防止便秘引起腹部压力过大而影响伤口愈合。禁止摄入辛辣刺激性食物。

（3）伤口护理：术后伤口加压包扎，观察引流液的颜色、性质及量，引流是否通畅，避免脱出。保持伤口敷料清洁干燥。术后 3 周内术区必须穿弹性压力服加压，3 个月内每天至少应穿弹性压力服 4 h，以防术区水肿。

（4）并发症及处理

1）脐坏死：由于脐茎部较窄，脐部缝合张力过大，或脐部分离时解剖过度、循环不足而导致脐坏死。

处理方法：术中缝合不可过紧，保证良好的血液循环。

2）瘢痕：是切除去脂术常见的并发症之一。

处理方法：切开部位尽量选择隐蔽的部位，术后常规预防瘢痕增生。

3）腹壁两侧不对称：由于脐定位偏离中线或两侧组织切除不一致或腹壁折叠缝合不一致，导致术后腹壁两侧不对称。

处理方法：术中定位准确，切除对称，一般可以预防。

（刘　畅　祁子煊）

二、负压吸脂术及护理

负压吸脂术是指应用负压抽吸原理，利用专业金属吸管通过皮肤小切口插入皮下，将局部堆积的脂肪组织吸出以达到改善形体的一种手术方法。

（一）原理

负压吸脂术创始于 20 世纪 70 年代，是较传统的吸脂技术，它是用电动吸引器或专用的负压吸脂机，连接吸脂导管和金属管，通过皮肤小切口将吸脂管插入皮下脂肪层，借助电动负压的吸力，将人体局部堆积的皮下脂肪抽吸到体外，以达到减肥和塑形的目的（图 6-18-1）。

（二）适应证

1.体重正常或接近正常的局部脂肪堆积者。

2.以局部脂肪堆积为特征的轻、中度肥胖者。

3.周身弥漫性单纯性肥胖者。

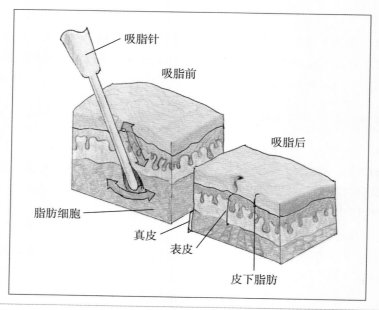

图 6-18-1　负压吸脂原理图

4.肥胖伴有皮肤松垂者。

5.其他外科疾病（如大、中脂肪瘤，男性乳房发育，巨乳，腋臭，臃肿皮瓣修薄等）。

（三）禁忌证

1.处于发育期的未成年患者。

2.严重冠心病、高血压、肺功能不全、糖尿病、出凝血时间明显延长者。

3.病态性肥胖者。

4.长期或正在服用抗凝药物、扩血管药、皮质类激素等药物者。

5.吸脂部位有感染灶者。

6.有心理障碍、期望值过高以及对自身形体要求过于苛刻者。

（四）手术方法

根据吸脂部位的不同协助患者摆放相应体位，消毒铺巾，设计入路。切口的选择既要方便抽吸操作又要隐蔽（臀股区切口应在臀沟，腹部、髋部切口选择应在脐部或耻骨联合上方，小腿内侧切口可选在腘窝，体表原有的手术切口也可利用）。按设计切口切开皮肤、皮下组织（切口长 0.5～1 cm），在皮下脂肪层稍加分离，插入注水针，通过注液泵在皮下组织灌注肿胀液，右手持吸头手柄将吸头插入抽吸部位，然后开启电动吸引器，使负压达到 66.5～93.1 kPa（500～700 mmHg），即可按照标记的范围进行拉锯式刮吸。操作时吸头侧孔一般朝下，由深到浅在肌肉表面向上、向下逐渐展开，左手轻按抽吸部位的皮肤表面或将吸管连同皮下脂肪一并提起，以掌握操作的深度和抽吸量。早期吸出的为黄色全脂，随后为血性液体，如局部吸出较多血性液体则不宜再吸。吸脂完毕，将积存在皮下的液体自周围向切口处挤压，挤净皮下积液，放置引流条后加压包扎。术后给予抗感染、补液治疗，48 h 后拔出引流条，术后 7～10 天拆线，嘱患者继续穿塑身衣 1～3 个月（图 6-18-2）。

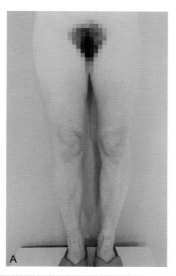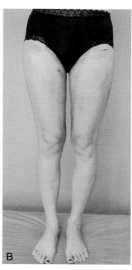

图 6-18-2　A. 术前；B. 术后

（五）护理

1. 术前护理

（1）心理护理：向患者介绍负压吸脂术的过程及效果、小切口及肿胀麻醉的优点，增加患者安全感，使其心情放松；对于期望值过高的患者，需耐心解释，解除患者对术后恢复情况的顾虑。

（2）常规护理：①术前常规检查血常规、尿常规、出凝血时间、血生化、心电图、胸部 X 线等。询问患者有无心脑血管疾病、肺功能不全、糖尿病及是否处于月经期。②准确测量吸脂各部位周长并照相。观察手术部位皮肤状况，有特殊情况者，如瘀点、红斑、瘢痕等均需及时记录。③观察生命体征并记录。

2. 术中护理

（1）局部肿胀麻醉的护理：及时准确配制肿胀液（生理盐水 500 ml+ 利多卡因 200 mg+ 肾上腺素 0.5 mg+5% 碳酸氢钠 10 ml），保持输注管道通畅，及时补充麻醉液，防止空注；保持无菌，防止感染。

（2）负压吸脂的护理：保持吸脂管道通畅，保持吸脂管道无菌；及时更换引流瓶，准确记录吸出脂肪量。

（3）预防利多卡因中毒的护理：应用大量肿胀麻醉液时，局部组织会吸收一定量的利多卡因，尤其在术后 12 h 内，利多卡因吸收后血液浓度含量达最高峰，个别患者会出现头晕、虚汗、心跳加速、血压下降、四肢躁动、抽搐等症状，需立即加快输液速度，密切观察生命体征，发现异常及时报告医生给予处理，同时补充液体量，缓解中毒症状。

3. 术后护理

（1）心理护理：由于术后即刻效果不显著、局部伤口疼痛及其他原因引起的不适感，使患者易出现焦虑、激动、抑郁、失眠等情绪。护理人员应向患者解释，随着术后肿胀液的渗出、吸收及局部组织消肿，吸脂效果会逐渐明显，疼痛逐渐减轻。术后 2～4 周，部分患者对于局部皮肤感觉迟钝、结节感会表现出明显忧虑，应向患者耐心解释术后恢复过程，树立信心。

（2）加压包扎的护理：术后加压包扎以利于止血、消肿，促进皮下组织愈合。胸、腹部吸脂术后，由于局部加压包扎，可出现紧束感、心慌、呼吸费力等不适，一般发生于术后 24～48 h。因此，术后应密切观察生命体征，检查加压敷料的松紧度。

（3）并发症及处理

1）血肿、血清肿：通常由于术中吸脂管做横向运动破坏了较多的血管，产生了较大的潜行创面，血液及血清渗出物易聚集，为较常见的并发症。

处理方法：鼓励患者下床活动，利于引流液的排出，保持引流管通畅，观察引流液的颜色、量及性质。术后常规应用止血合剂，减少创面渗血。如敷料潮湿、松动，应及时协助医生更换，加压包扎。

2）炎症和感染：与术中无菌操作不严、机体免疫力低下有关。

处理方法：术中应严格无菌操作，给予抗生素治疗；如若发生感染，必要时需行闭式或开放式引流。

3）肿胀和瘀斑：通常由于机械损伤、过早剧烈活动造成。

处理方法：嘱患者避免过早剧烈活动，术中会损伤一些微小动脉，出血形成瘀斑，可不做特殊处理，3～4 周可自行消失，也可热敷促进吸收。

4）皮肤坏死：多因吸刮过度、操作粗暴或皮瓣分离过大造成，大血肿处理不当也可导致皮肤坏死。

处理方法：术中应多抽吸深层脂肪，包扎力度适中，局部皮肤坏死时可将坏死皮肤切除再缝合，术后应密切观察术区的血运情况。

5）脂肪栓塞：破坏的脂肪细胞内容物从静脉到达肺，在呼吸道上皮分解成脂肪酸，造成血管内皮损伤，继而造成肺栓塞和急性呼吸窘迫综合征（ARDS）。

处理方法：术后应密切观察患者的呼吸情况，如有不适应及时报告医生，给予对症处理。术后早期活动，抬高患肢和局部加压包扎。对于高危患者，术后应使用低剂量的抗凝药物。严格手术禁忌证。

（刘　畅　祁子煊）

三、超声吸脂术及护理

超声吸脂技术是利用塑型波源产生聚焦超声波，使其无创地透过皮肤，聚焦于皮下脂肪层，破坏靶组织的脂肪细胞膜，使被破坏的脂肪细胞膜碎片和释放的游离脂质物质参与自体新陈代谢的过程。

（一）原理

物理治疗和自体代谢联合作用，使得脂肪细胞数量永久减少，局部脂肪层厚度变薄以达到减脂塑型的效果。

（二）适应证

1. 体重指数（BMI）≤29.0。BMI= 体重（kg）/ 身高（m^2）。
2. 治疗部位皮下脂肪层厚度≥1.0 cm 者。
3. 年满 18 周岁的局部脂肪堆积者。
4. 产后有塑型要求者。
5. 减脂 / 吸脂术后者。

（三）禁忌证

1. 有精神疾病或神经功能障碍者。
2. 安装心脏起搏器者。
3. 严重的传染性疾病患者。
4. 严重代谢、免疫系统或其他严重疾病未得到有效控制者。
5. 女性尿妊娠试验呈阳性者。

（四）治疗

1. 一个疗程 4~6 次，常规治疗 4 次。
2. 治疗次数的调整
（1）脂肪堆积严重者可分为两个疗程治疗，共 6~8 次。
（2）轻度脂肪堆积者可根据维持自身形态需求，一个月治疗 2 次。
（3）对于治疗敏感的患者，可降低治疗档位，增加治疗次数。
3. 不同部位可同时进行治疗，各疗程间隔 28 天。
4. 顺产产后 45 天开始治疗；剖宫产术后需伤口完全愈合后方可进行治疗，一般在产后 3 个月。

（五）护理

1. 治疗前护理
（1）收集患者的一般资料、现病史、既往史、药物过敏史及有无禁忌证等。
（2）评估患者治疗部位皮肤情况，观察局部皮肤是否完整、光滑，有无破损、感染、色素或血管性疾病，是否使用外用药物。
（3）进行超声减脂治疗前与患者做好沟通工作，讲解治疗的方法、过程、注意事项以及复诊时间，取得患者的配合。

（4）签署超声减脂治疗知情同意书。

（5）留取照片（对治疗部位拍照存档）。

（6）清洁治疗区皮肤。

（7）测量脂肪厚度（图6-18-3）。

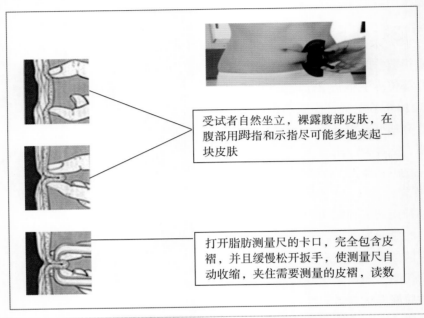

受试者自然坐立，裸露腹部皮肤，在腹部用蹈指和示指尽可能多地夹起一块皮肤

打开脂肪测量尺的卡口，完全包含皮褶，并且缓慢松开扳手，使测量尺自动收缩，夹住需要测量的皮褶，读数

图6-18-3　脂肪测量方法示意图

2. 治疗中护理

（1）协助患者取舒适体位，充分暴露治疗区域，铺巾。将治疗臂推至治疗床旁，锁定治疗臂。

（2）协助医生划定治疗范围，均匀涂抹耦合剂。

（3）耦合器与皮肤表面应留有少量空隙，打开耦合液出液管开关，调整流速，保证治疗期间耦合液不间断流出。

（4）治疗期间需反复多次涂抹耦合剂，随时询问患者的感受，观察治疗区域皮肤反应并及时记录。

（5）随时调整耦合器与皮肤的接触程度，接近骨质结构或瘢痕时，需将耦合器适当抬起，减轻压力，避免出现灼热、针扎样疼痛等不适感。

3. 治疗后护理

（1）治疗结束后，需再次测量腹围，方法与治疗前相同，并做好相关记录。

（2）清淡饮食，禁止摄入辛辣刺激性食物，勿食海鲜等发物。

（3）如皮肤出现红肿、瘙痒、破溃等异常现象，及时就诊。

（刘　畅　祁子煊）

四、激光溶脂术及护理

激光溶脂技术是一项最新的瘦身技术，即运用一定能量的特殊激光，经电脑数字定位后在体外对肥胖部位照射数分钟，将体内的脂肪溶化，从而达到明显的瘦身效果。

（一）原理

激光溶脂技术是结合等离子体激光技术和注射技术的一种去脂手术，是先对需要溶脂的部位进行药物注射，使脂肪软化分解，再用激光均匀照射从而达到最终的去脂目的，与一般溶脂手术相比创伤更小。

（二）适应证

1. 皮下脂肪堆积伴中等程度的皮肤松弛者。
2. 小范围的皮下脂肪堆积者。
3. 皮下脂肪堆积致密者。
4. 由于吸脂引起，皮肤凹凸不平需修整者。
5. 用传统负压吸脂可能会导致皮肤松弛的部位。
6. 较大或多发的脂肪瘤。
7. 皮瓣的二次改薄。
8. 皮肤蜂窝状改变者。
9. 男性乳房肥大者。

（三）禁忌证

1. 心、肺、肝、肾等主要脏器功能减退；糖尿病、血液系统疾病等，不能耐受手术者。
2. 心理障碍或期望值过高、对自身形体要求过于苛刻或偏执者。
3. 皮肤严重松弛而皮下脂肪组织过少者。
4. 局部皮肤感染。
5. 局部静脉曲张、静脉炎。
6. 妊娠妇女。
7. 未成年人。

（四）手术方法

根据手术部位的不同，摆放合适的体位，尽可能保证患者舒适安全。消毒铺巾，在设计切口处（切口的选择遵循一般吸脂原则）用注射器或注水针在皮下组织灌注麻醉肿胀液，左手抚摸溶脂部位的皮肤表面，感觉表皮的温度，右手持光纤手柄将穿刺探针插入手术部位，然后开启溶脂机，根据医生实际操作需求，随时调整能量的大小（根据脂肪量的多少选择能量，脂肪量越大，需要照射的总能量越大），按照标记的范围进行溶脂。溶脂后用普通吸脂针将脂肪抽出，并给予加压包扎（图6-18-4）。

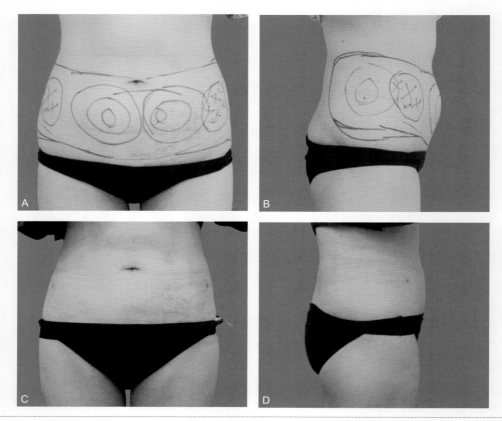

图 6-18-4　A. 术前正面；B. 术前侧面；C. 术后正面；D. 术后侧面

（五）护理

1. 术前护理

（1）询问患者健康史：有无药物过敏史、既往史、手术外伤史、用药史（术前 1～2 周禁用抗凝类、血管扩张类及激素类药物，如阿司匹林、维生素 K 等）、生活习惯（如有无吸烟史等）。

（2）询问患者现病史。对中重度肥胖的患者，需鉴别是否为病态性肥胖；对病态性肥胖患者首先要治疗原发性疾病，治愈后再行减脂手术。

（3）避开月经期。

（4）患者术区皮肤常规清洁。

（5）禁止佩戴活动性义齿、隐形眼镜、首饰等。

（6）做好患者心理评估。

（7）详细介绍术前、术后注意事项。

2. 术中护理　在治疗期间，如果治疗区域表皮温度过热，应立即停止激光治疗并冷却，用冷水降低皮肤温度，阻止继续灼烧并减少肿胀。禁忌使用冰块，因其会减少局部区域的血液供应，使损害加剧。

3. 术后护理

（1）治疗区域给予适当加压包扎，面颊和下颌需 24 ~ 48 h，其他部位 7 ~ 10 日。

（2）术后患者可恢复正常活动，2 周内避免热水淋浴和剧烈活动；低血压患者，建议 48 h 内避免日光浴和饮酒。

（3）给予抗生素 3 ~ 7 日。

（4）术后疼痛剧烈者，遵医嘱给予镇痛药。

（5）避免立即乘坐飞机，下肢治疗患者 2 周内避免乘坐飞机。

（6）术后 4 ~ 5 周内避免强力按摩。

（7）并发症及处理

1）脂肪栓塞：激光溶脂术后由于脂滴的溢出，术后血液和尿液中可能会出现少量的游离脂肪，但很快被分解吸收，不会造成严重的并发症。但如果组织损伤严重并伴有血管破裂，大量脂肪进入血液后，可能导致脂肪栓塞。常规吸脂后脂肪栓塞的发生率大约 1.13∶10 000，常发生在 72 h 内，75% 的脂肪栓塞会侵及肺部微循环。如果脂肪栓子通过肺部而进入体循环，则可引起全身的栓塞症状。临床表现为术后发生不明原因的急性呼吸困难、发绀、血压下降、心率增快、PO_2 与 PCO_2 值均降低、血红蛋白急剧降低、皮肤和黏膜出现出血点、胸部 X 线片显示肺部不均匀密度增加及尿内可查到脂肪颗粒等征象。

处理方法：脂肪栓塞应以预防为主，保持有效的循环血量，避免发生低血容量性休克。术后应密切观察患者生命体征变化，如有异常立即通知医生，给予相应检查及对症处理。

2）出血、血肿及血清肿：激光溶脂对于组织的创伤比传统吸脂的创伤小，出血大大减少，但少量的出血还是无法避免的，应予以高度重视。出血、术后加压不当及引流不畅还会导致血肿及血清肿的发生。

处理方法：术后密切观察患者术区疼痛及肿胀程度，局部常规加压包扎，出现血肿立即告知医生。

3）感染：术中无菌操作不严格、溶脂面积过大均可导致局部或全身感染。

处理方法：术中严格执行无菌操作；控制溶脂面积，手术范围大的患者遵医嘱给予抗生素预防感染。

4）皮肤坏死：由于操作不慎，损伤皮肤全层或皮肤血管网，使皮肤缺血而发生坏死。

处理方法：规范操作，光导纤维顶端要处于移动状态，不可长时间停留在一点发射激光；照射时不可过浅，以免损伤真皮下血管网。

5）烧伤：因治疗接近皮肤表面的表浅脂肪层（特别是下颌部位），如果光导纤维顶端停留在一处，时间较长，可能导致皮肤烧伤。

处理方法：操作过程中，局部皮肤可给予冰盐水冷敷。小面积的烧伤不需要特殊处理，可自愈。

6）皮肤瘀斑：由于波长 1064 nm 的激光对小血管有凝固作用，可减轻肿胀、淤青，但仍可能产生小面积的皮肤瘀斑。

处理方法：术中注意出血情况，必要时给予止血药物。

7）暂时性感觉减退：暂时性感觉减退是由于表面神经纤维受到机械损伤所致。

处理方法：神经组织对 1064 nm 的激光能量吸收不好，因此这种组织损伤可能是由机械创伤引起的，不需做任何处理，一般 1～3 个月可自行恢复。

（刘　畅　祁子煊）

五、射频微雕术及护理

射频是一种高频交流变化电磁波的简称，是类似于微波的电磁波。射频溶脂是利用射频技术作用于人体脂肪细胞上，使脂肪细胞中的水分子以每秒 1 万次以上的频率旋振，达到一定温度而产生物理热效应，最终溶解脂肪。射频微雕是传统射频溶脂的革命性新技术，通过在皮下组织内部电极产生射频电流，流向相应皮肤上方的外部电极，加热之间的脂肪组织、软组织及皮肤，在溶解并减少脂肪的同时达到皮肤紧致、提升的目的。

（一）原理

射频微雕的作用原理是溶解多余脂肪并紧致、提升软组织，达到紧致塑型和年轻化的目的，对于身体各部位塑型均适用。

（二）适应证

1. 面部雕塑　面部皮肤松弛、局部脂肪堆积、各种皱纹（抬头纹、法令纹、鱼尾纹、唇周纹）。

2. 颈部雕塑　双下巴、颈纹。

3. 身体雕塑　腹部、背部、小腿、大腿、臀部等部位的脂肪堆积、橘皮组织。

（三）治疗

根据医生指示及治疗部位不同，将手柄连接主机并调节机器参数（表 6-18-1）。针对不同部位应用不同的雕塑手柄，包括面部塑型手柄（图 6-18-5）、颈部塑型手柄（图 6-18-6）、FIRM 面部提升手柄（图 6-18-7）。

表 6-18-1　面颈部治疗参数调节

治疗区域	射频能量 [mJ/pin]	控制温度	凝胶
前额、两鬓、眼窝区域	30～40	40～42 ℃	厚凝胶，确保能量传导
颈部	40～50	40～42 ℃	薄凝胶
面颊、鼻唇沟、下面部	40～62	40～43 ℃	薄凝胶

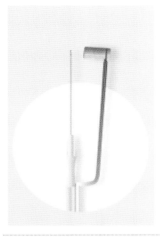
图 6-18-5　面部塑型手柄

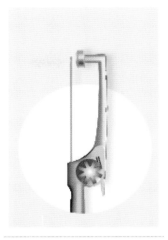
图 6-18-6　颈部塑型手柄

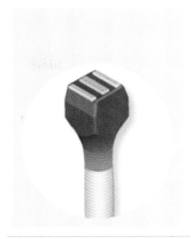
图 6-18-7　FIRM 面部提升手柄

（四）护理

1. 治疗前护理

（1）心理护理：由于治疗需在手术室内进行，患者面对陌生环境不免会产生紧张、恐惧心理。皮肤松弛、脂肪堆积等问题严重影响外观形象而使患者缺乏自信心。针对这些心理特点，护士应热情主动地与患者沟通，消除顾虑，增强信心。手术室内可播放轻音乐，使患者充分放松身心。患者治疗前期望值与治疗后满意度密切相关，应指导患者对治疗结果有恰当的期望值。

（2）健康史：询问患者有无高血压、糖尿病、心脏病等病史，有无药物过敏史、用药史（术前 1～2 周是否应用抗凝类、血管扩张类及激素类药物，如阿司匹林、维生素 K 等）、生活习惯（如有无吸烟史等）。全身麻醉患者需做常规血、尿、便检查。告知患者全身麻醉前需禁食、水 8 h。

（3）皮肤准备：常规清洁皮肤，检查有无瘢痕、溃疡、肿物等；询问是否佩戴活动性义齿、隐形眼镜等。

（4）采集影像资料：治疗前照相留取资料，便于治疗后进行对照。

（5）女性患者应避开月经期。孕妇及妊娠期、哺乳期妇女禁用。

2. 治疗中护理

（1）治疗中用物准备：根据治疗部位不同，协助医生选择不同型号的手柄并连接主机配合医生进行操作。此项操作前治疗部位需涂抹专用凝胶以确保能量传导。

（2）无痛护理：建立静脉通道，使用心电监护仪监测生命体征，遵医嘱给予镇静药物，密切观察治疗进行情况。

3. 治疗后护理

（1）麻醉护理：全身麻醉后需去枕平卧，禁食、禁饮 6 h，密切监测患者生命体征，保持呼吸道通畅。床旁备负压吸引器，观察患者呼吸道是否通畅、呼吸幅度、频率等，及时清理口腔分泌物。腹部治疗后，待全身麻醉清醒可取半坐卧位，以利于减轻治疗部位的组织水肿。

（2）皮肤护理：面部治疗后无须包扎及封闭切口，给予冷敷 20 min。治疗后会出现局部红斑，一般 2 日即可消退。颈部治疗后，夜间需佩戴护颈带，连续 3～5 日，红斑约持续 7 日，水肿 1～3 周可消退。

（3）饮食指导：面部治疗后 10 日内进流质饮食，10 日后可进食富含维生素、高蛋白质、高热量的饮食。嘱患者增加营养，提高创面愈合能力。

4.机器维护　FIRM 面部紧致手柄用 75% 的乙醇清洁，机器使用完毕后用专用软布清洁，避免碰水，放置于储藏室保存，盖好防尘罩，做好使用登记。塑型手柄清洗干净，待干后放置于专用包内。

5.出院指导　治疗 1 周内禁烟、酒，尽量避免强烈的紫外线照射，按时复查。

（田欢欢）

第十九节　会阴部手术及护理

一、女性外生殖器手术及护理

（一）女性外生殖器手术

1.小阴唇肥大　小阴唇位于大阴唇的内侧及尿道口的两侧，直立时大小阴唇自然闭合，遮盖住阴道口，保持湿润，防止外来污染。小阴唇的正常宽度一般为 1.5～2.0 cm，若小阴唇超出大阴唇 1.0 cm 以上，影响行走或性生活时，则称为小阴唇肥大或肥厚。

（1）适应证：小阴唇肥大、双侧弥漫性增生者。

（2）手术方法：两侧大阴唇并拢，以两阴唇缘接近的高度为基线，在小阴唇上画出高出大阴唇 0.5 cm 的平行切口线，内侧切口线高于外侧切口线 0.5～1.0 cm，使切口线位于小阴唇外侧。

2.阴蒂肥大　阴蒂明显肥大，严重者可突出，可视长度超过 1 cm 者。病因与遗传因素有关，即胚胎期在遗传基因控制下，生殖结节发育异常所致；后天形成者与内分泌异常有关。

（1）适应证：单纯性阴蒂肥大者、女性假两性畸形者。

（2）手术方法：阴蒂切除术、阴蒂体切除术。

3.阴道松弛　阴道与肛门由肛门括约肌、肛提肌和球海绵体肌呈"8"字形环绕，这些肌肉可维持肛门及阴道的收缩作用。由于分娩或外伤，可使这些肌肉撕裂或变薄，致使阴道收缩力下降、性快感减弱。

（1）适应证：中度或重度阴道松弛者。

（2）手术方法：切开黏膜层及括约肌层，缝合肌层，使周径缩短，切除多余黏膜。

4.处女膜闭锁　因生殖道上皮增生的下界即处女膜褶发育旺盛，使阴道口不能与外阴前庭贯通而呈闭锁状态。

（1）适应证：青春期月经未来潮，且伴有下腹部周期性疼痛者。

（2）手术方法：术前于处女膜膨隆处穿刺，可抽出褐色不凝血，于此处做"十"字或"X"形切口，放出经血及凝血块，去除多余黏膜并做环形缝合。

5.处女膜破裂

（1）适应证：未婚女性处女膜意外破裂者、外伤所致处女膜破裂者。

（2）手术方法：去除破裂的处女膜缘，形成新的创面。缝合处女膜孔以能通过小指尖为宜。

（二）术前护理

1.心理护理　患者因生殖器的形态和功能异常存在自卑心理，已婚者甚至影响夫妻生活，担心手术痛苦及术后的疗效，心理上易紧张、焦虑。术前应热情耐心地与患者沟通，了解患者的心理需求，认真分析其心理顾虑或恐惧的原因，给予解释疏导。告知患者通过手术可以改善其功能或形态异常，但应避免心理期望值过高，以免术后失望而引起不必要的纠纷。

2.术前患者应先行妇科检查，如有无宫颈病变、是否怀孕、子宫大小及月经是否正常，并遵医嘱行术前常规检查。

3.避开月经期。因月经期手术术中出血较多且术后早期易污染伤口，故应避开月经期，于月经后 1 周再行手术。

4.术前 3 日用 0.5% 苯扎溴铵液清洗阴毛，每日 1 次，每次 10 min，同时清洗外阴部皮肤。

（三）术后护理

1.心理护理　由于手术部位特殊，患者心理负担较重，随着原发病灶的解除，患者的焦虑情绪会有一定程度的缓解，但对病理的性质、病变的程度还有担忧。由于使用特殊模具、保持强迫体位以及尿管留置时间较长，均可导致患者再次出现焦虑，担心手术对今后的生活、工作带来不利影响。护士应耐心解答患者的疑问，缓解患者的忧虑、恐惧情绪。做好家属的工作，使其理解、关心患者，积极配合医护人员工作，尽早康复。

2.体位护理　不同的手术应采取不同的体位，如处女膜闭锁及先天无阴道患者应采取半卧位，以利于经血流出。小阴唇肥大、阴道松弛等异常的患者应取平卧位以降低外阴及阴道的张力，促进伤口愈合。

3.切口护理　外阴阴道肌肉组织较少，切口张力大，不容易愈合。护理人员要随时观察伤口情况，注意有无渗血及红、肿、热、痛等炎性反应，观察局部皮肤颜色、温度，有无皮下组织坏死。注意阴道分泌物的量、性质、颜色及有无异味，有异常情况及时通知医生。保持外阴清洁、干燥，勤更换内衣、内裤，每日擦洗外阴 2 次并更换尿袋以防止感染。部分外阴手术需加压包扎或阴道填塞纱条，压迫止血。外阴包扎或阴道内纱条一般在术后的 12～24 h 内取出，取出后核对数目。术后 3 日内行红外线照射，保持伤口干燥，促进血液循环以利于伤口愈合。留置引流管的患者要保持引流管的通畅，观察引流物的量及性质，定时更换引流袋。

4. 尿管的护理　外阴、阴道手术后留置尿管的时间较长，根据手术的范围及病情，留置 2～14 日，保持尿管的通畅并观察尿量及颜色。外阴擦洗每日 2 次，定期更换尿袋。长期留置尿管的患者应给予膀胱冲洗，拔尿管前应训练膀胱功能，给予尿管定时开放。拔出尿管后应鼓励患者尽早排尿，观察排尿情况，如排尿困难者应给予指导，必要时重新导尿。

5. 阴道护理　术后排便时，为防止伤口污染及牵拉，应控制首次排便时间，防止感染的发生。排气后应抑制肠蠕动。术后第 5 日给予软化剂，以防排便困难而影响手术伤口的愈合。

6. 避免增加腹压　增加腹压会影响伤口愈合，应避免长期下蹲、用力大便、咳嗽及抬重物等。

7. 疼痛护理　会阴部神经末梢丰富，对疼痛敏感。正确评估患者疼痛程度，针对个体差异采取不同方法缓解疼痛。保持环境安静，分散患者注意力，更换体位以减轻张力。遵医嘱给予止痛药物或使用镇痛泵，并观察止痛效果。

8. 出院指导　外阴部手术患者伤口愈合较慢，嘱患者出院后保持会阴部清洁，禁止盆浴及性生活 3 个月，经医生检查确定伤口愈合情况良好方可恢复性生活。避免重体力劳动及增加腹压的活动（如咳嗽、便秘），逐渐增加活动量，如有异常情况随时就诊。

（刘　畅　祁子煊）

二、男性外生殖器手术及护理

（一）男性外生殖器手术

1. 阴茎包皮过长及包茎

（1）适应证：主要用于治疗包皮过长不能显露龟头者；反复发作的包皮感染有龟头炎者；易形成尿垢者；包茎，影响龟头外翻及排尿困难者；曾经发生过嵌顿者。

（2）手术方法：阴茎前端包皮环切术、阴茎根部包皮环切术。

2. 包皮过短

（1）适应证：先天性或后天因素造成的阴茎包皮过短，伴有勃起疼痛或性交疼痛以及勃起后阴茎变形弯曲者。

（2）手术方法："Z"成形术、阴囊双蒂皮瓣法。

3. 包皮系带过短

（1）适应证：因包皮环切过度而引起包皮系带过短者，因包皮系带过短导致阴茎弯曲变形以及勃起和性交疼痛者。

（2）手术方法：冠状沟水平横断包皮系带、阴茎包皮过短"Z"成形术。

4.尿道下裂 治疗前应先确定患者的性别，特别是对阴囊会阴型尿道下裂者，若伴有睾丸未下降、两侧阴囊严重发育不良、状如阴唇者，应与性别畸形相区别，待确定性别后再行手术治疗。手术治疗的目的在于伸直阴茎，将尿道口移至阴茎头部，从而恢复其正常排尿及性功能。手术方法主要分为分期修复法和一期修复法两类，一期修复法成功率高，目前较为广泛应用。

（1）适应证：阴茎短小、弯曲，尿道下裂影响排尿者。

（2）手术方法：尿道下裂修复术的主要术式有阴茎背侧皮管尿道成形术、前尿道延伸阴茎伸直位固定法和阴囊中线超长皮瓣尿道成形术。

5.小阴茎与阴茎过短

（1）适应证：先天性小阴茎或阴茎过短者、两性畸形阴蒂肥大要求转归为男性者、损伤后引起的阴茎短小畸形者。

（2）手术方法：在阴茎背侧或腹侧做"V"形切口，游离"V"形皮瓣，使皮瓣向阴茎根部方向推移，创缘对拢缝合成"Y"形，加压包扎。

6.勃起功能障碍

（1）适应证：主要适用于器质性勃起功能障碍者。

（2）手术方法：固定型杆状支撑物植入术、膨胀型支撑物植入术。

7.阴茎缺如

（1）适应证：因烧伤、外伤性离断或阴茎癌行阴茎大部分切除术者。

（2）手术方法：根据皮瓣的选择，手术方法有多种，如前臂皮瓣游离移植阴茎再造、脐旁岛状皮瓣移植阴茎再造、髂腹股沟皮瓣移植阴茎再造、阴股沟皮瓣移植阴茎再造。

8.阴囊肿大症

（1）适应证：因肥胖、慢性阴囊炎及阴囊象皮肿等致阴囊肿大者。

（2）手术方法：切除多余的阴囊皮肤，将两侧皮瓣分离，清除精索及睾丸鞘膜表面的病变组织，缝合创口周围的皮瓣。

9.隐睾

（1）适应证：7～10岁睾丸仍未降入阴囊，经内分泌治疗无效者；成年隐睾者。

（2）手术方法：睾丸固定术。

10.无睾症

（1）适应证：因肿瘤、外伤或其他原因造成的睾丸缺失者。

（2）手术方法：于患侧阴囊壁做水平切口至阴囊腔，将人工睾丸置入后缝合各层组织。

（二）术前护理

1.心理护理 患者因生殖器的形态和功能异常存在自卑心理，担心手术痛苦及术后的疗效，心理上紧张而焦虑。术前应热情耐心地与患者沟通，了解患者的心理需求，认真分析其心理顾虑或恐惧的原因并给予解释与疏导。告知患者通过手术可以在一定程度上矫正其异常形态或改善其功能，应正确对待，不可心理期望值过高，以免术后失望。

2.详细了解病史及体检 协助医生了解患者既往史及现病史，全面体检，特别注意术区周围组织情况，如有破损及感染则需待局部症状缓解后再另行安排。

3.术区皮肤准备　术前2日以肥皂水彻底清洗会阴部，每日1次。行阴茎手术者，术前用1：1000苯扎溴铵溶液浸洗阴茎，每日2次，以防术后切口感染。术前1日备皮。

4.特殊手术准备　阴囊手术前准备0.5～1kg沙袋1个及阴囊托带1副。

（三）术后护理

1.按泌尿外科手术后常规护理及麻醉后常规护理。

2.术后卧床休息，最好采用平卧位，以免压迫生殖器官。如阴囊内手术，用阴囊托带将阴囊提高至耻骨联合上固定。

3.按医嘱及时使用止血药和抗生素，以防止因失血或手术创伤而引起其他并发症。

4.随时观察加压包扎敷料是否松脱及切口渗血情况。观察引流管、尿管是否引流通畅。如无特殊情况，术后48h更换敷料。

5.成人术后应服用镇静剂或雌激素以防阴茎勃起。

6.术后局部若有不适感，应禁止搔抓，保持会阴部清洁，防止局部污染。

（刘　畅　祁子煊）

第二十节　皮瓣移植术及护理

皮瓣由具有血液供应的皮肤及其附着的皮下组织所组成。皮瓣在形成和转移过程中，需要有部分组织与身体相连，相连的部分称为蒂部。蒂部是皮瓣转移后的血供来源，具有多种形式，如皮肤皮下蒂、肌肉血管蒂、血管蒂等，故皮瓣又称带蒂（或有蒂）皮瓣。

一、原理

皮瓣移植是通过转移或移植来覆盖缺损创面、修复畸形或再造组织器官的组织瓣。皮瓣转移或移植是整形外科最常用的修复皮肤组织缺损的方法之一。

二、适应证及禁忌证

1.适应证

（1）有骨、关节、肌腱、大血管、神经干等组织裸露的创面，且无法利用周围皮肤直接缝合覆盖时，宜选用皮瓣修复。

（2）虽无深部组织缺损外露，但为了获得皮肤色泽、质地优良的外形效果，或为了获得满意的功能效果，可选用皮瓣。

（3）器官再造（包括鼻、唇、眼睑、耳、眉毛、阴茎、阴道、手指再造等），均需以皮瓣为基础，再配合支撑组织的移植。

（4）面颊、鼻、上腭等部位的洞穿性缺损，除制作衬里外，亦常需要有丰富血供的皮瓣覆盖。

（5）慢性溃疡，特别是放射性溃疡、压疮或其他局部营养缺乏很难愈合的伤口，可以通过皮瓣输送血液，改善局部营养状况，因此均需选用皮瓣移植修复。

2. 禁忌证　术区有感染灶或局部供血不佳者。

三、治疗

局部皮瓣移植的患者可根据手术部位及范围，选择麻醉方式，行全身麻醉或局部阻滞麻醉。将切口彻底清创，设计皮瓣，以远端为蒂部，切至肌筋膜层并于该层分离，转移至所需部位，严密、减张缝合。创面予以无菌敷料加压包扎固定，皮瓣区留 1 个窗口以便观察。术后予以抗感染、支持及改善血液循环治疗（图 6-20-1）。

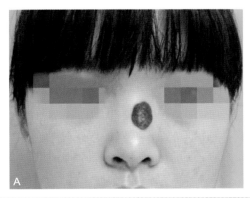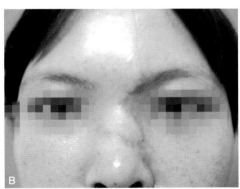

图 6-20-1　A. 术前；B. 术后

四、护理

（一）术前护理

1. 心理护理　评估患者的心理状态。因皮肤损伤后会影响患者的正常生活和劳动能力，给患者生活、工作、家庭均带来不良影响，多数患者存在着不同程度的焦虑、恐惧、自卑等心理。因此，认真、细致、充分地与患者沟通，耐心倾听患者主诉，减轻其焦虑情绪，帮助树立信心，使其以较好的状态接受手术。

2. 术前准备　常规做好术前检查。备皮，检查供皮区皮肤有无炎症、瘢痕。术前 1 周指导患者每日早晚用温水泡洗供区皮肤，泡洗后行局部皮肤按摩，使皮肤松弛、柔软、浅静脉扩张，改善皮肤、血管条件。

3. 特殊姿势的训练　指导患者做固定姿势训练，以满足特殊体位的需要。

（二）术后护理

1.心理护理 术后由于切口疼痛、强迫体位等原因，患者易出现焦虑、烦躁等不良情绪。切口疼痛可引起交感神经兴奋，儿茶酚胺分泌增多，导致末梢血管收缩，血运欠佳，影响皮瓣成活。护士应及时掌握患者的心理变化，指导家属给予患者心理支持，减轻患者不良情绪的发生，以利于切口愈合。

2.观察患者生命体征 术后密切观察患者生命体征，如出现异常，及时报告医生。

3.转移皮瓣的观察 患者术后 24～72 h 内应每小时观察 1 次转移皮瓣，通过皮温、颜色、肿胀程度、毛细血管反应等指标，综合判断，早发现、早处理。

（1）皮温：一般术后 2～3 h，术侧比健侧或邻近皮温高 1～2 ℃。若低于 1 ℃，提示有血液循环障碍；若皮温突然升高超过正常范围，且局部有刺痛或疼痛加重，提示有感染的可能。

（2）颜色：观察患者移植组织肤色是否红润、苍白、加深。因人体各部位肤色不同，观察时既要与供皮区周围肤色相比，又要与受皮区肤色相比。若皮肤颜色变浅或苍白，提示动脉供血不足，有栓塞或痉挛的发生；若颜色变深，应考虑静脉回流受阻。

（3）肿胀程度：术后皮瓣均有不同程度的水肿，3～4 天后皮瓣静脉回流通畅即可迅速改善水肿状态。根据肿胀程度可出现皮纹增多、消失或产生水疱。若动脉供血不足，皮纹增多；若静脉回流受阻，皮纹消失、张力增大、表面光亮。

（4）毛细血管反应：正常为 2 s 左右，若缓慢或消失，可能是血液循环中断，应立即报告医生。

4.特殊体位的护理 术后体位固定是保证皮瓣血供、静脉回流、促进皮瓣成活的重要措施之一。向患者及家属讲解保持体位的重要性和注意事项，固定姿势要准确可靠，避免发生蒂部扭转或牵拉。局部皮瓣移植者，一般需卧床 10～14 天；而腹部皮瓣转移，由于皮瓣供区与受区固定于非功能位，一般需固定 3 周左右。

5.术后保温 室温过低或突然降低会引起血管痉挛，一般室温应保持在 23～25 ℃，湿度 55%～75%，手术区常规红外线照射，功率一般为 60 W，距离 30～40 cm，7～10 天为宜。

6.加强基础护理 做好皮肤护理、会阴护理，预防并发症的发生。给予高蛋白质及含钙丰富的食物，如牛奶、豆制品、鱼虾等。多食富含纤维素的食物，多饮水，防止便秘。

7.指导功能锻炼 正确的功能锻炼对肢体功能的恢复至关重要。断蒂术前应进行患肢肌肉的收缩练习，断蒂术后应循序渐进进行肢体关节的锻炼。指导上肢手术患者练习患指屈伸、对指、内收、外展等活动，加强主动、被动活动，鼓励练习肩关节旋转、外展，肘关节屈伸、前臂旋前旋后动作，以促进患指功能恢复。指导下肢手术患者在床上做髋关节屈伸、内外旋转、内收外展，膝关节屈伸，踝关节屈伸、内外翻等，术后 6～8 周可扶拐下地行走，先练习患肢下垂、屈伸动作，每日 3 次。皮瓣移植后，局部皮肤感觉迟钝，指导患者注意自我保护，避免烫伤、冻伤及撕脱伤。嘱患者术后 3 个月按要求定期来院复查。

8.并发症及处理

（1）皮瓣血运障碍：皮瓣出现血液循环障碍，导致皮瓣部分或全部坏死是比较常见的严重并发症。皮瓣是否出现血液循环障碍，应观察血液供应是否充分，静脉、淋巴回流是否通畅。

处理方法：首先术前充分准备，包括调理患者全身情况以使之处于最佳状态，以及皮瓣的巧妙设计等。术中操作要仔细，避免损伤主要的供应血管；止血应彻底，避免产生血肿，因血肿本身亦有毒性作用，可引起血管痉挛，危及皮瓣血运，造成远端坏死。术后护士应加强术区观察，如发现血肿，立即通知医生，在 12 h 内及时清除，保持引流管的通畅。术后患者体位应处于姿势固定状态，避免皮瓣牵拉和受压，患处固定制动，使皮瓣远端稍高于蒂部。具体体位要根据不同患者的情况，选择舒适的体位。防止因体位不当导致排尿困难和便秘，避免因用力排便和反复更换体位诱发血管危象。术后控制室内温度在 25 ~ 28 ℃，温度过高，患者不适；温度过低，局部血管痉挛，影响血运。

皮瓣的观察：①观察皮瓣色泽及温度的变化。正常皮瓣颜色多呈淡红或微红色，当动脉供血不足时表现为苍白、局部温度下降等，应及时告知医生处理，应用扩容、抗凝等措施来改善微循环。静脉回流不畅时多表现为患肢充血，颜色逐渐加深，局部温度上升，而后转为紫红色或青紫斑点，严重时可出现瘀斑、水疱、局部皮温下降等静脉危象。对于静脉回流障碍，皮瓣远端可采取加压包扎、抬高患肢、释放淤血等措施缓解症状。②观察皮瓣肿胀情况。术后皮瓣均有不同程度的水肿，皮瓣肿胀轻者无须特殊处理，一般 4 天左右开始消肿；皮瓣肿胀严重时，报告医生及时处理。③观察毛细血管充盈反应。毛细血管充盈反应是判断皮瓣回流情况的重要指标，是早期发现静脉危象的简便而有效的监测手段。静脉回流受阻时，皮瓣的血管内压升高，毛细血管反应速度加快，应高度警惕，并结合皮瓣的颜色、张力、温度等因素综合判断。

（2）皮瓣下血肿：皮瓣下血肿形成的原因有自身凝血机制异常、术中止血不彻底、术后肢体位置随意改变、患者血压回升等。

处理方法：术前仔细检查有无凝血机制障碍；术中彻底止血；常规放置引流；术后使患肢处于姿势固定状态；密切监测生命体征。如有异常，及时报告医生尽早处理。

（3）感染：术后严重感染是较少见的并发症。

处理方法：为避免感染，术前对供区、受区皮肤进行充分清洁备皮；对病室进行紫外线消毒，每日 3 次；改善患者全身营养状况，增强抵抗力；遵医嘱使用抗生素。

（4）皮瓣撕脱：由于体位不当、固定不良，皮瓣蒂部牵拉张力大可造成皮瓣撕脱。

处理方法：术前充分做好解释工作，使患者了解手术方案、手术的优点及可能出现的并发症，说明术后姿势固定所引起的不适，并指导患者模拟术后姿势，以提高适应能力，减少术后的痛苦和情绪波动。皮瓣应固定良好、适度，以防意外撕脱。一旦发生撕脱，及时告知医生给予处理。

（5）术后形态欠佳：皮瓣转移覆盖缺损创面会出现皮瓣臃肿、术后形态欠佳等情况。

处理方法：术前应充分做好解释工作，使患者了解手术方案，告知术后可能出现的外观上的变化，以得到患者的理解。

（刘　畅　祁子煊）

第二十一节　皮片移植术及护理

皮片移植通常称为游离植皮或游离皮片移植。自体皮肤游离移植是通过手术的方法，切取自体某一部位的表皮，完全分离，移植到自体的另一缺损部位，使之重新建立血液循环，达到整形修复的目的。供皮的部位称为供皮区，受皮的部位称为受皮区。

一、适应证

1. 体表软组织的浅层缺损。
2. 与身体表面相通的腔穴管道缺损。

二、禁忌证

1. 严重感染创面。
2. 有骨、肌腱、神经暴露的创面。
3. 放射治疗后的组织。
4. 异物外露的创面。
5. 长期不愈的压疮。
6. 陈旧性肉芽创面。

三、手术方法

（一）分类

临床常用的皮片分为刃厚皮片、中厚皮片和全厚皮片三类。

1. 刃厚皮片　也称表层皮片。刃厚皮片包括表皮层和极少的真皮乳头层，是最薄的皮片。它的主要优点是生命力强，能较长时间地依靠血浆渗透维持生存，在血运不良的创面或有轻度感染的肉芽创面上均易成活。同时，刃厚皮片切取容易，供皮区不受限制，且在同一供皮区可以反复切取，供皮区愈合迅速，不遗留瘢痕，尤以头皮最为理想。但其缺点是质地脆弱，缺乏弹性，不耐磨压，后期易皱缩，色泽深暗，外形不佳。

2. 中厚皮片　中厚皮片包括表皮和部分真皮。依据包含真皮多少不同，又分为厚、薄两种。中厚皮片的厚度界于全厚和刃厚皮片之间，兼有两者的优点，易于成活，功能较好，应用范围广泛，为成形术中最常使用的皮片。其缺点是在供皮区常有增厚的瘢痕遗留，称为增生性瘢痕。

3. 全厚皮片　全厚皮片为最厚的皮片，包括表皮和真皮的全层。全厚皮片因为富有真皮层内的弹力纤维、腺体和毛细血管等组织结构，其优点为成活后收缩少，色泽好，坚固柔韧，能耐磨压和负重。但全厚皮片仅能在新鲜创面生长，且手术操作复杂，要求较高，供皮区不能自行愈合。若不能直接缝合时，需另取非全厚皮片覆盖，因此在使用面积上常受限制。

（二）移植方法

1. 刃厚皮片移植方法

（1）皮片切取：刃厚皮片一般用滚轴式取皮刀切取，小面积的皮片也可直接用刀片切取。滚轴取皮刀带有滑动滚轴，并可调节取皮厚度，手术时将厚度调节旋钮调至第一格，切取 0.25 ～ 0.3 mm 厚的皮片（图 6-21-1、6-21-2 ）。

（2）皮片移植：受皮区清创干净，止血彻底。取下的皮片按照要求制成点状、邮票状、网状等形状，真皮面向下，平铺于需要移植的创面上。皮片覆盖完毕后，用抗生素纱布或油纱覆盖，再垫以多层无菌敷料，加压包扎固定，避免皮片移动。

2. 中厚皮片移植方法

（1）皮片切取：小块中厚皮片可用刀片切割，取皮片厚薄不均，该法不易掌握，应

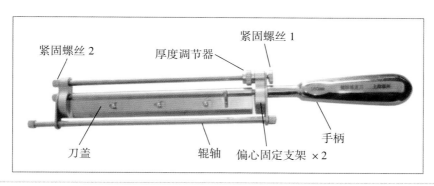

图 6-21-1　滚轴取皮刀

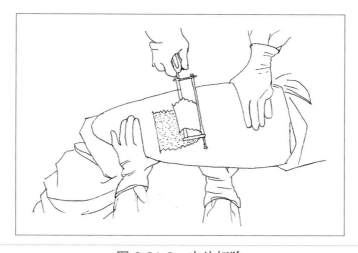

图 6-21-2　皮片切除

用较少。为了控制好皮片的厚薄与深度，一般采用特定的取皮器械如滚轴式或鼓式取皮刀取皮。取皮后创面覆盖油纱，再以多层无菌纱布加压包扎（图6-21-3、6-21-4）。

（2）皮片移植：中厚皮片移植的受皮区创面要求比刃厚皮片高，需要基本控制感染，彻底止血，因为感染与皮下积血均可造成中厚皮片坏死。创面经处理符合要求后，将取下的中厚皮片平铺于创面上，缝合、结扎、打结、打包加压包扎。

3. 全厚皮片移植方法

（1）皮片切取：全厚皮片一般直接用手术刀切取。供区消毒后，按照受皮区所需皮片的形状与大小切取，切取时带部分皮下脂肪，皮片取下后再将脂肪层修剪干净，只保留表皮与全层真皮。供皮区直接缝合或另取刃厚皮片覆盖（图6-21-5、6-21-6）。

（2）皮片移植：皮片移植方法同中厚皮片移植，但对受皮区创面处理要求更高。一

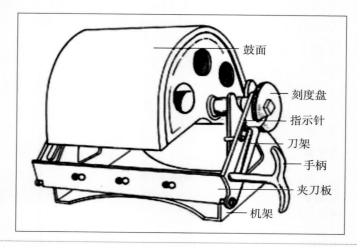

图 6-21-3　滚轴式取皮机

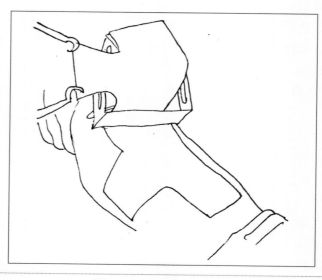

图 6-21-4　取皮刀取皮

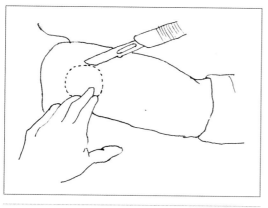

图 6-21-5 手术刀切取皮肤

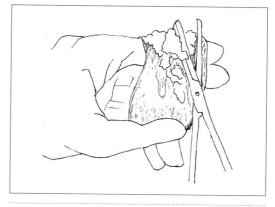

图 6-21-6 修剪皮片

般均用整张皮片植皮，打包加压包扎，使皮片严密贴合，不留死腔。

四、护理

（一）术前护理

1.术前准备 协助患者常规检查，如患者存在肝肾功能异常、贫血、血浆蛋白过低、脱水等情况，则不宜手术，须先行治疗，待全身情况改善后再行手术。

2.供皮区准备 供皮区术前 3 日清洁，每日 1 次；手术前 1 日备皮，用肥皂水清洁，清洁后用乙醇涂擦皮肤表面，以无菌巾包扎。禁用高效灭菌消毒剂（如碘酊等），以免损害表皮，降低皮片活力。

3.受皮区准备 受皮区若是烧伤、外伤后引起的增生性瘢痕或瘢痕疙瘩，术前 3 天用 1∶1000 苯扎溴铵或 1∶5000 碘伏液每日清洗 3 次。若瘢痕凹凸不平、缝隙中有污物，可用棉签蘸取少量汽油，将其内的油渍污物清除。若受皮区为肉芽创面，则需经过一段时间的治疗，待肉芽色泽新鲜红润，质地坚实、无水肿，分泌物少，周围创缘无炎症现象，方能进行植皮。如肉芽组织高者可行削除。受皮区若为新鲜创面，则应掌握皮肤移植的"黄金时间"（创面上正常人皮肤表面的细菌数从 $10^3/g$ 增至 $10^5/g$ 所需要的时间，一般是 6~8 h），血供丰富的头面部可延至 12 h。

（二）术后护理

1.心理护理 术后由于创面疼痛、强迫体位等原因，患者易出现焦虑、烦躁的不良情绪，护士应及时观察患者的心理变化，鼓励其家属给予心理支持。

2.受皮区的观察 术后 24~72 h 内应每小时观察 1 次受皮区的情况，可通过皮温、颜色、肿胀程度、毛细血管反应等指标，全面观察，综合判断，做到早发现、早处理。

（1）皮温：一般术后 2~3 h，术侧比健侧皮温及邻近皮温高 1~2 ℃。若低于 1 ℃，则提示有血液循环障碍；若皮温突然升高超过正常范围且局部有刺痛或疼痛加重，提示有感染的可能。

（2）颜色：观察患者移植组织肤色是否红润、苍白、红紫。因人体各部位肤色不同，观察时既要与供皮区周围肤色相比，又要与受皮区肤色相比。若皮肤颜色变浅或苍白，提示动脉供血不足，有栓塞或痉挛的发生；若颜色变深，应考虑静脉回流受阻。

（3）肿胀程度：患者术后均有不同程度的水肿，3~4天后静脉回流建立，可迅速消肿。根据肿胀程度可出现皮纹存在、消失、水疱。若动脉供血不足，皮纹增多；若静脉回流受阻，皮纹消失、张力增大、表面光亮。

（4）毛细血管反应：正常为2 s左右，若缓慢或消失，提示血液循环中断。如有体温升高、白细胞计数增高、伤口剧痛、局部腐臭、淋巴结肿大等感染征象时，应立即报告医生，给予对症处理。

3.供皮区的观察　如无感染征象，2周后更换敷料，观察愈合情况。切取刃厚皮片者，在7~10日后（切取中厚皮片者在2周后）可见上皮重新覆盖创面。

4.特殊体位的护理　术后体位安置是保证皮片血供和静脉回流、促进皮片成活的重要措施之一。向患者及家属讲解保持体位的重要性和注意事项，固定姿势要准确可靠，避免发生皮片移动或牵拉。局部给予按摩、热敷，必要时给予镇静止痛剂。

5.术后保温尤为重要，温度过低或突然降温会引起血管痉挛。一般室温应保持在23~25 ℃，湿度55%~75%。

6.并发症及处理

（1）血肿或血清肿：血肿是植皮失败最常见的原因，多发生于新鲜创面上植皮。原因是止血不彻底或固定不牢固，造成创口出血。移植皮片因血肿使皮片与创面贴合受阻，妨碍了皮片血运的建立，致使皮片坏死。

处理方法：术中应充分止血，术后受皮区做好加压包扎和制动，遵医嘱给予止血药物。

（2）伤口感染：植皮区有感染征象时，常伴有伤口持续性疼痛、体温升高及有脓性分泌物等。感染可造成皮片移植的失败，大多数感染发生在肉芽创面上植皮。

处理方法：术前彻底清创，术中严格无菌技术操作，彻底止血，防止血肿和死腔的形成，合理应用抗生素。

（3）包扎制动不良：术后包扎应使皮片表面受压均匀适当，植皮区包扎的最适宜压力为4.0~6.6 kPa（20~30 mmHg）。包扎压力过大不利于毛细血管的生长，导致皮片缺血坏死；包扎压力过小则使皮片下易出现渗血、渗液，出现死腔；固定不好，会导致皮片移动、错位，破坏受区与皮片间新生的血管连接，从而导致皮片坏死。

处理方法：适当的加压包扎，如在皮片上使用松软的多层纱布，外加敷料、绷带加压包扎。对凹陷处及不易制动的部位（如面颊部）可打包加压包扎。颈、会阴、四肢植皮应用夹板做超关节固定，以免皮片错位。用弹性绷带包扎植皮区可达到压迫和限制活动的效果。面颈部植皮后，要给予全流质饮食3~5天，面部尽量减少动作产生（如讲话），避免皮片活动，有助于皮片血管重建。

（刘　畅　祁子煊）

第二十二节　皮肤软组织扩张术及护理

皮肤软组织扩张术简称组织扩张术，是将扩张器植入正常皮肤软组织下，通过注射壶向注射囊内注射液体，使其对表面皮肤软组织产生压力，利用新增的皮肤软组织进行组织修复和器官再造的一种方法。在实际工作中，医生应根据修复的解剖部位、形态、病变范围和可供扩张的正常皮肤的大小、形态，合理选择不同规格、形态的扩张器。

一、病因

外伤性皮肤软组织缺损，如骨外露、慢性溃疡；关节部位的瘢痕挛缩、不稳定性瘢痕；四肢各部位较大范围的色素痣及血管瘤等。

二、适应证

1. 头顶部：瘢痕性脱发、头皮缺失、脂溢性脱发、头部的肿物及斑痣。
2. 面颈部：较大面积的瘢痕、大面积的色素痣、文身。
3. 耳部：耳再造。
4. 胸部：隆乳及乳房再造。
5. 躯干及四肢：改善外形等。

三、禁忌证

1. 婴幼儿。
2. 已确诊为皮肤癌症，先积极治疗重症，延迟整形治疗。
3. 易发生感染的部位。
4. 眼睑下方不宜植入扩张器，因睑板受到牵拉可发生不可逆的变形。

四、治疗

治疗原则：缩短病程，减轻痛苦，预防感染，防止皮肤破溃，充分扩张术区皮肤。

皮肤扩张器植入分三步进行：Ⅰ期手术植入扩张器、Ⅱ期手术注液扩张期、Ⅲ期扩张器取出和皮瓣转移术。

（一）I期手术植入扩张器

1.扩张器埋植部位的选择　首选病变区的邻近正常组织，其次选择供皮区继发畸形且相对隐蔽的部位。埋植区部位避开主要的血管和神经（图6-22-1）。

2.切口的选择　切口一般与扩张器的边缘平行，同时埋植多个扩张器可共用一个切口，亦可分几个切口。

3.扩张器埋植腔隙的剥离　埋植的腔隙要比扩张囊周边大0.5～1.0 cm，注射壶的组织腔隙要足够大，可略浅一些，利于术后注液。

4.扩张器的植入和切口关闭　放置扩张器前向扩张器内注入少量生理盐水（10～50 ml不等），再次检查有无渗液，植入的扩张器应舒展。缝合结束后可再注入生理盐水。

5.术后注意事项　术后早期扩张器埋植区可适当加压包扎。负压引流，引流液变淡黄色后即可拔出引流管。

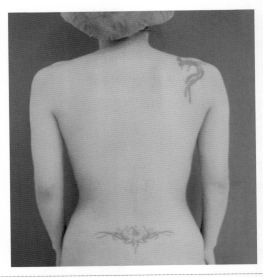

图6-22-1　行皮肤软组织扩张术去除背部、腰部文身

（二）II期手术注液扩张期

1.注射液的选择　最常用的注射液为生理盐水。

2.注射的时间　大多数情况下可于术后的5～7天开始注射，间隔3～4天注射一次，此注射方法为常规扩张法。

3.常见的扩张方法和速度

（1）即时扩张：指在术中的扩张，使扩张器达到容量后维持30～40 min，间隔10～20 min，反复2～3次。

（2）快速扩张：每天注水1次，7～14天完成扩张。

（3）亚急性扩张：2～3天注水1次，3～4周完成扩张。

（4）常规扩张：4～5天注水1次，6～8周完成扩张。

（5）慢性扩张：7～10天注水1次，8周以上完成扩张。

4. 注射量　每次注射量为扩张器总量的10%～20%（图6-22-2、6-22-3）。

5. 注射消毒方法　碘伏消毒，垂直进入注射壶的阀门内，用4.5号针头注射，完毕后按压数分钟，再次消毒针眼处。

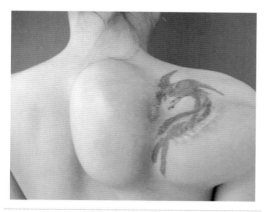

图 6-22-2　背部埋入扩张器

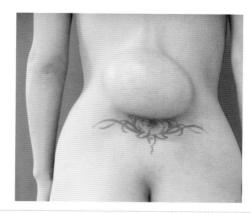

图 6-22-3　腰部埋入扩张器

（三）Ⅲ期扩张器取出和皮瓣转移术

1. 先取出扩张器　切开皮肤、皮下组织直达纤维包膜，取出扩张器。如扩张囊基底层周边形成纤维环，对皮瓣有影响，应去除。

2. 取出扩张器后根据皮瓣的大小决定病变组织切除的面积，以防止先切除病变组织后扩张皮瓣不足而陷于被动局面（图6-22-4、6-22-5）。

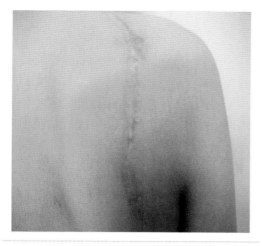

图 6-22-4　背部瘢痕

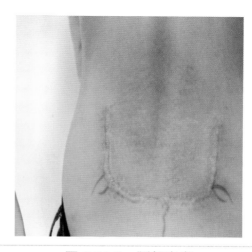

图 6-22-5　腰部瘢痕

五、护理

因扩张器手术分期时间长，患者易出现焦虑、急躁情绪，护士应主动帮助患者分散注意力，听舒缓的音乐、看电视或散步等，及时进行有效的心理疏导。术后疼痛及时报告医生对症治疗。监测患者术后生命体征，密切观察局部埋植区出血、皮瓣血运和引流液的情况，保证患者的充足睡眠，对病情的恢复有积极作用。

（一）术前护理

1.心理护理　针对不同的患者采取不同的方法，进行必要的解释，使其了解手术方法、术后恢复效果、注意事项及可能出现的问题如暂时的容貌改变、局部扩张的疼痛等。对患者给予理解和宽容，使其对医护人员产生信任感，从而能正确对待疾病，积极配合治疗。

2.全身情况　避免感冒，女性患者手术应避开月经期。

3.备皮　备皮时勿损伤皮肤，以避免术后感染的发生。

（二）术后护理

1.生活护理　每日病房开窗通风，保持床单位的干净、整洁。注意个人卫生，每日更换宽松棉质的病号服，保证充足的睡眠。

2.饮食护理　给予患者高热量、高蛋白质、易消化饮食，忌辛辣、刺激饮食，多饮水，鼓励进食，保持大便通畅。

3.专科护理

（1）体位：术后体位的安置是保证扩张器埋植区皮瓣的血供和静脉回流、促进皮瓣成活的重要措施之一。给予健侧卧位或俯卧位，避免局部受压和摩擦，保持局部皮肤的完整性。告知患者注水期应按医生要求的时间准时进行注水。

（2）皮瓣的护理：观察皮瓣血运情况并进行记录，如术后数小时内发现皮瓣发绀、充血严重，可能为渗血或静脉回流不畅，应立即报告医生，及时处理。观察切口敷料渗血、渗液情况，可用笔划出渗血范围，观察有无扩大。抬高肢体高于心脏水平面，有利于静脉回流，减轻肿胀。术后 72 h 内游离皮瓣最易发生血管危象，应严密观察。①皮瓣血运观察的部位：皮瓣远端应与邻近的正常皮肤作对照，根据皮肤的温度、颜色、指压反应及张力的进行性变化判断血运是否充分。②纠正血运障碍的措施：静脉回流不畅可抬高或半坐卧位，做向心性按摩；血管痉挛根据医嘱给予解痉、止痛、镇静和扩张血管的药物；血肿应及时清除，皮瓣受压及时纠正，使血运得以改善。

（3）引流管的护理：妥善固定，保持导管通畅，避免扭曲、受压、打折。准确记录引流液的颜色、性质和量，并保持一定的负压以有效引流。观察负压引流管是否通畅，3天后无特殊情况可拔除引流管。若引流液大于 100 ml/24 h，提示有出血，应报告医生，密切观察，及时处理。

（4）切口的护理：保持切口敷料干燥；术后术区相对制动，减小局部张力，加强营养，促进切口愈合。

4.病情观察 术后监测生命体征，尤其是术区皮瓣的血运和出血情况，保证术区皮肤的完整性，认真听取患者的主诉。

5.疼痛的护理 疼痛可使机体释放 5- 羟色胺（5-HT），5-HT 有强烈收缩血管的作用，不及时处理可致血管痉挛或血栓形成，故术后应根据医嘱及时止痛，并做好药物疗效与副作用的观察。术后的护理操作动作轻柔，尽量减少疼痛。

（刘　畅）

第二十三节　瘢痕修复术及护理

瘢痕又称疤痕，是各种创伤愈合后的必然结果，由结缔组织组成。但若瘢痕生长过度，尤其在面、颈和四肢关节部位，可破坏容貌或发生功能障碍。解除过度生长的瘢痕是美容整形外科治疗中的一个重要环节。

一、病因

1.外伤 各种创伤都可产生瘢痕，不同性质的创伤形成的瘢痕特点不同。手术、锐器伤所致的瘢痕不明显；而爆炸伤、烧伤等原因造成的创面，瘢痕增生明显。大部分瘢痕疙瘩通常发生在局部损伤 1 年内，包括手术、撕裂伤、文身、烧伤、注射、咬伤、接种和其他非特异性损伤等。

2.其他疾病 皮肤疾病、感染等，如蜂窝织炎、粉刺、化脓性汗腺炎、毛发囊肿、异物反应及疱疹等，均与瘢痕或瘢痕疙瘩形成有关。

二、瘢痕分类及临床表现

1.浅表性瘢痕 表浅，质地柔软，色泽异常，影响美观，但多无功能障碍。

2.增生性瘢痕 分为增生期、减退期和成熟期，可以自行消退软化。增生的瘢痕组织明显高于皮肤表面，局部增厚变硬，形状不规则，高低不平，早期潮红充血，质地硬，伴有痒、痛等不适，病变只发生在原来的损伤区域，不向周围扩张，且与基底组织不粘连，可以推动。在数月或数年后，瘢痕逐渐发生退行性改变，瘢痕充血减轻，表面颜色变淡，逐渐变软、平坦、痒、痛感觉减轻以至逐渐消失，部分增生性瘢痕可转化为浅表性瘢痕。

3.瘢痕疙瘩 瘢痕疙瘩常见于 30 岁以下的青少年，好发于上颈部、耳垂、肩部、胸部及上臂等处，色红、坚硬、弹性差，突出皮肤表面，烧伤后受损伤的原有病变范围向四周正常皮肤扩张，又称"蟹足肿"；自觉症状多有瘙痒、疼痛或灼热感，疼痛敏感；病程较长，多年不变，不能自行消退；单纯切除后极易复发，且增生能力更强，生长速度更快，范围更大。

4.萎缩性瘢痕　萎缩性瘢痕组织很薄，表面平坦，色素减退，质地坚硬，局部血液循环较差，易受外力作用而破裂出现溃疡，经久不愈或时好时坏，晚期有发生恶变的可能。瘢痕基底层含有大量的胶原纤维，与深部组织粘连紧密；其具有很大的收缩性，在关节功能部位常牵拉周围的正常组织，造成严重的功能障碍。

5.凹陷性瘢痕　瘢痕表面明显低于四周正常皮肤，呈凹陷畸形。较浅的凹陷畸形只影响外观，不伴有功能障碍。严重的凹陷性瘢痕常具有深部肌肉甚至骨骼的缺损，往往伴有功能障碍。

三、治疗

（一）手术治疗

1.手术时机　增生性瘢痕一般在 6 个月至 2 年后进行手术，此时瘢痕渐趋成熟、变软而平坦，充血消退，所以在 6 个月或 1 年之后，待瘢痕软化、稳定之后再行手术，效果较好。但在影响功能的部位则不应等待，而应及时切除瘢痕，松解周围组织进行皮片或皮瓣修复。

2.治疗原则　对不同类型、不同部位的瘢痕采取切除、松解或磨削等方法。浅表性瘢痕、萎缩性瘢痕一般不需治疗；发生在面部且影响容貌的可慎重考虑手术切除或分次切除，间隔时间以 3~6 个月为宜；萎缩性瘢痕伴有经久不愈的慢性溃疡者需手术切除，以防瘢痕癌变；小面积的凹陷性瘢痕可考虑磨削，大面积和较深的凹陷性瘢痕可考虑用软骨、医用硅胶及其他生物材料填充；挛缩性瘢痕根据部位、大小不同可考虑"Z"成形术松解或切除，皮片或皮瓣修复，彻底松解挛缩；增生性瘢痕可考虑手术切除，充分松解皮片、皮瓣或瘢痕上皮回植修复；瘢痕疙瘩因术后复发率高，一般只在妨碍功能的情况下考虑手术；线形瘢痕影响外观或挛缩引起功能障碍，可行"Z"或"W"成形术进行治疗。

（二）非手术治疗

对于瘢痕疙瘩和大面积非功能部位的增生性瘢痕，不适宜手术切除。

1.压力疗法　适用于瘢痕面积大、不适宜放疗或局部药物治疗者。压力治疗瘢痕的确切机制目前尚不清楚。一般采用加压包扎办法能取得较好的疗效，注意遵循"一早二紧三持久"的原则，即早期开始、压力适宜、时间长久。

2.放射治疗　适用于小面积增生性瘢痕、瘢痕疙瘩和瘢痕体质的患者，可考虑浅层 X 线或同位素治疗。

3.瘢痕内药物注射治疗　适用于小范围的增生性瘢痕或瘢痕疙瘩。以糖皮质类固醇注射最常用，直接注入增生性瘢痕或瘢痕疙瘩内。

4.其他疗法　现在对增生性瘢痕和瘢痕疙瘩，还可尝试激光、冷冻、锌片、蜡疗、离子透入、超声波、硅胶膜等治疗。

四、护理

（一）治疗前护理

1.了解瘢痕或瘢痕疙瘩患者的心理状态，以及对治疗结果的期望值及瘢痕形成的原因。护士负责对患者就诊中的各种疑问进行咨询与解答。

2.根据患者的体质及瘢痕的形态、部位、性质，结合患者的要求向患者介绍、推荐治疗方法，并详细介绍治疗中及治疗后可能达到的效果及可能出现的并发症，起到沟通、知情、理解的效果。

3.根据治疗要求，完善常规检查和一些必要的检查（如重要器官的功能检查），按手术、麻醉的要求做好术前准备工作。

4.做好患者术前的心理疏导，消除患者的紧张心理。

（二）治疗中护理

1.准备好所需的仪器设备及器械，确保治疗顺利进行。

2.做好治疗中患者的观察，注意监测患者生命体征，观察麻醉的效果，关注治疗的进展情况。

3.严格按照美容外科的无菌原则进行治疗。

4.做好患者伤口包扎、固定。

（三）治疗后护理

1.手术治疗患者　注意观察成形术后皮瓣的血运情况，是否有皮瓣淤血或缺血情况存在，防止皮瓣坏死。注意预防感染的发生。行瘢痕切除、松解、皮瓣修复术的患者，要注意皮片的贴附和固定情况，以防皮片移位坏死。

2.非手术治疗患者　加压疗法要注意压力的大小，特别是四肢及颈部，注意防止压力过大造成的神经损伤，甚至肢端淤血、缺血、呼吸困难。瘢痕内注射治疗者，要注意用药的剂量、浓度及用药的间隔和次数，以免引起其他损害。

（刘　畅）

第二十四节　皮肤肿瘤切除术及护理

皮肤肿瘤是由表皮和附件角化细胞增生演化而来，是指生长在皮肤和皮下组织的肿瘤。其中大部分为良性，少数为恶性。皮肤肿瘤是整形外科的常见病，若为良性肿瘤，可导致体表形态、颜色及质地的改变，可从美容角度进行治疗；若为恶性肿瘤，可影响正常生理功能而危及生命，故应予以早期治疗。

一、适应证

1. 大多数脂肪瘤、黄色瘤、皮肤囊肿、黑色素细胞痣、局限性小面积的血管瘤及神经纤维瘤者。

2. 面积较大的黑痣、血管瘤、神经纤维瘤、基底细胞瘤、鳞状细胞瘤无转移、无淋巴结转移的早期恶性黑色素瘤者。

3. 低分化癌晚期者。

二、禁忌证

1. 凡血常规或凝血时间异常、血压高、血糖高、有活动性心脏病和不能配合手术者。

2. 局部组织有感染破溃者。

3. 累及面神经、迷走神经的神经纤维瘤者。

三、手术方法

选择合适体位，消毒皮肤，铺无菌巾，行局部麻醉。根据肿瘤的性质、部位、大小，将肿瘤边缘以及基底 2.5 cm 正常组织完整切除。缝合切口，局部妥善加压包扎固定。术后送病理检查，给予口服抗生素 3~5 日。术前不确定但怀疑恶性肿瘤时，应做术前活检。良性肿瘤以瘤体外 2.5 cm 做皮肤切口，基底细胞癌切口扩大 1 cm 以上、鳞状细胞癌扩大 2 cm 以上、恶性黑色素瘤扩大 3 cm 以上切除（图 6-24-1）。

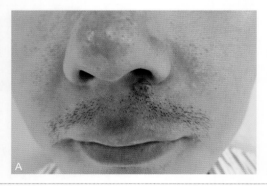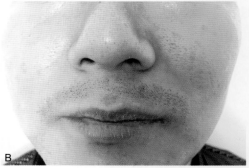

图 6-24-1　A. 术前；B. 术后

四、护理

（一）术前护理

1.心理护理　皮肤肿瘤大都会对容貌造成一定的损害，特别是发生在颜面部的皮肤肿瘤。患者多数存在自卑、焦虑、恐惧等情绪。护理人员应与患者进行良好的沟通，向患者及家属讲解术中、术后的注意事项和可能出现的并发症，取得患者的信任。对于有严重恐惧心理的患者可使用抚摸、亲切交谈、呼吸放松疗法等分散其注意力。

2.术前准备　询问患者有无药物过敏史及基础病史；协助患者做心电图、血常规及凝血等常规检查；女性患者避开月经期。

3.皮肤准备　常规备皮，备皮的目的是在不损伤皮肤完整性的前提下，减少皮肤细菌数量，降低术后感染率。

（二）术中护理

1.体位选择　协助患者取合适卧位，既要充分暴露术区，又要使患者感到舒适。

2.密切观察　在手术过程中密切监测患者生命体征，观察面色、意识及有无疼痛。由于手术在局部麻醉下进行，患者意识清醒，护士要重视其主诉，如有异常情况，及时报告医生。

3.标本固定　常规需做病理检查，将切下的肿瘤组织立即放入病理袋中固定，封好袋口，标注姓名、性别、病案号、切除部位，携带病理申请单送病理科检验。

4.稳定患者情绪　术中医护人员态度严谨，切忌对可疑恶性变的患者有任何言语上的流露。不谈论与手术无关的话题，避免加重患者的焦虑、恐惧情绪，充分尊重、理解患者。

（三）术后护理

1.术后观察　术后一般观察 30 ~ 60 min，注意观察局部有无渗血、渗液，敷料固定是否牢固，如有异常及时通知医生。术后疼痛严重者遵医嘱给予口服镇静止痛药。

2.切口护理　术后第 2 日换药 1 次，之后视切口情况，延长或缩短换药的间隔时间，观察切口愈合情况及有无感染等。保持敷料清洁、干燥、固定。拆线时间视具体部位及术后恢复情况而定。如头面部 5 ~ 6 日拆线，四肢 12 ~ 14 日拆线。

3.术后活动　术后应避免早期剧烈活动，术后 24 h 可轻微活动，以后逐渐增加活动量。

4.并发症及处理

（1）皮下血肿：皮下血肿形成的原因，一是自身凝血机制异常，二是术中止血不彻底。

处理方法：术中彻底止血；术后检查有无出血，常规放置引流管，观察并记录引流液的量及颜色，如有异常及时告知医生并处理。

（2）伤口感染：严重感染较少见。

处理方法：术中严格无菌操作；遵医嘱合理使用抗生素；改善全身营养状况，增强自身抵抗力。

（3）组织坏死：伤口张力过高，皮瓣或皮缘血供受阻是引起组织坏死的常见原因。

处理方法：严密观察敷料是否干燥清洁、有无异味，发现异常及时通知医生更换敷料。如为皮片移植，则根据植皮的部位、大小而采取相应措施，保证有效的制动。观察皮片、皮瓣的存活情况，预防受区水肿，保证引流通畅。术后 24 h 内，给予间断冰敷并抬高患处。

（刘　畅　祁子煊）

第二十五节　踇外翻手术及护理

踇外翻是足部常见的畸形疾病，是指踇趾向外偏离第 1 跖骨及踇趾通过关节的纵轴线，局部形成向内大于 20° 的成角畸形。畸形形成后，难以自行矫正，导致局部疼痛逐渐加重，步行困难。

一、病因

1. 遗传　踇外翻畸形的发生与先天性因素有关，约一半病例有遗传因素。同时，踇外翻后，肌肉的弓弦状作用会产生推跖骨向内翻的力量。

2. 力学因素　穿高跟尖头鞋是踇外翻形成的主要因素之一。尖头鞋的前部为三角形，站立时，足前部被塞入一窄小的三角形区域内，坚硬的鞋面迫使踇趾外翻并略外旋，小趾内翻略内旋，中间 3 趾近端趾间关节强度屈曲，跖趾关节和远端趾间关节过度伸直。

3. 各种炎症　尤其是风湿性关节炎，常因关节遭到破坏形成半脱位，呈踇外翻畸形。

二、临床表现

踇外翻好发于成年人，有遗传因素者青年时即可发生；老年时，由于足内收力减弱，踇外翻常可加重；女性多于男性。

踇外翻症状最常见为踇囊炎、疼痛。正常人踇趾长轴与第 1 跖骨长轴形成夹角，外形测量 15°~25°，称为生理性踇外翻。临床上以踇外翻超过 25°，挤压第 2 趾，第 1 跖骨头处有踇囊炎疼痛者，可诊断为踇外翻。

疼痛是踇外翻的主要症状，也是治疗的主要依据。疼痛主要来自第 1 跖骨头内侧，步行时疼痛加重，有些患者第 2、3 跖骨跖面的胼胝疼痛。畸形与疼痛并不呈正比，有的畸形很明显，疼痛不明显；有的畸形不明显，但疼痛明显（图 6-25-1）。

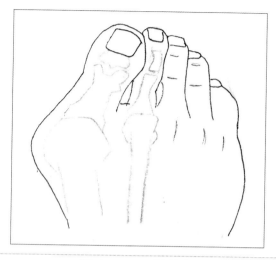

图 6-25-1　踇外翻

三、治疗

踇外翻畸形时应及早治疗，不但能够延缓踇外翻恶化的程度，而且可以有效地预防并发症的发生。

（一）非手术治疗

轻度踇外翻可通过按摩、向足内侧活动等方法治疗，也可在踇指和第二指之间夹棉垫或使用夹板矫正。另外，经常在沙土上光脚行走，也可锻炼脚部的肌肉，延缓病情发展。

（二）手术治疗

适用于疼痛厉害、畸形严重的患者。手术主要是将滑囊、增生的骨质切除。如果跖趾关节内侧的关节囊过松，可以重叠缝合部分关节囊使其紧缩。踇内收肌腱切断术和第一跖骨截骨术也是常用的方法（图 6-25-2）。

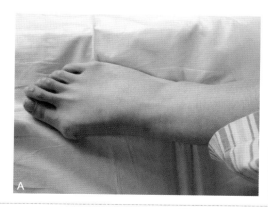
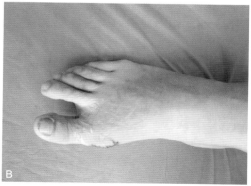

图 6-25-2　A. 术前；B. 术后

对中老年踇外翻患者应先保守治疗,目的是减轻或缓解疼痛。应减少行走或站立时间,穿鞋要宽松、舒适。每天用温水泡脚,外用樟脑酊、红花油等消肿、止痛。

四、护理

(一)术前护理

1. 心理护理　患者大多有不同程度的紧张、焦虑,对治疗方法存在疑虑,医护人员应根据其心理特点有针对性地进行心理疏导,不仅要讲解治疗的方法、目的,还要讲解这种手术的优点、手术过程及注意事项等,解除患者紧张心理,增强自信心,从而积极配合手术治疗。

2. 术前准备　协助医生做好术前检查、备皮,拍摄双足 X 线片。

(二)术后护理

1. 病情观察　①密切观察伤口渗血情况,由于术中有不同程度的血管损伤,术后易渗血、渗液,应及时给予换药、加压包扎,以利于伤口止血。②患肢抬高 15°~20°,利于静脉淋巴回流,减轻术后肿胀。③评估患者疼痛的性质、程度,必要时给予止痛药,降低患者的痛感及应激反应,确保患者身心处于较舒适的状态。

2. 康复训练指导　自主锻炼为主,被动锻炼为辅,功能锻炼注意应循序渐进,逐渐增加活动量。

3. 早期功能锻炼指导　①术后第 1 日穿前开口矫形鞋,可下地行走,行走时保持足底平放。足部各趾尽量跖屈抓地行走,避免足外侧着地行走。②患肢踝关节运动,包括踝关节屈伸活动及踝关节旋转活动,3~4 次/日,3 分钟/次左右;足趾背伸、跖屈运动,足趾主动背伸、跖屈,活动各趾间关节,重点放在第 1 跖趾关节上,3~4 次/日,3 分钟/次;不要过度活动,以免引起伤口渗出、疼痛等不适。③患肢肌肉等长收缩训练:每日至少 3 次,每次时间以不引起肌肉酸痛、疲劳为宜,一般 6~9 min。④术后第 2~6 日,开始增加患肢踝关节、跖趾关节、趾间关节功能锻炼,以不过度疲劳为宜。

4. 恢复期功能锻炼指导　①术后 2 周,指导患者进行第一跖趾关节的主动、被动活动,在加强主动活动的基础上,进行被动屈伸。第一跖趾关节:一手握住近端,维持近端位置不动,另一手握紧第一跖趾关节远端,进行关节的被动屈伸活动,1~2 次/日,3~4 分钟/次。适当增加穿矫形鞋下地行走的时间。②术后第 4 周,指导患者进行第一跖趾关节的主动、被动功能锻炼,3~4 次/日,5 分钟/次。同时可以进行站立提踵训练,提高跖屈肌肌肉力量。③术后第 6 周,穿平底、宽松鞋行走;继续站立提踵练习,加强患者第一跖趾关节的主动、被动功能锻炼,3~4 次/日,10 分钟/次。

5. 并发症及处理

(1)踇外翻复发:踇外翻复发指在踇外翻矫形术后踇趾重新出现外翻,既往畸形再次出现且程度和症状较原来加重,如跖骨内侧骨突增大,在原横向畸形基础上出现踇趾前旋等。

处理方法：选择正确的术式；术中彻底松解外侧软组织及复位籽骨系统；术后立即用 Mann 法绷带包扎，有利于维持蹈趾矫形后位置，早期制动加强外固定。

（2）蹈内翻：医源性蹈内翻是指蹈外翻矫形术后，由于蹈趾内翻力量较之拮抗力量明显占优势导致的蹈趾内翻，常合并蹈趾锤状趾，较原畸形更加疼痛且不美观，易出现严重的关节不匹配或退行性变性关节疾病。

处理方法：选择正确的术式，加强手术的精确度。

（3）转移性跖骨痛：转移性跖骨痛是指蹈外翻术后，由于第 1 跖骨处于非正常状态，导致其负重过度减少，改变了足底负重模式，使其他跖骨负重明显增加，从而出现跖骨疼痛甚至发生压力性骨折，在足底相应位置出现胼胝体或鸡眼。一般顺序为先影响第 2 跖骨，其次为第 3~5 跖骨。

处理方法：患者术后 6 周不负重或经 X 线证实截骨愈合良好后方可下地行走。

（4）骨延迟愈合或不愈合：跖骨截骨延迟愈合或不愈合发生率较低且无明显症状。少数患者出现的症状主要为局部疼痛、肿胀。

处理方法：截骨后应加强局部固定，骨质疏松者应给予对症治疗。术后不可过早负重或进行粗暴的功能锻炼。

（5）第 1 跖骨头坏死：多发生在跖骨远端截骨时，发生率不高。

处理方法：无症状者可不做处理；有症状者应先控制感染，去除坏死截骨，植骨融合。

（6）第 1 趾列活动受限或蹈趾僵硬：主要表现在跖趾关节。

处理方法：早期关节功能锻炼、理疗。后期处理主要包括关节唇切除术、跖趾关节固定术、关节成形术或人工关节置换术。

（刘　畅　祁子煊）

第二十六节　毛发移植术及护理

毛发移植是指带毛发的皮片或皮瓣的移植，也可以是单个或多个的毛囊移植。主要用于修复头皮部、眉部、唇部、会阴部的毛发缺损以及皮肤疾病所引起的毛发缺失。对于面积不大的眉部缺损，也可取同侧或对侧的眉毛加以修复。

一、适应证

1.各种类型的脱发，如男性脂溢性脱发、久治无效的斑秃。

2.各种类型的瘢痕性脱发，如外伤、手术、肿瘤切除、感染、烧伤等。

3.毛发区手术切口处的遮盖。

4.眉毛、睫毛、胡须及阴毛的再造等。

二、禁忌证

受区有感染存在或局部血供不佳时，不宜进行毛发移植。

三、治疗

采集毛囊，在枕部发际线上约5 cm毛发优势区内，依植发区需要毛囊的多少剪短相应面积的头发，保留头发0.5 cm。患者呈俯卧位，常规消毒，供区行肿胀麻醉，使毛囊之间的距离增宽以方便获取。麻醉后，顺着毛发生长方向切取供体毛发组织备用，创面用3-0可吸收线连续缝合。将带有毛囊的皮瓣经过特殊的加工处理，在显微镜下提取手术所需的毛囊单位，将制备好的移植物排列整齐，保存在4 ℃生理盐水中备用。患者再取平卧位，受区行浸润麻醉，用显微刀片做微小移植单位切口，将已分离成微小移植单位的供体组织植入切口内，固定移植物，包扎（图6-26-1、6-26-2）。

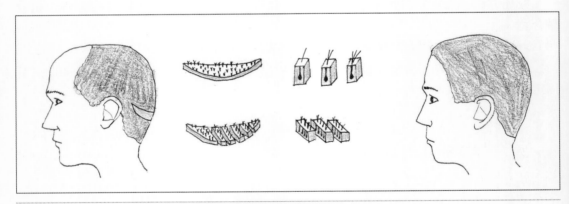

图 6-26-1　采集、分离毛囊

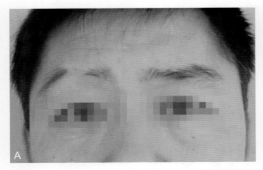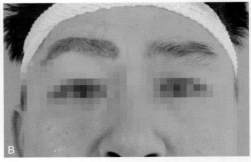

图 6-26-2　A.术前；B.术后

四、护理

（一）术前护理

1.心理护理 患者因脱发或头发稀少而自卑、多疑，对手术过程不了解，担心取皮会对身体产生不良影响，易出现恐惧和焦虑等情绪。护士应针对患者的心理进行疏导，讲解手术过程，使患者以平和的心态接受手术，确保手术顺利完成。

2.术前准备 详细询问病史及近期服用的药物，排除因全身器质性疾病、传染病、细菌感染、营养不良、药物等因素引起的脱发，术前常规检查，高血压患者需将血压控制在正常范围内方可手术。

3.头部护理 为患者修剪头发，长度以不覆盖手术野为宜。术前3日用0.1%苯扎溴铵清洗头发，1次/日，戴无菌帽。

4.预防低血糖 自体头皮毛发移植术的手术时间较长，患者在此期间不能进食。有些患者由于术中使用肾上腺素而出现一过性心悸或由于骨传导产生的较大声响加剧了心情紧张，这些不良因素会导致患者出现一过性低血糖反应。术前1 h，护士指导患者进食富含碳水化合物、易消化的食物，如面包、牛奶、巧克力热饮等，使肝中储存较多的肝糖原，以维持血糖浓度并保护肝免受麻醉药物的毒害。

5.其他注意事项 术前停用生发剂1个月；术前2周停用活血类药物，包括阿司匹林、维生素E等；手术前2天禁服乙醇类饮品；手术当天可进食富含碳水化合物、易消化的早餐，防止低血糖反应；为穿脱方便，手术当天穿开襟衣服，避免碰伤植发处。

（二）术中护理

1.心理护理 因手术时间较长，采用局部麻醉，患者处于清醒状态，易出现疲劳、烦躁、不安等现象。注射麻醉药时患者紧张可引起心率加快，容易出血而影响医生操作，所以手术室环境应舒适、轻松、安静、柔和。护士动作、走路、说话、关门都要轻柔。可以选择患者喜欢的舒缓、抒情、令人愉快的轻音乐，转移患者注意力，更好地配合手术。

2.体位的改变 患者体位是随着手术进行而不断变化的。首先取俯卧位进行枕部取发；植发时先取半卧位进行前发际、顶部或眉毛毛发移植，然后再取侧卧位进行两侧颞部的毛发移植。在变换体位的过程中，应持续心电监护，密切观察患者生命体征及精神状态，有变化及时报告医生。

3.移植单位的制备 手术过程中需特别注意保护毛囊，毛胚制作中一定要保持刀片锋利，刀片的切割方向要与毛发的走向平行，避免机械性的压挫、折曲、拉长等；分离毛囊时不要求剔除得非常干净，毛囊周围可带少许脂肪，保留完整毛囊，避免夹持毛囊。根据医嘱将供区毛发分成不同规格的小型毛胚，1根、2～3根、4～6根的显微毛发移植物，按规格摆放于4 ℃左右的无菌生理盐水移植皿内。为防止移植胚缺氧、脱水，要迅速将分离的皮瓣制成移植胚，一直保持湿润状态，并尽快种植到新的受区内。

4.移植单位的植入 协助医生将微小移植单位迅速植入移植切口内，缩短供体组织离体时间及移植时间，以利于移植毛发的成活。用纱布轻压移植切口，以稳定移植物。

（三）术后护理

1. 术后常规护理　术后第1日，用1%过氧化氢溶液冲洗术区并去掉血凝块，协助医生用无菌纱布卷按压供体区切口排出积血，对移动脱落的移植单位进行复位。术后第3日去除创面敷料，用无菌蒸馏水清洗头发，1次/日，直至术后第10日拆线。拆线后移植区外涂2%米诺地尔溶液，2次/日，持续8周，以促进头发生长。

2. 疼痛和水肿的护理　术后12 h可出现疼痛，持续2~3日，而组织水肿则持续10日，程度因人而异，以术后第3日最为严重。术后12 h用冰袋冷敷患者头部，1次/2小时，既能减轻水肿，又能缓解疼痛。禁止将冰袋敷于种植处，冷敷时为患者戴好护耳套，防止耳部冻伤。

3. 受、供区护理　在术后种植处形成的血痂不可抠抓，待其自然脱落，部分血痂用0.5%过氧化氢溶液、生理盐水清洗。术后24~48 h打开包扎，伤口及种植处如有轻度渗血，属正常现象，用无菌纱布压迫渗血处3~5 min止血。术后72 h可洗头和沐浴，动作要轻柔，禁止揉搓植发区。1周内避免活动时出汗，1个月内不理发、染发、烫发等。

4. 供发区护理　术后10日供发区拆线，拆线前先洗净头发，伤口处有轻度的紧绷感，属于正常现象。拆线后24 h内禁止洗头。

5. 饮食护理　嘱患者多摄入高蛋白质、高纤维素、高热量食物。禁烟、酒、海鲜、辛辣等刺激性食物，以促进伤口恢复及毛发生长。

6. 并发症及处理

（1）疼痛：局部注射麻醉药物时及术后麻醉药效消失后，患者均有不同程度的疼痛感。

处理方法：给予患者心理安慰，播放轻音乐转移患者的注意力，必要时遵医嘱给予口服镇静止痛药。

（2）创面渗血：由于头部血运比较丰富，术中、术后会出现散在的出血点及渗血。

处理方法：嘱患者术前停用活血化瘀药物，注射麻醉药物时加入肾上腺素，术中可适度压迫止血，术后给予适当加压包扎。密切观察患者情况，出现异常及时报告医生。

（3）感染：由于头部血液循环丰富，如不注意头皮卫生可引起感染。

处理方法：手术前严格消毒，术中无菌操作，术后协助患者清洁头皮，按时消毒，必要时给予抗生素。

（4）肿胀：术后3天内，供区和受区会有轻度肿胀，一般不需特殊处理，1周内可自行消退。

（刘　畅　祁子煊）

第七章
手术室及留观室工作管理

第一节　手术室的条件

合理的建筑环境是保证手术顺利进行的必要条件，手术室在建筑设计上应该成为一个独立的完善体系，以方便手术及利于清洁、消毒、灭菌为原则。不同医院需根据实际情况确定手术室的位置、数量与设置。手术室的设计应符合功能流程及无菌技术要求。

一、手术室的设置与要求

1. 手术室应设在医院建筑的较高层或顶层，并与病房、病理科、化验室、中心血库等相关科室相邻近。周围环境要求安静、清洁、交通便捷，利于接送患者及术中进行抢救和各种检查。手术间的方向应朝北为宜，避免阳光的直接照射，也可采用有色玻璃遮挡以利于人工照明。手术室的朝向应避开风口，以减少室内尘埃密度和空气污染。通常是集中布置，构成一个相对独立的医疗区，包括手术部分和供应部分。

2. 手术室房间数量一是根据手术科室的床位数，按5~20∶1的比例确定手术用房数，然后根据手术用房数，确定手术辅助用房、消毒供应用房及其他用房数；二是根据手术的例数来确定手术间的数量。

3. 手术间的物品需固定放置，不得随意搬动，各手术间的布局应按要求统一规范。手术室的室内空气需保持洁净，室温维持在24~26 ℃，相对湿度为40%~60%。

4. 一个完整的手术室包括以下几部分：

（1）卫生通过用房：包括换鞋处、更衣室、淋浴间、风淋室等。

（2）手术用房：包括普通手术间、无菌手术间、层流净化手术间等。

（3）手术辅助用房：包括洗手间、麻醉间、复苏间、清创间、石膏间等。

（4）消毒供应用房：包括消毒间、供应间、器械间、敷料间等。

（5）实验诊断用房：包括 X 线、内镜、病理、超声等检查室。

（6）教学用房：包括手术观察台、闭路电视示教室等。

（7）办公用房：包括医护办公室、医护值班室等。

二、手术室内部的布局

1. 手术间按洁净程度分为标准、一般和准洁净手术间。

（1）标准洁净手术间：洁净度 1000 级，常进行洁净度要求高的皮肤美容整形手术，如重睑、眼袋、隆鼻、面部除皱等手术。

（2）一般洁净手术间：洁净度 10 000 级，进行一般手术，如磨削、肿瘤切除等手术。

（3）准洁净手术间：洁净度＜10 万级，进行污染类手术，如尖锐湿疣去除术等。

2. 根据与外界是否相通及洁净度的高低，手术室分为非限制区、半限制区和限制区，区与区之间有明显的标志并以门隔开。

（1）限制区：指位于二道门以内的区域，包括手术间、洗手间、无菌敷料间等，根据需要，手术间可设无菌手术间和一般手术间。

（2）半限制区：指限制区与非限制区之间的过渡区域，如储存和准备各种未消毒物品的场所，包括护理站、敷料室、器械室、消毒室、药品间、麻醉清醒室、麻醉准备室、内镜室和感染手术间亦可放于此区。

（3）非限制区：指出入口的区域，包括家属等候室、办公室、值班室、更鞋室、更衣间、污物处理间等。

三、手术室的建筑结构

手术室的建筑结构要求材料易清洁与消毒，内部结构符合功能流程、洁污分开的原则，有洁污分开的通道及患者专用通道、传送污物专用电梯等。

1. 手术室的地面、墙建筑材料应选用光洁、耐酸碱、平整无缝隙，不吸尘、不产生尘埃，易清洗，抗化学消毒剂、抗腐蚀的材料。地面可采用水磨石、抗静电塑胶地板等材料，并有排水设施。墙角、地面与墙面等连接处应为弧形连接，以利于清洗，防止尘埃堆积。天棚上安装手术室的固定用物，如日光灯、无影灯等。

2. 可安装墙壁中央监控面板，面板上有各种气体监测报警系统、紧急呼叫系统（包括紧急情况呼叫、中央监护仪、计算机终端接口）、空调系统（包括温湿度的设置、监测、调节）、漏电断路器监视、层流系统的高效过滤器阻塞情况监视、消防警报监测、14 bar 压缩空气调节、普通照明灯和无影灯开关及亮度调节、闭路电视、时钟、计时器、读片灯等。

3. 门窗装置应宽大，密封性能好。门应为高密度性、足踏式电动推拉门，门的上部应设有观察窗；窗户应为密封性能好的双层窗户，窗户的玻璃可采用较坚固的强化或合成玻璃。

4.设有双走廊，即内走廊和外走廊。内走廊为手术室的内部通道，二道门以内为限制区；外走廊为手术室的外围通道，位于手术室外周，通向污物专用电梯。

5.空气洁净设施　通过设置净化空调系统，对空气中的非生物粒子和生物粒子均加以控制以达到一定的洁净标准。

6.医用供气系统　设置氧气、二氧化碳和负压吸引等终端接口。各种气体的终端接口要采用不同的颜色和醒目的区分标记，以防误插。

7.手术间要有多路电源和足够的插座，地面有导电设备，以防麻醉及使用电灼器时发生意外。电灯开关要有明显的标记。电源插座应有防火装置。

8.消防设施　有报警系统及自动花洒装置。

四、手术间的基本医疗设施

手术间的基本医疗设施以简洁、够用为原则，除无影灯、普通照明灯、中心供气装置、层流或空气消毒装置、影像设施、读片灯、对讲系统、石英钟、药品敷料柜等固定物品外，一般设有多功能手术床、麻醉机、多功能双极电凝器、输液架、头架或麻醉架、器械托盘、双层器械台、转凳、脚踏板、污物桶等。

（刘　畅　吴艳丽）

第二节　手术室的一般规则

手术室的一般规则包括出入手术室的规则、准备手术工作程序、防止差错事故、清洁卫生工作等，可概括为如下几点：

1.凡进入手术室的手术人员必须更换手术室的专用拖鞋、洗手衣、一次性帽子和口罩，不得穿戴手术室专用物品外出。手术及参观人员进入手术间后，不可距离手术人员过近，不得随意走动以减少尘埃产生。手术完毕，衣、裤、口罩、帽子、鞋需放到指定地点。

2.严格控制进入手术区人员，除手术室工作人员和参加手术人员外，其他人员未经科室主任和手术室护士长同意，一律不得进入手术室。患呼吸道感染或面部、颈部、手部感染者不可进入手术室。若必须进入时应戴双层口罩，感染处严密封闭。

3.手术室内应保持肃静，不可大声说笑，禁止吸烟。

4.手术须在指定的手术间实施。接台手术应先行无菌手术或清洁手术，再行感染手术。感染手术分一般感染和特殊感染两类。特殊感染手术只能在感染手术间实施，手术科室应在手术通知单上注明。实施感染手术时，手术间内的所有工作人员必须按有关规定进行操作，注意自我保护并预防交叉感染。特殊感染手术人员洗澡后方可进行其他手术和工作。

5.择期手术者，先由各科室主治医生填写手术通知单，须在手术前1日上午10点前送进手术室。如需特殊器械，应预先注明。手术室护理人员按手术通知单准备手术用物，对实施手术的患者进行详细登记，每月上报1次。

6.急症手术由值班室医生通知手术室，同时或随后补填手术通知单，以免发生差错。如急症手术与择期手术安排有冲突时，优先安排急症手术。

7.手术排定后，手术人员应在预定时间前20～30 min到达手术室，做好准备工作。如因故必须更改、增加或停止手术，应预先与护士长或值班护士联系。

8.术中需做冰冻切片和术后需病理结果的，手术医生应在术前提前写好病理送检申请单，术中所取的标本由器械护士和巡回护士共同处理，写清标本名称和序号，勿混淆，由巡回护士保管。术毕，由器械护士核对后登记病理号、标本数量并签名，置于指定位置。

9.手术人员应保持严谨的工作作风，举止要端庄，不应坐、卧于手术间地上或手术床上，手术间应保持肃静，搬动各种用具应尽量避免声响；不得喧哗、闲谈；不随意议论不利于患者身心的问题；避免接打与手术无关的电话，洁净区内禁止使用手机。

10.手术室的工作人员均应熟悉手术室内各种物品的放置地点及使用方法，用后放回原处。急救药品、器材必须随时做好准备，以便立即取用。一般药品、器材、布类及各类设备应定期检查、补充及保养。室内一切器械物品未经负责人员许可，不得擅自外借。

11.手术人员应严格执行手术室各项规章制度，包括消毒隔离制度、查对制度、无菌技术操作原则等。

12.无菌物品必须定点、定位按灭菌日期先后顺序排列，标记清楚。有效期为7天，细菌检测每月1次，无菌包一经打开或无菌盐水开瓶后超过12 h不能使用。无菌器械台准备后不得超过4 h，否则重新灭菌。

13.手术室内应保持清洁、整齐。手术完毕，用过的器械物品应及时做清洁或消毒处理，然后放回原处。严重感染或特殊感染手术用过的一切器材，均应做特殊消毒处理，手术间亦应重新消毒后方可再用。

14.手术后立即进行湿式打扫，及时补充手术用品，无层流设备者打扫后需进行空气消毒。每周彻底清扫1次，每月进行1次空气细菌培养。

（刘　畅　吴艳丽）

第三节　手术室用品的准备

手术室用品的准备是保证手术成功的重要环节。手术器械与敷料均有其规定的规格与功用，必须严格按手术需要来准备合格的手术用品，以确保手术的顺利进行。

一、敷料

(一)布单类

1.手术衣 为后开襟，系带式，前襟至腰部为双层，袖口用纯棉针织品收口，两侧腰带的游离长度为 60 cm，要求穿上之后能遮住膝下。一般有大号和小号两种规格，衣长分别为 145 cm 和 130 cm。用于遮盖手术人员的手臂及小腿中段以上部位(头、颈部除外)，防止手术者污染手术部位。

折法：手术衣正面向上平铺台上，衣袖垂向腰部，双侧后衣襟对齐，以后衣襟为中线纵向对折(衣襟位于内侧)后再对折，横向对折，再对折，衣领向外。

2.洗手衣 有大、中、小号 3 种规格，为手术人员更衣专用，上衣可为"V"字领或圆领，裤腿可用纯棉针织品收口。

3.治疗巾 规格 80 cm×60 cm，用于覆盖切口周围皮肤。

折法：先纵向对折后作扇形折叠，再横向对折，再对折。

4.洞巾 规格 80 cm×60 cm，距正中 10 cm 处有横向 2 cm×15 cm 长方形小孔，用于暴露手术野，孔周 20 cm 为双层，用于门诊取材等门诊小手术。

折法：先纵向对折后再对折，毛边向内，再两端对齐、横向对折，再对折，小孔位于外侧。

5.中单 规格为 250 cm×140 cm，用于覆盖手术区以外未被消毒的部位，也用于覆盖手术台。

折法：先两边纵向作扇形折叠，再由两端分别横向向正中作扇形折叠 2 次，毛边向外，再纵向对折。

6.整形单 规格 280 cm×180 cm，为双层大单(足端及两边边缘 30 cm 宽为单层)，头端正中有 40 cm×30 cm 圆弧形缺口，用于覆盖手术区以外未被消毒的部位，头端圆弧形缺口用于暴露手术野。

折法：从头端开始，横向作扇形折叠，宽度<30 cm，圆弧形开口向外，两侧分别纵向 1/4 折，再 1/4 折，最后再纵向对折。

7.包布 手术包打包用，为双层，有大号、中号等型号，大号为 125 cm×125 cm，中号为 90 cm×90 cm。

8.桌布 规格 200 cm×120 cm，为双层，位于器械包包布的内层。无菌器械包打开后，覆盖双层器械台，四周下垂，于器械台台面形成无菌区。

(二)纱布类

1.方纱 规格为 8 cm×8 cm×12 p，用于消毒手术区皮肤、术中拭血、覆盖手术后切口。

2.纱垫 规格为 10 cm×10 cm×12 p，用于覆盖供皮区创面或手术后切口。

3.凡士林油纱 有 20 cm×15 cm、7 cm×5 cm、15 cm×4 cm 等规格，用于直接贴敷手术后切口处，以保护切口，防止敷料粘连。

制作方法：去除纱布块四周的毛边，放入容器中，厚度不超过 1.3 cm，倒入融化的凡士林与液状石蜡混合液，凡士林与液状石蜡之比为 7∶3，将纱布块浸透即成。

（三）棉花类

1. 棉垫　可做 20 cm×16 cm、16 cm×12 cm 等规格，用于头面部、皮肤移植等手术后的包扎。

2. 棉球　用于皮肤缝合前皮肤消毒，也可制成石蜡棉球，用于导尿前润滑导尿管。

二、手套

常用一次性无菌手套，有 8 号、7.5 号、7 号、6.5 号等型号。

三、缝线

根据缝线是否能抵御蛋白酶的分解和组织的水解作用，以及使用后 60 天内缝线的张力丧失与否，将缝线分为可吸收线和不可吸收线两大类。

（一）可吸收缝线

能通过蛋白酶的消化或组织的水解作用而被人体吸收，使用后 60 天内丧失大部分张力。一般常用密封式一次性合成可吸收线，用于皮下缝合，使切口张力减小，减轻术后瘢痕。面部常用 5-0 号、6-0 号，躯干、四肢常用 2-0 号、3-0 号、4-0 号。

（二）不可吸收缝线

能抵御蛋白酶的分解和组织的水解作用，使用后 60 天时仍可保持大部分张力。

1. 丝线　是由蚕丝制作而成，常用于皮肤缝合。一般面部常用 5-0 号、3-0 号，躯干、四肢常用 1-0 号、1 号，头部常用 1 号、4 号。

2. 尼龙线　常用单股尼龙线，多用于皮肤缝合。根据缝合部位及皮肤张力，可选用 7-0 号、8-0 号、9-0 号、11-0 号。

四、常规的手术器械

1. 刀柄　常用 3 号刀柄。配备 15 号、11 号、10 号刀片。

2. 手术剪　有直、弯两种型号，又有大小、长短和尖端钝、锐之分，按用途可分为眼科剪、手外科剪、线剪、组织剪、甲状腺剪等。

3. 手术镊　包括有齿和无齿两种类型，根据用途又分为眼科镊、整形镊、宽柄整形镊等。

4. 血管钳　有直、弯两种类型，包括 16 cm 及 14 cm 血管钳、蚊式血管钳等。

5. 组织钳　常用 16 cm、14 cm 两种规格。

6.巾钳　常规规格为 12.5 cm。

7.持针器　有 16 cm、14 cm、12.5 cm 三种规格，配用不同型号的缝针。12.5 cm 持针器与 3×6、4×12、5×12 等型号缝针配用，一般用于面部手术。面部美容手术常用金把持针器。

8.拉钩　有单爪皮肤拉钩、多爪皮肤拉钩、甲状腺拉钩等，用于牵拉组织，以充分显露手术野。

9.测量器　常用钢尺、软尺、睑测量器等，为手术设计时精确测量、定位和画线的重要工具。

10.电凝器　常用有单极电凝和双极电凝器两种，既能有效止血，又可防止过多地损伤组织。

五、人体组织代用品

美容外科常用人体组织代用品，如硅凝胶乳房假体、硅橡胶鼻模型、皮肤软组织扩张器等，须先清洗再行常规高压蒸汽灭菌，方可使用。清洗时，先涂抹一层中性皂片轻轻揉洗 2~3 遍，再用自来水反复清洗，将附着在假体上的中性皂彻底清洗干净，最后用蒸馏水冲洗干净并擦干，用纱布包裹后放入带孔的不锈钢容器内，盖上容器盖并打开孔后，用包布包好行高压蒸汽灭菌。

皮肤软组织扩张器在清洗前须检查有无漏气，可用 4 号半针头经注射壶注入一定体积的气体后放入水中挤压，检查有无气泡，如无气泡冒出，则可抽出气体后进行清洗、灭菌，待用。也可注入少量生理盐水检查有无漏水。

六、手术包

1.治疗巾包　内有治疗巾 4 块。

2.中单包　内有中单 3 块。

3.整形单包　内有整形单 1 块、中单 2 块。

4.手术衣包　内有手术衣 4~5 件。

七、器械包

器械的配备以够用为原则，可根据医院具体情况自行制订。

1.重睑成形、眼袋整形术　内有治疗巾 4 块、巾钳 4 把、3 号刀柄 1 把、7 号刀柄 1 把、线剪 1 把、大剪刀 1 把、组织剪 2 把、宽柄整形镊（有齿与无齿）各 1 把、眼科镊（弯、直）各 1 把、卵圆钳 1 把、持针器（中、小）各 1 把、艾丽斯 2 把、蚊式血管钳（弯）4 把、换药碗 1 个、小药杯 2 个、弯盘 1 个、牙签 2 根、棉球 5 个、方纱 10 块。另备测量器、眼睑拉钩、垫板、双极电凝器等。

2.隆鼻手术　内有治疗巾 4 块、巾钳 4 把、3 号刀柄 1 把、7 号刀柄 1 把、线剪 1 把、宽柄整形镊（有齿与无齿）各 1 把、卵圆钳 1 把、持针器（中、小）各 1 把、组织剪 2 把、蚊式血管钳（弯）4 把、艾丽斯 2 把、换药碗 1 个、小药杯 2 个、弯盘 1 个、牙签 2 根、方纱 10 块、棉球 5 个。另备鼻导板、鼻拉钩、鼻骨剥离子、雕刻刀、吸引头等。

3.吸脂术　内有治疗巾 4 块、巾钳 4 把、3 号刀柄 1 把、7 号刀柄 1 把、线剪 1 把、大剪刀 1 把、组织剪 2 把、宽柄整形镊（有齿与无齿）各 1 把、卵圆钳 1 把、持针器（中、小）各 1 把、蚊式血管钳（弯）4 把、艾丽斯 2 把、换药碗 1 个、小药杯 2 个、弯盘 1 个、牙签 2 根、棉球 5 个、方纱 10 块、棉垫、纱垫。另备吸脂针、吸脂管、注水针、注水盆、吸脂瓶等。

4.乳房假体植入术　内有治疗巾 4 块、巾钳 4 把、3 号刀柄 1 把、7 号刀柄 1 把、线剪 1 把、大剪刀 1 把、组织剪 2 把、宽柄整形镊（有齿与无齿）各 1 把、卵圆钳 1 把、持针器（中、小）各 1 把、蚊式血管钳（弯）4 把、艾丽斯 2 把、换药碗 1 个、小药杯 2 个、弯盘 1 个、牙签 2 根、棉球 5 个、方纱 10 块、棉垫、纱垫。另备 S 形拉钩、乳房剥离子、注水针等。

5.皮肤移植手术　内有治疗巾 4 块、巾钳 4 把、3 号刀柄 1 把、7 号刀柄 1 把、线剪 1 把、大剪刀 1 把、组织剪 2 把、宽柄整形镊（有齿与无齿）各 1 把、卵圆钳 1 把、持针器（中、小）各 1 把、蚊式血管钳（弯）4 把、艾丽斯 2 把、换药碗 1 个、小药杯 2 个、弯盘 1 个、牙签 2 根、棉球 5 个、方纱 10 块、棉垫、纱垫、油纱。另备取皮刀架、取皮鼓、取皮刀片等。

6.酒渣鼻切割术　内有治疗巾 4 块、巾钳 4 把、3 号刀柄 1 把、7 号刀柄 1 把、线剪 1 把、大剪刀 1 把、组织剪 2 把、宽柄整形镊（有齿与无齿）各 1 把、卵圆钳 1 把、持针器（中、小）各 1 把、蚊式血管钳（弯）4 把、艾丽斯 2 把、换药碗 1 个、小药杯 2 个、弯盘 1 个、牙签 2 根、棉球 5 个、方纱 10 块、棉垫、纱垫。另备擦皮机及磨头、多刃刀等。

7.腋臭包　内有治疗巾 6 块、巾钳 6 把、线剪 1 把、大剪刀 1 把、组织剪 2 把、宽柄整形镊（有齿与无齿）各 1 把、卵圆钳 1 把、持针器（中、小）各 1 把、蚊式血管钳（弯）4 把、艾丽斯 2 把、柳叶刀 1 把、皮肤铲 1 把、刮匙 2 把、大方纱 10 块、方纱 10 块、小药杯 1 个、牙签 2 根。

8.门诊手术包　内有洞巾 1 块、3 号刀柄 1 把、7 号刀柄 1 把、线剪 1 把、组织剪 2 把、宽柄整形镊（有齿与无齿）各 1 把、艾丽斯 1 把、持针器 1 把、蚊式血管钳（弯）2 把、换药碗 1 个、弯盘 1 个、方纱 5 块等。

（刘　畅　吴艳丽）

第四节　手术室常用物品灭菌法和空气净化技术

美容整形外科手术要求高，一旦发生术后感染，会给患者造成严重的心理创伤和无法挽回的遗憾，因此，严格的手术用品灭菌和洁净的手术室空气，是减少术后感染的重要保障。

一、手术用品的灭菌

（一）高压蒸汽灭菌法

高压蒸汽灭菌法是一种迅速而有效的灭菌方法，应用普遍，效果可靠。高压蒸汽灭菌器可分为下排气式和预真空式两类。后者的灭菌时间短，对需要灭菌的物品损害轻微。目前在国内广泛应用的为下排气式灭菌器，灭菌时间较长。这种灭菌器的式样很多，有手提式、立式和卧式等多种。其基本结构和作用原理相同，由一个具有两层壁的能耐高压的锅炉所构成，蒸气进入消毒室内，积聚而产生压力。蒸气的压力增高，温度也随之增高。蒸气压力为 104.0 ~ 137.3 kPa 时，温度可达 121 ~ 126 ℃，维持 30 min，即能杀死包括具有顽强抵抗力的细菌芽胞在内的一切细菌，达到灭菌目的。此法常用于一般培养基、生理盐水、手术器械及敷料等耐湿和耐高温物品的灭菌。

（二）低温蒸汽甲醛气体灭菌

甲醛自然挥发法灭菌因达不到灭菌效果已被淘汰。新型的甲醛灭菌箱内配有良好的甲醛定量加入和气化装置，故灭菌效果可靠，对物品无损害。

（三）化学消毒剂灭菌

具有杀死微生物的化学药物称消毒剂。消毒剂对人体有毒性作用，只能外用，不能内服。主要用于皮肤黏膜的伤口、器械、排泄物和周围环境的消毒。消毒剂在低浓度时也可作防腐剂用，但防腐剂的关键是要对人体无毒性作用。

手术室可用 2% 戊二醛高效灭菌剂，将洗净、晾干的待灭菌物品打开关节，在灭菌剂液面下浸泡 10 h，方能达到灭菌效果。但要定期检测灭菌剂的浓度，保证灭菌效果。

（四）高温灭菌法

温度为 132 ~ 134 ℃，持续 3 ~ 4 min，仅限于急需时的紧急处理。

二、手术室的空气净化

空气净化技术是通过滤过空气中的尘埃粒子，来控制空气中的浮游菌，对空气和物体表面的微生物无杀灭作用，故应严格控制外界尘埃粒子的带入和室内人员与物品的流动。目前常采用以下几种方法来控制手术室空气中的细菌含量。

（一）洁净技术

洁净技术对微生物的控制程度主要取决于过滤器的性能，应注意及时清理空气过滤装置，过滤网应每周清洁消毒 1 次，2 年更换一次。

1. 洁净手术室按气流分型

（1）层流型：通过高效过滤净化与控制气流方向，使净化气流从洁净高的手术区域流向洁净低的手术区域，并带走和排出气流中的尘埃颗粒和细菌，保持手术室内空气洁净。层流型又分为垂直层流式和水平层流式。

1）垂直层流式：高效过滤器位于手术间的顶棚，过滤后的气流自上而下均匀流出，自净能力强，能够达到最高的洁净度级别。适用于特别洁净和标准洁净手术室。

2）水平层流式：过滤器位于手术患者脚端一侧墙面上，水平吹送气流，由于术者身体或铺巾对气流的阻挡，影响了洁净度。

（2）乱流型：通过初、中效过滤后的空气从送风口送入室内，气流迅速向四周扩散、混合，同时，相对体积的气流从回风口被排出。室内原有的空气不断被送入的干净气流所稀释，含尘浓度因而降低，空气得以净化。

（3）辐流型：气流流线似向一个方向流动，性能接近水平单向流。

2. 洁净手术室按净化空间分型

（1）全室净化：采用天花板或单侧墙全面送风，使整个手术间都达到所要求的洁净度。这是一种较高的净化方式，但由于术野以外区域空气净化度对手术切口污染不大，且造价高，因而建造受到一定限制。

（2）局部净化：仅对手术区采用局部顶部送风或侧送风，使手术区达到所要求的洁净度。一般认为，以手术床为中心的 2.4 m×1.2 m 的范围是手术室无菌要求最严格的部位。因此，局部净化在手术室空气净化中得到广泛应用。

（二）循环风紫外线空气消毒器

由高强度紫外线灯和过滤系统组成，可以有效地过滤空气中的尘埃，并将进入消毒器中的微生物杀死。消毒器采用低臭氧紫外线灯制备，可在有人的情况下进行消毒，开机 30 min 后即可达到消毒要求，之后每隔 15 min 消毒 15 min，如此循环往复直至预定时间。

（三）静电吸附式空气净化机

采用静电吸附原理，加以过滤系统，过滤和吸附空气中带菌的尘埃及微生物，对人体无损害，可用于手术室空气的净化。在一个 0~20 ㎡ 的手术间内，一台大型静电式空气净化器开机 30 min 后可达到标准。

（刘　畅　吴艳丽）

第五节　皮肤外科手术常用体位

由于皮肤美容外科手术要求较高、手术时间长，必然会影响患者的舒适度。合理的手术体位，既有利于减轻患者手术过程中的痛苦，又有利于充分暴露手术野，便于术者操作。体位准备时，要保证呼吸和循环通畅，避免神经、血管受压，约束带应保持柔软、干燥、平整，骨骼突出处的下方应放置软垫。

一、仰卧位

1. 用物　支臂架 2 个、束臂带 2 条。
2. 方法　患者仰卧，腰腹部下横垫中单，双上肢外展（不超过 90°），用 2 条束臂带将上肢分别固定于两侧支臂架上。膝关节用约束带固定于手术床上。
3. 适用范围　头部、面部、胸部、腹部、四肢等手术。

二、侧卧位

1. 用物　大沙袋 2 个、腋垫 1 个、方垫 3 个、海绵垫 1 个、约束带 1 条、腰托 2 个、中单 1 条、双层支臂架 1 个、束臂带 2 条。
2. 方法　患者侧卧，腋下放置腋垫 1 个，髋部前后放置腰托，腰托与身体之间各放置沙袋 1 个，用中单固定髋部；一侧下肢（上）呈屈膝位，另一侧（下）呈伸直位，两侧膝关节之间、踝关节下方各放置方垫 1 个，膝关节上方放置海绵垫 1 个，用约束带固定膝关节；两臂前伸，平放于双层支架上，并用 2 条束臂带分别固定。
3. 适用范围　背部、臀部、腘窝等处手术。

三、俯卧位

1. 用物　大沙袋 2 个、软垫 1 个、方垫 1 个、海绵垫 1 个、约束带 1 条。
2. 方法　患者俯卧，胸部下方及髋关节下方各放置大沙袋 1 个，膝关节下方放置软垫 1 个，踝关节下方放置方垫 1 个，小腿上方放置海绵垫 1 个，用约束带固定小腿。头偏向一侧，双上肢自然环放于头部两侧。

3.适用范围　背部、臂部、下肢伸侧等处手术。

四、截石位

1.用物　支脚架2个、长木板1个、细长沙袋1个、束臂带2条。

2.方法　手术台尾部1/3放下（呈90°），两侧插入支脚架并调节好高度，固定，患者仰卧，臀部与床沿平齐，臀部下方放置长木板1个，木板上方放置细长沙袋1个，两腿分开放在支腿架上，腘窝下垫棉垫，用约束带固定；双上肢外展（不超过90°），平放于支臂架上，分别用束臂带固定。

3.适用范围　会阴部、肛门部手术。

（刘　畅　吴艳丽）

第六节　皮肤外科手术常用铺单法

铺手术单是用无菌布巾和布单覆盖切口部位以外的区域（包括头架、托盘等），使之成为便于手术人员操作的无菌区域。为了保证手术区不被污染，铺单时必须注意以下几点：

1.无菌巾单必须干燥，铺单者穿手术衣、戴无菌手套前铺单，最上面一层布单由穿手术衣、戴手套者铺盖。

2.无菌巾单在传递、展开和覆盖以前，不得接触未消毒区域。

3.手术野四周及托盘上方覆盖4层无菌单，其余部分覆盖2层，应有足够大的覆盖面积，无菌单须下垂手术床床沿30 cm以上。

4.无菌单覆盖手术区后，原则上不可移动，必要时只能自手术区向外移动，不得反向移动。

一、颌面部手术

1.用物　整形单1块、中单2块、治疗巾4块、巾钳5把。

2.方法

（1）患者仰卧，头部抬高30°~45°，横向1/2折中单1块，纵向1/4折治疗巾1块重叠于其上，边缘低于中单约5 cm，覆盖手术床床头，中单边缘至患者肩胛后。头部放平，枕于治疗巾上方，治疗巾2块包头，并于前额正中处用巾钳1把固定。

（2）根据"先对侧、后同侧"的顺序，依次将治疗巾在手术区作"人"字形覆盖，最后1块横铺于额部，治疗巾交叉处用巾钳3把固定。

（3）洗手护士协同手术助手展开整形单，开口朝向手术区，其余部分依次覆盖手术区以下部位。

（4）纵向 1/4 折中单 1 块，自头端环绕至前胸，中单交叉处用巾钳 1 把固定。

二、头部手术

1.用物　头架 1 个、整形单 1 块、中单 3 块、治疗巾 4 块、巾钳 4 把。

2.方法

（1）患者仰卧，头部抬高 30°～45°，横向 1/2 折中单 1 块，纵向 1/4 折治疗巾 1 块重叠于其上，边缘低于中单约 5 cm，覆盖手术床床头，中单边缘至患者肩胛后。头部放平，枕于治疗巾上方。颈部上方放置头架 1 个。

（2）纵向 1/4 折治疗巾 4 块，按照"对侧 - 左 - 右 - 同侧（头端）"的顺序，在切口周围作"井"字形铺盖，其中"左、右、对侧"的治疗巾分别搭在头架上方，治疗巾交叉处用巾钳 4 把固定。

（3）横向 1/2 折中单 1 块，覆盖手术区以下部位。

（4）整形单 1 块，开口朝向手术区，其余部分覆盖手术区以下部位。

（5）纵向 1/4 折中单 1 块，自头端环绕至前胸，中单交叉处用巾钳 1 把固定。

三、颈部手术

1.用物　头架 1 个、整形单 1 块、中单 3 块、治疗巾 8 块、巾钳 7 把。

2.方法

（1）同"颌面部手术铺单法"第 1 步。头架 1 个置于患者头端。治疗巾 2 块环成球状，分别填塞于颈部两侧。

（2）器械护士协同手术助手将中单 1 块覆盖切口上方至头架，多余部分下垂于头架外侧。

（3）纵向 1/4 折治疗巾 4 块，按照"下 - 上 - 对侧 - 同侧"的顺序，在手术区作"井"字形铺盖，治疗巾交叉处用巾钳 4 把固定。横向 1/2 折中单覆盖手术区上方。

（4）器械护士协同手术助手展开整形单，开口朝向手术区，依次覆盖手术区以下部位，无菌单交叉处用巾钳 2 把固定。

（5）治疗巾 1 块，覆盖托盘上方。

四、胸腹部手术

1.用物　头架 1 个、整形单 1 块、中单 4 块、治疗巾 6 块、巾钳 6 把。

2.方法

（1）患者仰卧，治疗巾 1 块覆盖头架，横向 1/2 折中单 2 块，覆盖胸腹部两侧下方。

（2）纵向 1/4 折治疗巾 4 块，在手术区作"井"字形铺盖，治疗巾交叉处用巾钳 4 把固定。

（3）器械护士协同手术助手依次将中单 2 块覆盖手术区以上部位（包括头架）。

（4）展开整形单，开口朝向手术区，依次覆盖手术区以下部位，无菌单交叉处用巾钳 2 把固定。

（5）治疗巾 1 块铺于整形单开口处。颈、胸、腹联合手术时，可将整形单改为中单，按铺单原则进行铺单，以便于手术操作。

五、上肢手术

1. 用物　头架 1 个、臂架 1 张、整形单 1 块、中单 4 块、治疗巾 3 块、巾钳 2 把、无菌绷带 1 卷。

2. 方法

（1）患者仰卧，患肢外展（<90°）、抬高约 45°。横向 1/2 折中单 1 块，覆盖手桌上方，边缘至患者肩胛后。

（2）中单 1 块覆盖头架。

（3）纵向 1/2 折治疗巾 1 块包裹手术区上方（包括气囊止血带），巾钳 2 把固定；横向 1/2 折中单 1 块包手，并用无菌绷带包扎固定。

（4）中单 1 块覆盖头架。患肢放回臂架上方。治疗巾（或中单）1 块覆盖手术区上方。

（5）器械护士协同手术助手展开整形单，开口朝向患者头端，依次覆盖头架、胸腹部至足端。

六、下肢手术

1. 用物　头架 1 个、整形单 1 块、中单 4 块、治疗巾 2 块、巾钳 2 把、无菌绷带 1 卷。

2. 方法

（1）患者仰卧，患肢抬高约 45°。

（2）治疗巾 1 块覆盖头架，横向 1/2 折中单 1 块覆盖患肢下方，边缘至股根部，并覆盖对侧下肢。

（3）纵向 1/2 折治疗巾 1 块包裹手术区上方（包括气囊止血带），巾钳 2 把固定；横向 1/2 折中单 1 块，包裹手术区下方未消毒部位（足部或小腿与足部），并用消毒绷带包扎固定。

（4）横向 1/2 折中单 1 块覆盖患肢下方至大腿根部，并覆盖对侧下肢。患肢放回原处。横向 1/2 折中单 1 块覆盖手术区以上部位。

（5）器械护士协同手术助手展开整形单，开口朝向手术区，向上依次覆盖患者胸部、腹部及头架。

七、会阴部截石位手术

1. 用物　中单 4 块、治疗巾 4 块、巾钳 4 把。

2. 方法

（1）横向 1/2 折中单 1 块，治疗巾 1 块重叠于中单上方，上缘平脐，覆盖手术床尾至患者骶尾关节后。

（2）纵向 1/4 折治疗巾 3 块，分别覆盖手术区上方和两侧，治疗巾交叉处用巾钳 4 把固定。

（3）横向 1/2 折中单 2 块，分别覆盖两侧下肢。

（4）横向 1/2 折中单 1 块覆盖手术区以上部位。

（刘　畅　吴艳丽）

第七节　手术用品的保养与管理

合理地使用手术用品，不仅可以保障手术用品的质量，延长其使用寿命，而且可以降低医务人员职业感染的风险。手术用品的保养与管理包括备用器械和仪器的保养与管理、术后手术用品的处理、手术器械及敷料的灭菌与管理。

一、备用器械和仪器的保养与管理

1. 专人保管，定期检查，分类保存，放置于固定位置，器械间应保持干燥。

2. 按物品的性质进行保养。金属器械要定期检查并上油，防止生锈；精密仪器应注意防尘防湿，放入柜内保存，不便存放柜内者应罩以外罩。

3. 各种器械都有规定的用途，不得随意改为其他用途，以免影响器械的使用寿命。

二、术后手术用品的处理

（一）手术器械的处理

1. 每台手术结束后，所有的器械在清洗前都需要进行浸泡，根据器械的性能进行分类，分别用加酶洗涤剂清洗，流动水冲去除肉眼可见的血污。也可用洗净消毒装置或超声清洗装置清洁去污，有条件的可直接送中心供应室进行清洗处理。

2. 将已生锈的器械采用专用除锈剂进行人工除锈处理，打开器械所有关节，用石蜡油纱布给器械上油，尤其注意给关节处上油。

3. 备用器械送器械间保存，常用器械立即打成器械包后送高压蒸汽灭菌。

（二）仪器的处理

1.仪表表面用 1∶100 "84" 消毒液擦拭，再用清水擦拭。

2.电刀、电凝头用 1∶100 "84" 消毒液擦拭干净后，低温灭菌后备用。

3.导管类物品用含酶洗涤剂将管腔内血渍清洗干净，再用流动水冲干净，低温灭菌后备用。

4.备用仪器送器械间保存，注意配件齐全。常用仪器擦净后送回原处。

（三）手术巾单的处理

装入专用垃圾袋内，在规定时间内及时送供应室清洗处理。

三、手术器械及敷料的灭菌与管理

（一）手术器械的灭菌与管理

1.打成器械包（锐利器械用纱布包裹后装入专用容器后再打包）后，送高压蒸汽灭菌。

2.灭菌后按有效期近远，按序排放在无菌间器械柜的固定位置备用。

3.不同材料包装的灭菌包其无菌状态的有效期限不同。

（1）双层包布包装的器械包，高压蒸汽灭菌后有效期夏季 1 周、冬季 2 周。

（2）医用纸袋包装的器械，高压蒸汽灭菌后有效期为 4 周。

（3）用塑胶袋抽真空封装后，有效期为 6 个月。

4.特殊情况下可选用 2% 戊二醛高效消毒浸泡灭菌，锐利器械不可长时间浸泡，以免影响刀刃的锋利程度。

（二）敷料的灭菌与管理

1.一般敷料如纱布、棉球、棉垫、手术巾单，打成敷料包或装入敷料罐内打包后，送高压蒸汽灭菌，包装材料及其有效期同器械灭菌。

2.凡士林油纱布（或纱条）因蒸汽不易穿透，适宜于干热灭菌。方法：将凡士林油纱布装入带侧孔的容器，再用双层包布包装，置于机械对流型烤箱内，温度为 160 ℃，时间为 2 h。有效期为 7 天。

3.灭菌后的敷料按有效期近远，按序排放在无菌间敷料柜的固定位置备用。

（三）手术缝线的灭菌与管理

1.张力较高的非吸收型手术线如 1 号丝线等可以选用快速压力蒸汽灭菌。

2.密闭式一次性手术线应在产品包装上所规定的有效期内使用。

（四）不耐热的手术用品的灭菌与管理

不耐热的手术用品用 1∶100 "84" 消毒液擦洗，再用清水擦净后，选用低温蒸气甲醛气体低温灭菌，手术物品可于用前提取。

（刘　畅　吴艳丽）

第八节　特殊患者的手术物品及手术室处理

一、特殊患者的手术处理原则

特殊患者指特殊感染患者（破伤风梭菌、铜绿假单胞菌感染）、乙型肝炎患者及 HIV/AIRS 患者等。此类患者的手术处理原则有：

1. 设专用隔离手术间，应位于远离其他手术间且距手术室入口较近处，设备简单适用。

2. 必须在负压通气的准洁净手术室内施行，挂"隔离手术牌"，拒绝参观，参加手术人员进入手术间后不得随意出入，以防交叉感染。手术人员采用清洁刷手法。

3. 术前将手术间内不需要的物品移走，物品准备力求简单、以够用为宜，术中另需物品由手术间外巡回护士递入，尽量使用一次性物品。

4. 室内、室外各安排 1 位巡回护士配合手术。

5. 手术后手术间必须进行终末处理。

二、特殊患者的手术用品处理

1. 敷料　术中使用的纱布、棉球以及一次性敷料、手套等，分类放入专用垃圾袋内，并标用"感染"字样，及时送医院感染中心进行集中处理。

2. 器械　用 1∶50 "84" 消毒剂浸泡作用 30 min 后，常规清洗，清洗时先用洗涤剂溶液浸泡，擦洗，去除器械上的血垢等污染，关节、缝隙处应彻底清洗后流水冲净，再用 1∶50 "84" 消毒剂浸泡 30 min，二次消毒后，送医院感染中心行高压蒸汽灭菌。消毒污染前后的器械盛盆器和运送工具应严格区分，并设有明显标记，不得混用，盛器和运送工具每日清洗消毒，遇污染应立即清洗消毒。

3. 术中使用的不耐湿、热的器械如双极电凝头等，用 1∶100 "84" 消毒液擦净后，装入专用包装内选用环氧乙烷气体灭菌。

4. 术中使用的吸引瓶、污物桶等，用 1∶50 "84" 消毒液浸泡 30 min 后，流水洗净、晾干待用。

三、特殊患者的手术室处理

1. 手术间的仪器表面、地面及墙面　用 1∶100 "84" 消毒液擦洗干净。

2.空气消毒　紫外线空气消毒。紫外线可以杀灭各种微生物，包括细菌繁殖体、芽孢、分枝杆菌、病毒、真菌、立克次体和支原体等。按循环风紫外线空气消毒器使用说明书规定的操作规范进行操作，消毒时间可延长至 2 h。

3.过氧乙酸空气消毒　过氧乙酸属灭菌剂具有广谱、高效、低毒等特点。按相对湿度 60% ~ 80%、室温下 1 g/m³ 的用量，将 0.5% ~ 1% 过氧乙酸溶液加热蒸发，熏蒸 2 h，或用过氧乙酸溶胶喷雾（ 20 ml/m³ ），密闭 30 min。

（刘　畅　吴艳丽）

第九节　留观室的工作管理

留观室是求美者接受诊疗、护理及休养的场所，也是医护人员全面开展医疗活动的重要基地。留观室管理是为求美者提供一个安全、安静、舒适、整洁的就医环境，以满足求美者生理、心理及整形美容治疗的需求，使其安心配合手术、治疗，并早日康复。

一、留观室设置

留观室设计位于离手术室较近的位置，利于术后求美者回病室休息；面积要求在 15 ~ 25 m²；选用电动留观床，方便求美者术后改变体位；室内设有卫生间和洗漱台，方便求美者的生活所需。

二、留观室的环境管理特点

1.整洁　整洁主要指病区的空间环境及各类陈设的规格统一、布局整齐、清洁卫生，避免污垢积存，防止细菌扩散，给求美者以清新、舒适、美感。

2.安静　安静的环境能缓解求美者烦躁不安的情绪，使之能身心闲适地充分休息和睡眠，同时也是求美者康复、医护人员能够专注有序地投入工作的重要保证。医护人员应做到：走路轻、说话轻、操作轻、关门轻。易发出声响的椅脚应钉橡胶垫，积极开展保持环境安静的教育和管理。

3.舒适　舒适主要指求美者能置身于恬静、温湿度适宜、空气清新、阳光充足、用物清洁的病区环境中，病室应为无烟区，及时清除污物及不良气味。

4.安全的病区　应全力消除一切妨碍求美者安全的因素，做好安全保障，避免各种因素所致的意外损伤。洗浴室地面保持干燥，避免求美者滑倒跌伤；杜绝医源性损害，如因粗心大意引发的护理差错、事故，服务态度欠佳，致使求美者心理失衡等。严格执行消毒隔离制度以防止医院内交叉感染。

三、留观室的护理工作内容

　　留观室的护理工作内容是以求美者为中心，运用护理程序对求美者实施整体护理，满足其生理、心理和社会的需要，促使其早日康复。主要内容可归纳为：

　　1.准确评估求美者的健康状况，正确进行护理诊断，及时制订护理计划，全面落实护理措施，及时评价护理效果，并适时补充修改护理计划。

　　2.巡视病室，进行临床病情观察，了解求美者的术后病情变化及治疗效果，正确使用留观室的各种仪器设备，如心电图机、吸痰器、心电监护仪、电除颤仪等各种设备，并熟悉和掌握各种抢救药品的浓度和剂量。

　　3.正确执行医嘱，协助医生完成各项诊疗护理技术操作及换药工作，严格"三查七对"，两人核查后方可弃去安瓿，杜绝各种差错事故的发生。

　　4.了解求美者的心理需求，认真做好心理护理，发现求美者情绪有变化时，运用专业的医学知识进行解释和情绪安慰。

　　5.做好求美者的生活护理，满足其舒适、清洁、安全的需求。

　　6.做好病区的消毒、隔离工作，预防医院内感染的发生。

　　7.开展健康教育，指导求美者进行功能锻炼等自护活动。

　　8.严格按要求书写和保管各种护理文件。

　　9.做好留院、离院的护理工作。

　　10.做好病区的环境管理工作，避免和消除一切不利于求美者康复的环境因素。

　　11.开展临床护理科研，不断提高临床护理质量和水平。

四、留观室的常规工作

（一）清洁工作

　　1.每日打扫一次，用含氯消毒液擦拭换药车、换药床、物品柜、器械柜的尘土；每日换药结束后用含氯消毒液擦地面；每月大扫除一次，用含氯消毒液冲刷地面、墙面，保证室内窗明几净。

　　2.换药时使用一次性隔离单置于换药床上，做到一人一单，及时更换。

（二）器械管理

　　1.每日清点检查常用物品，每月总清点检查一次，保证一次性无菌物品种类及数量齐全，其他设备使用性能良好，发现损坏应及时报告护士长补充更新。

　　2.每日检查无菌包的有效期，到期物品应及时更换或重新灭菌。

　　3.操作台上的器械盒、油纱盒等无菌物品，打开后使用不得超过 24 h，无菌持物钳每 4 h 更换。

（三）空气消毒及检测

1. 每日换药结束后先通风换气 30 min，然后用紫外线灯照射 60 min 后再通风换气 5 min，以减少室内的臭氧气味；准确记录紫外线灯照射时间。

2. 每周用 95% 乙醇纱布擦拭紫外线灯管一次，以保持灯管表面清洁；发现灯管表面有灰尘或油污应及时擦拭。

3. 每 3 个月或每 100 h 用紫外线强度指示卡对紫外线 KJ 管进行测定（具体测定方法按有关部门规定进行），以检测紫外线灯管的性能，便于及时更新。在不具备检测条件的情况下，可根据紫外线灯管照射的累计时间计算。每只灯管使用寿命约为 1000 h，当使用时间达到 3/4 时应予以更换。

4. 每月进行一次换药室内空气的细菌培养。

（四）落实消毒隔离制度

1. 医生、护士进入换药室必须穿工作服，戴工作帽及口罩，每次换药前后均须用洗手液彻底洗手，为感染伤口换药后需用有效浓度含氯消毒液洗手。

2. 凡接触伤口的器械、敷料及药品等，必须进行高压灭菌处理；灭菌包应注明有效期。

（李　烨　吴　冕）

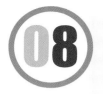

第八章

皮肤中医美容及护理

第一节　面部按摩美容技术及护理

面部按摩美容是运用各种手法刺激头面部的经络腧穴，以达到养颜护肤、延缓衰老的目的。头面部是美容按摩的重点，手三阳经止于头部，足阳经起于头部，手三阳与足三阳在头面部交接，故有"头者，诸阳之会"的说法。手足三阴、奇经八脉也与头面相连通，将五脏、六腑的精气不断输送于头面部，使头面部的毛发、皮肤、眼、耳、口、鼻、舌行使其正常的功能。由于头面部和脏腑经络之间有着极其密切的联系，故可通过手法的刺激作用调整人体生理功能，从而达到美容效果。

面部按摩美容技术的适应证包括：中性皮肤、干性皮肤、油性皮肤、衰老皮肤。禁忌证包括：皮肤有过敏、破损或存在感染病灶如严重痤疮、大面积脓疱时严禁按摩。

一、操作方法

（一）面部按摩手法

面部按摩时，多采用中指和环指两指的指腹按摩，在按抚放松时，则多用整个手掌或大鱼际、小鱼际。

1.按抚法　多用指端（小面积）或手掌（大面积），在面部皮肤上缓慢而有节奏地滑行，多用在按摩的开始和结束。作用：促进血液循环，刺激皮脂腺、汗腺的排泄，促进淋巴液的回流，有利于废物的排出，以及充分滋润皮肤。

2.打圈法　两手的中指和环指并拢，在面部做画圈运行，圈小而密，或竖圈，或横圈，多用在面颊部及额部，有一定的力度。作用：摩擦生热，促进血液循环，加速新陈代谢，增加皮肤弹性，防止肌肉松弛下坠。

3. 揉捏法　大拇指与其他手指相配合，用指腹的力量，在松弛的肌肉上做指捏、轻推、滚动摩擦等动作，多用于下颏部、面颊部，力度适中，动作缓慢，禁用于眼部。作用：提高表皮纤维弹性，防止肌肉松弛，促进新陈代谢，增强细胞的再生能力，清除皮肤表面污物，使皮肤润滑爽洁。

4. 提弹法　四指指尖在面部轻弹皮肤（钢琴状）或由侧面向上弹拨皮肤，力度一定要适中，弹法最适合于眼周，掌握好节奏是关键。作用：刺激皮下肌层，防止松弛及衰老，增强皮肤的吸收功能，达到营养与治疗的目的，刺激神经系统，增加皮肤的弹性。

5. 抹法　以手指指尖或手掌紧贴皮肤表面，来回摩擦，动作连续，一气呵成，如额头、全面部的上下拉抹，眼眶的轮刮等。作用：开窍镇静、清醒头目、扩张血管、消除皱纹。

6. 按法　用手指或手掌放在体表的穴位上，逐渐用力下压，忌猛点、猛提，按压方向要垂直，用力由轻到重、再到轻，使刺激充分到达机体组织深部，常与揉法结合使用。作用：通经活络，散瘀止痛，维持阴阳平衡。

（二）常用的按摩穴位与定位

百会：在前发际上 5 寸，头顶前后正中线，两耳尖连线交点处。

太阳：在眉梢和外眼角中间，向后约 1 寸的凹陷处。

印堂：在两眉毛内侧端之间的中点，相当于额骨间隆起部。

阳白：在眉弓与前发际之间下 1/3 处，直对瞳孔。

攒竹：在眉内侧的凹处。

瞳子：由外眼角向外移一指左右的凹陷处。

人中：在鼻唇沟上 1/3 与下 2/3 交界处。

四白：直视，在目下一寸，直对瞳孔，眶下孔处。

承泣：在眶下缘正中处与眼球之间。

迎香：在鼻翼旁 5 分，鼻唇沟的上方凹处。

地仓：在口角旁 4 分处。

承浆：在下唇与下颌正中线的下 2/3 与 1/3 交界处。

颊车：在下颌角前上约一横指，咬肌突起处。

翳风：在耳垂后，张口凹陷处。

听宫：在耳屏中部前方，张口凹陷处，压迫时耳内作响。

听会：在耳屏下切迹前方，张口凹陷处。

风池：在枕骨下缘斜方肌与胸锁乳突肌之间凹陷处。

睛明：在两眼内眦角向上 2 分处。

（三）面部按摩基本步骤

1. 第一步：额部按摩

①打小圈，点太阳；

②额头抹法走"V"字；

③打小圈，展抬头纹；

④打小圈，展"川"字纹；

⑤打大圈，点太阳；

⑥拇指点神庭，头临泣，头维穴，拉抹额部，中指点太阳；

⑦四指点弹额头；

⑧按抚前额。

2. 第二步：眼部按摩

①拉抹眼眶，点攒竹、鱼腰、丝竹空穴；

②小"8"字，点太阳；

③拇指点瞳子髎、球后、承泣、四白、睛明、攒竹、鱼腰、丝竹空，示指点印堂，眼部交剪手，中指点太阳；

④打圈，走大"8"字，展鱼尾纹。

3. 第三步：面颊按摩

①沿三线摩小圈；

②大鱼际揉捏；

③轻揉，点按颊车、下关、上关、颧髎、迎香、地仓穴；

④双手交替轮指弹拨左侧脸颊；

⑤双手交替轮指弹拨右侧脸颊；

⑥同时轮指弹拨两侧下颌。

4. 第四步：口鼻部按摩

①二指上下拉抹鼻侧；

②点承浆、地仓、人中、迎香穴；

③口部交剪手，点颊车；

④鼻头打圈；

⑤摩大圈，点弹迎香。

5. 第五步：下颏部、颈部按摩

①搓下颏；

②摩小圈，揉捏下颏；

③四指弹拨下颏；

④点承浆、廉泉穴；

⑤拉抹下颏、颈部。

6. 第六步：面部整体按摩

①开天门，抚"双柳"；

②全掌拉抚；

③轻推横抚；

④按抚前额，提下颏。

7.第七步（收式）：以十指轻弹全脸皮肤，结束。

二、护理

（一）心理护理

护理人员与患者做好沟通，讲解面部按摩美容的原理及注意事项。一方面通过按摩经络，系统调节人体阴阳、脏腑、经络、气血津液的平衡；另一方面通过按摩体表，产生局部的物理效应，促使面部皮肤的毛细血管扩张，血液循环改善，祛除衰老萎缩的上皮细胞，增强皮脂腺、汗腺功能，增进皮肤的光泽，维持皮肤的弹性，使面色红润、青春焕发、容貌增辉。

（二）术前护理

1.护士评估患者治疗部位的皮肤状况。

2.准备好洗面巾、按摩膏、面盆、温水。

3.清洁面部皮肤，无任何化妆品及清洗剂残留。

（三）术中护理

协助患者取舒适体位，完成美容按摩操作，过程中要做到以下几点：

1.持久　每一手法都应重复3～5遍，持续运用一定时间，才能达到效果。穴位按摩时，应"按而留之"，切不可按一下就离开，应遵循轻－重－轻原则。

2.有力　具备一定的力度，应达到真皮层，甚至达到皮下肌层。根据不同的部位、不同的体质而定，如羽毛式轻滑过皮肤表面，则起不到任何治疗作用。

3.均匀　操作时注意手法动作的节奏性和用力的均衡性，动作不可时快时慢，用力不能时重时轻。

4.柔和　手法的变换、衔接应顺畅连续，做到"轻而不浮、重而不滞"。

5.得气　在穴位按摩时，应有酸、胀、麻等感觉，说明经气已通，"气至而有效"。

（四）术后护理

1.美容按摩操作治疗完毕，为患者涂抹面霜、防晒霜；整理头发、衣物。

2.并发症及处理　面部美容按摩时如出现皮肤过敏现象，立即停止按摩。如过敏严重，遵医嘱给予抗过敏治疗。

（周双琳）

第二节　中药面膜美容技术及护理

　　中药面膜美容是将中药研磨成极细粉末加入到合适的成膜材料内，用水调成糊状敷于面部以达到护肤养颜、除皱抗衰的美容技术。面膜紧贴于皮肤，在面部与空间形成一层隔膜。它能避免皮肤角质层水分的蒸发，使局部温度升高，并在干燥、凝固的过程中使毛孔收缩，对皮肤产生一定的吸附力。因此，面膜对皮肤具有保持水分，促进血液循环、营养物质及药物的吸收，清除皮肤的污垢，舒展皮纹，收缩毛孔，使皮肤光滑、细腻、清爽而富有弹性等作用。

　　中药面膜美容技术的适应证包括：中药面膜根据成膜基质的不同，分为硬膜和软膜两类。硬膜是以石膏粉、塑胶纤维素加入相应的中药混匀而成，主要用于治疗炎症性皮肤病，如痤疮、毛囊炎、脂溢性皮炎等。软膜是以淀粉、绿豆粉、鸡蛋清、蜂蜜等加入中药混匀而成，主要用于面部保湿、美白。禁忌证包括：严重过敏性皮肤病者慎用；局部有创伤、烫伤、感染等暴露性伤口者禁用；有严重的心脏病、呼吸道感染、高血压病等患者在发病期应慎用或禁用。

一、操作方法

（一）硬膜操作

　　1.将 250～300 g 的硬膜粉倒入容器内，用约 150 ml 的蒸馏水（热膜用温热水）将膜粉迅速调成均匀糊状（图 8-2-1）。

　　2.将糊状膜粉迅速、均匀地涂于面部。一般情况下，倒冷膜时，可空出眼睛、鼻孔；倒热膜时，先用棉片遮盖眼部、口鼻部，然后由额部倾倒倒膜浆，再及面颊和下颌直至整个面部，随后用舌压板将倒膜浆刮匀，浆厚约 5 mm，倒模过程应在 3 min 之内完成。热膜温度会升至 40 ℃左右，持续 10～15 min 后温度逐渐下降并变硬（图 8-2-2）。

　　3.上膜 15～20 min 后，面膜会变干、变硬，请患者做一个笑的动作，将膜与脸的上部皮肤分开（图 8-2-3）。

　　4.用双手的中指扶住下颌部模边，轻轻向上托起，使膜与脸颊皮肤完全分开，双手托住面膜，稍离面部停留 3～5 s，使患者眼睛适应光线后，将膜取下（图 8-2-4）。

　　5.将面部清洗干净，拍收敛性化妆水，涂润肤营养霜。

（二）软膜操作

　　1.将 250～300 g 的软膜粉倒入容器内，用约 150 ml 的蒸馏水将软膜粉迅速调成均匀糊状。

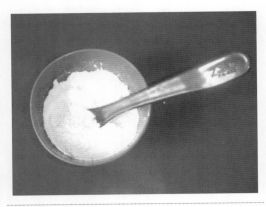

图 8-2-1　硬膜粉

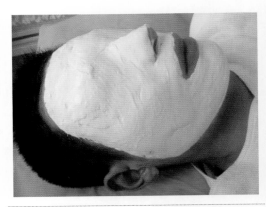

图 8-2-2　面部敷膜

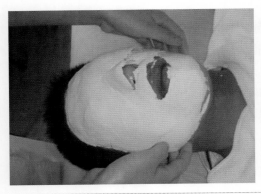

图 8-2-3　将膜与脸部皮肤分开

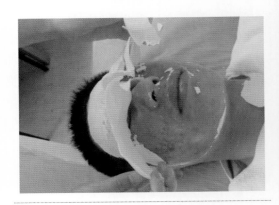

图 8-2-4　卸膜

2. 用小毛刷沾涂糊状膜粉迅速、均匀地涂于面部和颈的前部，涂抹的顺序是从颈部开始，由下向上、由里向外，要注意避开眉、眼、鼻孔、唇部。糊状膜粉即可迅速成为薄膜状，面膜约厚 0.5 cm。

3. 上膜约 20 min 后可除去薄膜，将软膜自边缘向中间轻轻揭下。借助面膜对分泌物和污垢的吸附作用而与面膜一并去掉，使皮肤爽快、洁净。

4. 用清水将面部清洗干净，拍滋润性爽肤水，涂润肤营养霜。

二、护理

（一）心理护理

护理人员与患者做好沟通，讲解中药面膜美容的适应证及注意事项。用中药调制面膜，不同种类中药粉可以改善不同的皮肤问题，如美白、去斑、去皱、保湿、消炎等。面膜粉成分温和、简单，主要作用是保湿，以补充表皮层的水分。此项技术简单、安全，患者可以放心坚持治疗，增加疗效。

（二）术前护理

1. 护士评估患者治疗部位的皮肤状况，正确选择面膜剂型及药物。
2. 清洁面部皮肤，无任何化妆品及清洗剂残留。
3. 敷面膜前先用精华液打底，增强面膜效果。

（三）术中护理

1. 敷膜部位清楚、正确，倒模动作迅速、熟练，涂抹方向、顺序正确。
2. 敷膜厚薄适度、均匀，膜面光滑，能整膜取下。
3. 敷膜过程干净、利索，倒模全部结束后周围不遗留膜粉渣滓。
4. 注意面膜的温度，以免烫伤皮肤。
5. 面膜干燥后会促使皮肤紧缩，出现皱纹，勿让面膜长时间停留在皮肤上。

（四）术后护理

1. 敷膜操作治疗完毕，为患者涂抹面霜、防晒霜；整理头发、衣物。
2. 并发症及护理　面膜美容操作时如出现皮肤过敏现象，应立即卸膜，必要时给予抗过敏处理。

（周双琳）

第三节　针刺美容技术及护理

　　针刺美容技术是以中医经络学说和脏腑学说为指导，运用针刺的方法刺激腧穴，以疏通经气，恢复、调节人体脏腑气血功能，从而达到美容养颜、延缓衰老的一种方法。针刺技术包括毫针术、三棱针术、皮肤针（梅花针）术、皮内针术、火针术、电针术、水针（穴位注射）术、耳针术等。毫针疗法是以毫针为针刺工具，通过对人体经络、腧穴进行刺激来治疗疾病的方法。毫针疗法是针灸的最基本方法之一，是中医皮肤外治法最重要的组成部分，本节主要介绍毫针技术。

　　毫针美容技术的适应证包括：面部损容性疾患如痤疮、酒渣鼻、黄褐斑、扁平疣、面部皱纹、眼袋、过敏性鼻炎等；皮肤病如银屑病、白癜风、带状疱疹、神经性皮炎、过敏性皮炎、硬皮病、脱发、皮肤瘙痒、湿疹、荨麻疹等。毫针美容技术的禁忌证包括：凡过饥、过饱、酒醉、大汗、惊恐、疲乏等病者，均不宜用针刺疗法；妊娠5个月以内者下腹、腰骶禁针，5个月以上者上腹部禁针；产后未满月或产后失血过多也应禁针；有心力衰竭、体质虚弱、出血性疾病患者禁用。

一、操作方法

（一）进针方法

1.缓慢进针法（捻转进针法） 右手持针柄，拇、示两指用力均匀缓慢捻转，捻转不超过180°，边捻针边加力，使毫针缓慢刺入穴位。此法疼痛轻，容易掌握，不弯针（图8-3-1）。

2.快速进针法（直刺法） 右手拇、示指和中指持针，直接迅速施加压力，毫针快速刺入穴位3~5 mm深（图8-3-2）。此法进针快而不痛，已被广泛采用。

3.刺入捻进法 左手拇、示二指迅速将毫针直刺穴内3~5 mm深，然后右手拇、示二指边捻边加压力，将毫针刺入穴位深部。此法适用于较长的毫针，其优点是进针快而不痛，可防止针身弯曲。

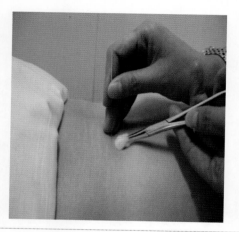

图 8-3-1　缓慢进针法

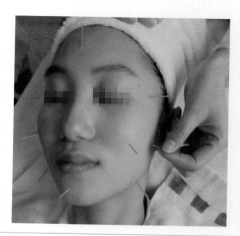

图 8-3-2　快速进针法

（二）针刺取穴方法

主要分循经取穴和邻近取穴两大类。

（三）皮肤病常用穴位

1.头面部 百会——主治脱发、白发、发际疮等；风池——主治痛痒症、神经性皮炎、痤疮等；风府——主治风疹、脱发、瘙痒症等；大椎——主治黄褐斑、荨麻疹、湿疹、银屑病、红斑狼疮、痤疮等；迎香——主治酒渣鼻、痤疮等。

2.上肢部 曲池——主治白癜风、痤疮、神经性皮炎、雷诺病等；合谷——主治带状疱疹、痤疮、冻疮、瘙痒症、荨麻疹、酒渣鼻等；外关——主治冻疮、手癣、神经性皮炎等；尺泽——主治荨麻疹、痤疮、湿疹、酒渣鼻等。

3.下肢部 风市——主治荨麻疹、风疹、湿疹等；血海——主治银屑病、荨麻疹、湿疹、瘙痒症等；足三里——主治丹毒、臁疮、痤疮、荨麻疹等；三阴交——主治黄褐斑、湿疹、荨麻疹、脱发、神经性皮炎等。

4.躯干部 大椎——主治痤疮、黄褐斑、荨麻疹、湿疹、银屑病、红斑狼疮等；肺俞——主治荨麻疹、痤疮、瘙痒症、湿疹、酒渣鼻等；肾俞——主治脱发、白发、黑变病、白癜风、银屑病等；大肠俞——主治荨麻疹、湿疹、瘙痒症、丹毒、臁疮等；命门——主治硬皮病、荨麻疹、阴部湿疹、血栓闭塞性脉管炎等。

如图 8-3-3 所示，通过针刺美容，患者皮损等到了明显改善。

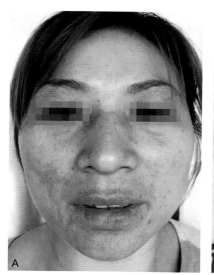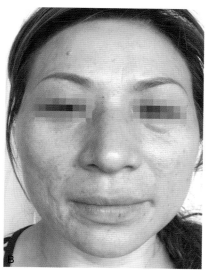

图 8-3-3 A.治疗前；B.治疗后

二、护理

（一）心理护理

护理人员与患者做好沟通，治疗前应向患者做好解释工作，讲明针刺美容治疗的原理、目的、方法及意义，消除患者对针刺治疗的恐惧，取得患者的配合。

（二）术前护理

1.评估患者治疗部位的皮肤状况。

2.准备无菌棉球、75% 乙醇、针具、针盒、镊子等。

3.暴露需要针刺的部位，选择既便于术者操作，又能使自身舒适的体位。

4.对穴位的皮肤区域进行严格消毒。

（三）术中护理

1.施术时，应尽量避免手指直接接触针体，若夹持进针，应用消毒干棉球作为间隔物。

2. 手法选择根据"虚者补之""实者泻之"的原理，分别施用补泻手法。大凡暴病、实证、痛症皆用泻法；反之，久病、虚症、痒症皆用补法。

3. 过程中若发生晕针、弯针、折针等异常情况，应及时作出相应处理。

4. 密切关注患者情况，要防止晕针。若患者心慌、气短、面色苍白、汗多等，应立即拔针，做相应处理。

5. 若因肌肉紧张或痉挛缠住针体造成滞针时，可向相反方向捻转，轻微捻动几下便可使针体松动，即可继续捻转或者拔针。

（四）术后护理

1. 毫针美容操作治疗完毕，嘱患者 3 h 内局部禁止沾水。针刺局部可有正常的针感（酸、麻、胀、痛），无其他不适感。

2. 并发症及护理

（1）晕针

1）处理：立即停止针刺，将针全部起出，使患者平卧，注意保暖。轻者仰卧片刻，饮温开水或糖水；重者在上述处理基础上，刺人中、素髎、内关、足三里、灸百会、关元、气海等穴。若仍不省人事、呼吸细微、脉细弱者，应配合其他急救措施。

2）预防：初次接受针刺治疗或精神过度紧张、身体虚弱者，应先消除其对针刺的顾虑；选择合适的体位；手法要轻；若患者饥饿、疲劳、大渴时，应令其进食、休息、饮水后再予治疗；医者在针刺治疗过程中要精神专一，随时注意观察患者的神色，询问患者的感觉，一旦有不适等晕针先兆，应及早采取处理措施。

（2）滞针

1）处理：若因局部肌肉过度收缩所致，可稍延长留针时间，或于滞针腧穴附近进行循按或叩弹针柄，或在附近再刺一针；若因单向捻针所致，可向相反方向将针捻回，并用刮柄、弹柄法使缠绕的肌纤维回释。

2）预防：对精神紧张的患者应先消除其不必要的顾虑；行针的手法应正确，避免单向捻转。

（3）弯针

1）处理：出现弯针后不得再行提插、捻转等手法，应顺着弯曲方向将针起出。若为患者移动体位所致，应使患者慢慢恢复原来体位，待局部肌肉放松后，再将针缓缓起出，切忌强行拔针，以防将针断入体内。

2）预防：医者进针指力要均匀，并要避免进针过速、过猛。患者选择适当体位，在留针过程中，嘱患者不要随意更换体位。保护针刺部位，针柄不得受外物碰撞和压迫。

（4）断针

1）处理：嘱患者切勿更换体位，以防断针向肌肉深部陷入。若残端部分针身显露于体外时，可用手指或镊子将针起出；若断端与皮肤相平或稍凹陷于体内者，可用左手拇指、示指两指垂直向下挤压针孔两旁，使断针暴露体外，右手持镊子将针取出；若断针完全深入皮下或肌肉深层时，应在 X 线下定位，手术取出。

2）预防：术前应认真、仔细检查针具；避免过猛、过强地行针；在行针或留针时嘱患者不要随意更换体位；针刺时应留部分针身在体外；发现弯针应立即出针，不可强行刺入、行针；滞针应及时正确处理，不可强行硬拔。

（5）血肿

1）处理：微量的皮下出血可以自行消退，不必处理。若青紫面积大、局部肿胀疼痛较剧烈，应先行冷敷止血，再做热敷或在局部轻轻揉按，促使局部淤血消散吸收。

2）预防：仔细检查针具；熟悉人体解剖部位，针刺时避开血管；出针时立即用消毒干棉球揉按压迫针孔。

（周双琳 王聪敏）

第四节 艾灸美容技术及护理

艾灸疗法是用艾绒作为施灸材料（图 8-4-1）在患处或腧穴进行灸治的一种方法。本法主要借助温热的力量而起到温经散寒、理气活血、回阳通经的目的。其灸法种类很多，本节仅介绍无瘢痕灸法、温和灸法和艾条隔药灸法。

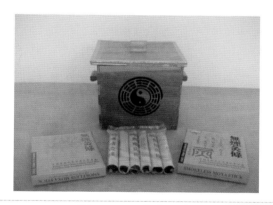

图 8-4-1 艾灸用物

艾灸美容技术的适应证包括：胃痛、痛经、失眠、月经不调，损容性疾患如痤疮、酒渣鼻、黄褐斑、扁平疣、面部皱纹、眼袋、白癜风、冻疮、硬皮病、脱发、湿疹等。禁忌证包括：①皮薄、肌少、筋肉结聚处，妊娠期妇女的腰骶部、下腹部，男女的乳头、阴部、睾丸、大血管处、心脏部位、眼球忌灸；②极度疲劳、过饥、过饱、酒醉、大汗淋漓、情绪不稳，或妇女经期忌灸；③某些传染病、高热、昏迷、惊厥期间，或身体极度衰竭、形瘦骨立等忌灸。

一、操作方法

1. 无瘢痕灸法　先在施术部位涂少量凡士林，再放上艾炷点燃，患者稍觉热烫时即去掉，另换一柱。一般灸 3～5 柱，以局部皮肤充血起红晕为度。

2. 温和灸法　将艾条一端点燃，距患处 1.5～3.5 cm 进行熏灸，令局部有温热感觉而无灼痛，至稍起红晕为度。一般每处灸 3～5 min。

3. 艾条隔药灸法　隔药灸法所隔的药物有动物、植物和矿物，常用有隔姜、隔蒜、隔葱、隔盐等。先在穴位或皮损上覆盖适当药物，然后再以艾条施灸，至局部出现温热感为度。1 次 / 日，每次 30 min（图 8-4-2）。

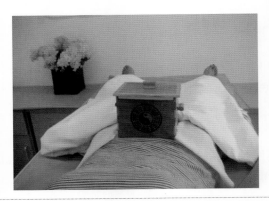

图 8-4-2　艾条隔药灸法

二、护理

（一）心理护理

护理人员与患者做好沟通，讲明艾灸是中医针灸疗法中的灸法，是点燃用艾叶制成的艾炷、艾条熏灸人体的穴位，达到保健治病的一种自然疗法，无毒副作用，以消除患者的紧张情绪，取得患者的配合。

（二）术前护理

1. 评估患者治疗部位的皮肤状况，选择合适的艾灸部位。

2. 艾条灸应选择合适的清艾条或药艾条，检查艾条有无霉变、潮湿，包装有无破损。艾炷灸应选择合适的清艾绒，检查艾绒有无霉变、潮湿。间接灸应准备好所选用的药材，检查药材有无变质、发霉、潮湿，并适当处理成合适的大小、形状、平整度、气孔等。

3. 温灸器灸应选择合适的温灸器，如灸架、灸筒、灸盒等。

4. 准备好火柴或打火机、线香、纸捻等点火工具，以及治疗盘、弯盘、镊子、灭火管等辅助用具。

5. 患者暴露需要艾灸的部位，选择既便于术者操作，又能使自身舒适的体位。

（三）术中护理

1.施灸的程序，一般是先灸上部，后灸下部；先灸背，后灸腹；先灸头部，后灸四肢；先灸阳经，后灸阴经。情况特殊，可灵活掌握。

2.对知觉减弱的患者，医生可将示、中两指置于施灸部位两侧，以通过手指的知觉来测知患者局部受热程度，而随时调节施灸距离，掌握施灸时间，以防止烫伤。

3.施灸时，严防艾火烧坏患者衣服、被褥等物。

（四）术后护理

1.施灸完毕，必须把艾卷或艾炷彻底灭火，以免引起火灾。

2.对局部起疱、烫伤者，及时做相应处理。

3.并发症及处理

（1）晕灸：表现为突然出现头晕目眩、面色苍白、恶心呕吐、出汗、心慌、四肢发凉、血压下降等症状。重者出现神志昏迷、跌仆、唇甲青紫、二便失禁、大汗、四肢厥逆、脉微欲绝。发生晕灸后应立即停止艾灸，使患者头低位平卧，注意保暖，轻者一般休息片刻，或饮温开水后即可恢复；重者掐按人中、内关、足三里即可恢复；严重时按晕厥处理。

（2）烫伤：皮肤出现发红、水疱等现象，立即停灸。如水疱较小，注意勿擦破，可任其自然吸收；如水疱较大，可用注射器针头刺破水疱，放出水液，再涂以甲紫（龙胆紫），行抗感染处理。

（周双琳　王聪敏）

第五节　拔罐美容技术及护理

拔罐疗法是以罐为工具，利用燃烧、抽吸、蒸汽等方法造成罐内负压，使罐吸附于腧穴或体表的一定部位，以产生良性刺激，达到调整机体功能、防治疾病目的的外治方法。

拔罐美容技术的适应证包括：神经性皮炎、蜇伤所致瘀肿、银屑病、冻疮未溃、慢性湿疹等。禁忌证包括：大血管部位、心前区、孕妇腹部及腰骶部、皮肤溃疡及水肿部位禁用；有心力衰竭、体质虚弱、贫血、肿瘤、出血性疾病患者禁用。

一、操作方法

1.火罐法　利用燃烧时火焰的热力排除空气，形成负压，将罐吸附在皮肤上。一般用投火法和闪火法。

2.投火法　将乙醇棉球或纸片点燃后，投入罐内，然后迅速将火罐罩在施术部位上。此法拔力较大，但仅适用于侧面横拔，否则会因燃烧物落下而烧伤皮肤（图 8-5-1）。

3.闪火法　用镊子或止血钳夹住燃烧的乙醇棉球，在火罐内壁中段绕一圈后，迅速退出，然后将罐罩在施术部位上。此法比较安全，但拔力较小（图 8-5-2）。

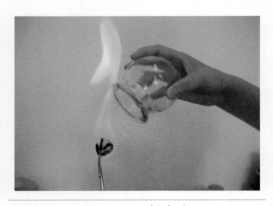

图 8-5-1　投火法

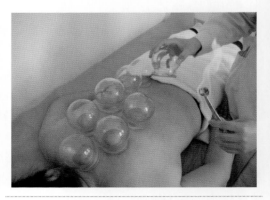

图 8-5-2　闪火法

4.水煮法　将竹罐放在锅内加水（或药液）煮沸，以 2～3 min 为宜，使用时用镊子将罐夹出，甩去液体，趁热迅速扣在应拔部位，稍加压半分钟，使之吸牢。

5.药罐法　先将贮药液的抽气罐紧扣患处，再抽去罐内空气；也可在玻璃罐盛贮一定量的药汁，按火罐法快速吸附在患处。

6.刺血拔罐法　先在一定穴位上用三棱针点刺出血，再以闪火法将火罐拔上。

二、护理

（一）心理护理

治疗前应向患者做好解释工作，介绍治疗的目的、方法、意义，以取得患者的配合。

（二）术前护理

1.评估患者治疗部位的皮肤状况，确定拔罐的部位。

2.根据病症、操作部位的不同可选择不同的罐具，罐体应完整、无碎裂，罐口内外应光滑、无毛糙，罐的内壁应擦拭干净。

3.准备好火柴或打火机、乙醇棉球、止血钳或镊子等点火工具，以及治疗盘、弯盘、镊子、灭火罐等辅助用具。

4.患者暴露需要拔罐的部位，选择既便于术者操作，又能使自身舒适安稳的体位。

（三）术中护理

1.注意选择肌肉较丰满、富有弹性、毛发较少的部位拔罐，以防掉罐。

2. 所有操作要做到稳、准、轻、快。

3. 初次治疗时，拔罐的数量不宜过多。

4. 留罐时间不宜太久，避免皮肤起水疱。

5. 取罐时不可硬拉或旋转，应以一手扶住罐身，另一手的手指按压罐口一侧皮肤，使空气入罐，罐即脱落。

6. 操作中防止烫伤。

（四）术后护理

1. 取罐后，皮肤避免着凉，可饮温开水一杯，促进循环代谢。

2. 若局部淤血严重或疼痛时，可轻轻按摩以缓解症状。

3. 并发症及护理

（1）拔罐过程中若出现头晕、胸闷、恶心欲呕、肢体发软、冷汗淋漓甚至瞬间意识丧失等晕罐现象，处理方法是立即起罐，使患者呈头低脚高卧位，必要时可饮用温开水或温糖水，或掐水沟穴等。密切注意血压、心率变化，严重时按晕厥处理。

（2）若留罐时间过长，易出现水疱。如水疱较小，注意勿擦破，可任其自然吸收；如水疱较大，可用注射器针头刺破水疱，放出疱液，再涂以甲紫（龙胆紫），以纱布包敷，保护创口。

（周双琳　王聪敏）

第六节　火针美容技术及护理

火针是指将特制针具用火烧红后迅速刺入人体体表的一定部位或穴位，借助火热之性温通经络、激发经气、治疗疾病的一种方法。临床适用于顽固性寒性疾病和火热毒邪需要发散的疾病，在损容性疾病中对湿疹、皮炎、痤疮、黄褐斑、银屑病、白癜风、荨麻疹等效果较好。因其操作简便、疼痛小、疗效可靠，临床运用广泛。

火针美容技术的适应证包括：神经性皮炎、瘰疬、鸡眼、痣、疣、痈、疽、疖、多发性毛囊炎、汗管瘤等。禁忌证包括：大血管部位、心前区、孕妇腹部及腰骶部、皮肤溃疡及水肿部位禁用；有心力衰竭、体质虚弱、贫血、肿瘤、出血性疾病患者禁用。

一、操作方法

1. 针具　一般用较粗的不锈钢针，如 24 号 6 cm 长不锈钢圆刺针。也有用特制的针具如弹簧式火针、三头火针及电火针等（图 8-6-1）。

2. 烧针　将火针放置于酒精灯上烧红，烧针的长短与刺入长短相一致（图 8-6-2）。

3. 刺法　消毒皮肤后，用碘酒标明病变部位，然后将烧红后的火针对准所刺部位，迅速而准确地刺入和退出，最后用消毒棉球按压针孔。具体刺法分为深刺法和浅刺法（图8-6-3）。

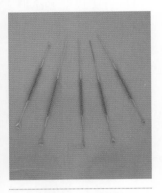

图 8-6-1　针具

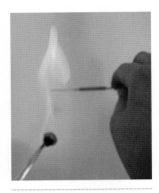

图 8-6-2　烧针

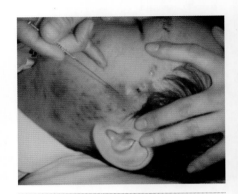

图 8-6-3　刺法

（1）深刺法：深刺法要求动作准确、迅速。防止刺伤血管及神经等组织。如需排脓则选择粗针，如用于消肿则选择细针。深刺法适用于治疗痈疽、瘰疬等。

（2）浅刺法：浅刺法要求将烧红的火针轻轻在表皮上叩刺，用力均匀、稀疏，不可用力过猛或忽轻忽重。浅刺法适用于治疗疣痣、顽癣等。

（3）弹簧式火针进针迅速，易于掌握进针深度，电火针则易于掌握温度，三头火针多用于雀斑、色素痣、疣的治疗。

如图 8-6-4 所示，通过火针治疗，患者头部多发性毛囊炎的症状明显得到了改善。

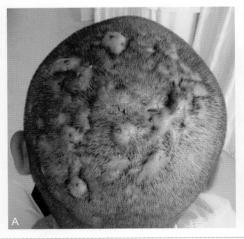
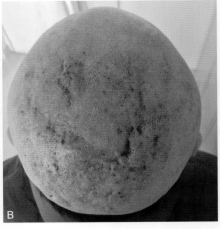

图 8-6-4　A. 治疗前；B. 治疗后

二、护理

（一）心理护理

护理人员与患者做好沟通，讲解火针美容的原理及注意事项，以取得患者的配合。

（二）术前护理

1.评估患者治疗部位的皮肤状况，观察局部皮肤有无破损、色素或血管性疾病，是否使用过外用药物，有瘢痕体质者慎用。

2.根据不同的方法选择相应的火针。

3.准备好95%乙醇棉球、镊子、打火机。

4.患者暴露需要治疗的部位，选择既便于术者操作，又能使自身舒适、安稳的体位。

（三）术中护理

1.针刺做到稳、准、快。

2.一般头面部疾患使用火针要小心、仔细，避免刺得过深，留下瘢痕。

3.使用火针时应注意防止火灾或烧伤等意外事故。

（四）术后护理

1.针刺后观察患者，可有正常针感，无异常不适感。

2.针刺后针孔产生的红晕或红肿未能完全消失时，应避免洗浴，切忌用手搔抓。

3.针刺后3~5天针孔禁止沾水，防止皮肤感染。

4.并发症及护理

（1）晕针：表现为突然出现头晕目眩、面色苍白、恶心呕吐、汗出、心慌、四肢发凉、血压下降等症状。重者出现神志昏迷、跌仆、唇甲青紫、二便失禁、大汗、四肢厥逆、脉微欲绝。发生晕针后应立即停止火针，使患者头低位平卧，注意保暖，轻者一般休息片刻或饮温开水后即可恢复；重者掐按人中、内关、足三里即可恢复；严重时按晕厥处理。

（2）烫伤：皮肤出现发红、水疱等现象，立即停灸。如水疱较小，注意勿擦破，可任其自然吸收；如水疱较大，可用注射器针头刺破水疱，放出疱液，再涂以甲紫（龙胆紫），遵医嘱行抗感染处理。

（周双琳）

第七节　穴位埋线美容技术及护理

　　穴位埋线疗法是将羊肠线埋入穴位，利用羊肠线对穴位的持续刺激作用来调整机体气血和阴阳平衡，或产生免疫调节作用，而达到治疗疾病的一种疗法。现代穴位埋线技术是应用特制的一次性埋线针，将生物可降解线体埋入人体特定经络穴位，通过线体长期刺激经穴进行疾病治疗，属于一种创新治疗方法，也可称为长效针灸疗法。

　　穴位埋线美容技术的适应证包括：①面部疾患，如痤疮、黄褐斑、扁平疣、面部皱纹、眼袋、过敏性鼻炎等。②疼痛性疾患，包括神经性疼痛、慢性炎症疼痛、脏腑疼痛等，如头痛、偏头痛、坐骨神经痛、胃脘痛等。③功能性疾患，包括神经性、精神性、内分泌性及内脏功能失调性等疾病，如肥胖、眩晕、神经官能症、高血压、失眠、月经不调、阳痿、不孕症、精神分裂症、面神经麻痹等。④皮肤科疾患，如银屑病、神经性皮炎、过敏性皮炎、脱发、皮肤瘙痒、荨麻疹等。

　　禁忌证包括：大血管部位、心前区、孕妇腹部及腰骶部、皮肤溃疡及水肿部位禁用；有心力衰竭、体质虚弱、贫血、肿瘤、出血性疾病患者禁用。

一、操作方法

　　1. 注线法

　　（1）工具：腰椎穿刺针、羊肠线。

　　（2）操作方法：用镊子夹取一段已经消毒备用的羊肠线，从针突孔放置在腰椎穿刺针套管的前端，从套管尾孔插入一段针芯。右手持针柄，左手夹住套管中下段，将针在皮丘处快速刺入皮下或肌层，针孔处覆盖消毒纱布（图 8-7-1）。

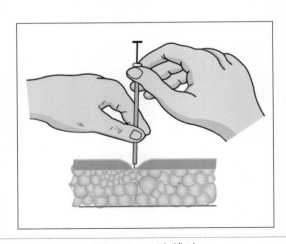

图 8-7-1　注线法

2. 植线法

（1）工具：缺口埋线针、羊肠线。

（2）操作方法：将羊肠线置于埋线针的针尖，用血管钳夹住线圈挂在缺口上，操作者右手持针，左手持钳，针尖缺口以 15°～40° 刺入，当针头进入皮内，松开血管钳。右手持续进针直至羊肠线完全埋入皮下，再进针 0.5 cm，随后把针退出。用消毒纱布压盖针孔（图 8-7-2）。

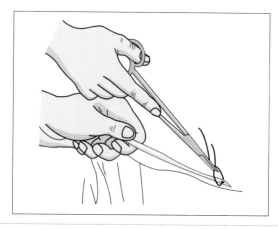

8-7-2　植线法

3. 切埋法

（1）工具：手术刀、羊肠线。

（2）操作方法：穴位常规局部麻醉，用手术刀尖刺开皮肤 0.5～1.0 cm，将血管钳探到穴位深处按摩，然后将小粒羊肠线埋入肌层内，切口用丝线缝合，覆盖消毒纱布（图 8-7-3）。

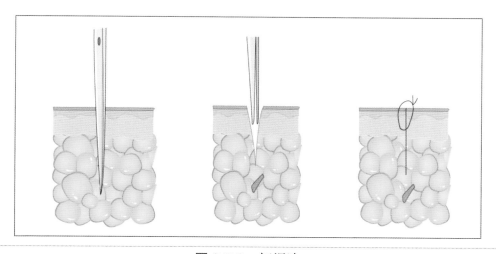

图 8-7-3　切埋法

4. 穿线法　工具：持针钳、医用三角皮肤缝合针（图 8-7-4 ）。

5. 扎埋法

（1）工具：手术刀、持针器、羊肠线。

（2）操作方法：穴位两侧或上下各 1.5 ～ 3.5 cm，用盐酸利多卡因注射液于局部表皮处注射一个 0.3 cm×0.5 cm 大小的皮丘，于一侧用手术刀尖切开 0.3 ～ 0.5 cm，用弯止血钳插入穴位深处进行按摩弹拨，然后用持针器夹住穿有羊肠线的缝合针从切口刺入，穿过穴位深处，从对侧皮丘穿出，又从出口进针，较第一线浅，至切口出针，将线头拉紧并打结，剪断并埋入切口深处，包扎（图 8-7-5 ）。

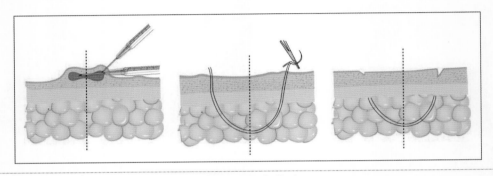

图 8-7-4　穿线法

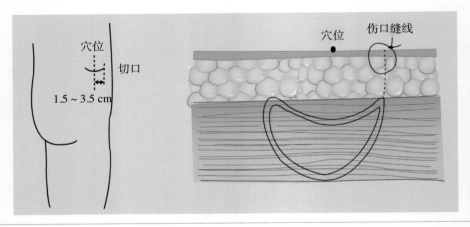

图 8-7-5　扎埋法

6. 现代穴位埋线法

（1）工具：一次性专用埋线针，具有清热开窍、活血化瘀、补气补血、滋阴补肾等作用的药物羊肠线。

（2）操作方法：用 75% 乙醇常规消毒局部皮肤，将针芯后拉约 2 cm，镊取一段药物羊肠线体，放置在埋线针针管的前端，左手拇、示指绷紧或提起进针部位皮肤，右手持针，弹入到所需深度，当出现针感后，边推针芯，边退针管，将线体埋填在穴位的皮下组织或肌层内，出针后，针孔处敷医用胶贴。

二、护理

（一）心理护理

护理人员与患者做好沟通，治疗前应讲解穴位埋线的原理，以及这种微创疗法具有省时、方便、痛苦小的优点，以消除患者对埋线疗法的心理恐惧，取得患者的配合。

（二）术前护理

1. 评估患者治疗部位的皮肤状况，确定埋线部位及穴位。
2. 根据不同的方法选择埋线工具、线体。
3. 准备好乙醇棉球、止血钳或镊子、输液贴。

（三）术中护理

1. 严格无菌操作，患者有正常针感，无异常不适感。
2. 埋线的深度以皮下组织与肌肉组织之间为宜。
3. 头眼部血管丰富，易出血，埋线时要缓慢进出针；出针后用干棉球按压针眼片刻，防止出现出血和皮下血肿。
4. 根据不同部位掌握埋线的角度和深度，不要伤及内脏、大血管和神经干。
5. 在一个穴位上做多次治疗时，应偏离前次治疗的部位。

（四）术后护理

1. 操作治疗完毕，嘱患者局部禁止沾水，24 h 后可洗浴。
2. 疗程通常根据疾病的性质、程度来决定，一般 7~15 日埋线一次，3~5 次为一个疗程，一个疗程完毕后可间隔 7~10 日再行下个疗程。
3. 并发症及处理

（1）因操作过程中无菌操作不严或伤口处理不当，埋线局部出现感染，表现为局部红、肿、热、痛，可局部行抗感染处理。若体温升高，超过 38 ℃时，应就医治疗，避免出现败血症。

（2）对羊肠线过敏的患者，局部可出现瘙痒、红肿、发热，甚至创口脂肪液化、线体溢出等，需行抗过敏、抗感染处理。

（3）操作不当可造成神经损伤，出现神经分布区域皮肤感觉障碍、神经支配肌肉群瘫痪等，应及时取出线体，并行相应处理。

（周双琳　王聪敏）

第九章
其他皮肤美容及护理

09

第一节　化妆品的临床应用及护理

一、化妆品分类及常用剂型

化妆品品种繁多，很难用一种方法既科学规范又完全概括性地分类。我国化妆品行业基本按国家标准分类和按化妆品的功能分类。

（一）按化妆品的功能分类

1.清洁类　如清洁霜、清洁奶液、清洁面膜、磨砂膏、去死皮膏等。

2.护理类　如雪花膏、冷霜、奶液、防裂霜、化妆水、发油、发蜡、发乳、洗发膏、护发素等。

3.美容类　如香粉、胭脂、唇膏、唇线笔、眉笔、眼影膏、睫毛膏、染发剂、发胶、摩丝、定型发膏等。

4.营养类　如人参膏、维生素霜、珍珠霜、胎盘膏、营养洗头水、人参发乳等。

5.芳香类　如香水、花露水、古龙水等。

6.特殊用途类　如雀斑霜、粉刺霜、去臭剂、抑汗剂、脱毛剂、减肥霜、去屑止痒香波、药性发乳等。

（二）按剂型分类

1.液状化妆品　化妆水、花露水、香水、生发水、冷烫液等。

2.油状化妆品　发油、防晒油、按摩油等。

3.乳状化妆品　雪花膏、香脂、乳液、发乳等。

4. 悬浮状化妆品 粉蜜、水粉等。

5. 膏状化妆品 洗发膏、剃须膏、眼影膏等。

6. 凝胶状化妆品 固发啫喱膏、防晒凝胶、沐浴凝胶等。

7. 粉状化妆品 香粉、爽身粉、痱子粉等。

8. 块状化妆品 粉饼、胭脂、眼影等。

9. 锭状化妆品 唇膏、防裂膏、抑汗膏、除臭剂等。

10. 笔状化妆品 眉笔、眼线笔、唇线笔等。

11. 蜡状化妆品 发蜡、蛤蜊油等。

12. 气雾状化妆品 喷雾香水、活泉水、喷发胶、喷发啫喱、喷发摩丝等。

13. 薄膜状化妆品 成型面膜、湿布面膜等。

14. 胶囊状化妆品 精华素胶囊等。

15. 纸状化妆品 香粉纸、香水纸、香皂纸等。

二、化妆品的选择与使用

化妆品对于皮肤来说，就像衣服对于人，要"量体裁衣"，需要谨慎选择、小心使用化妆品。一般来说，化妆品的选择与使用可根据皮肤类型、年龄、性别、部位、环境、季节等几方面考虑。我们重点阐述根据皮肤类型选择不同的化妆品。

（一）干性皮肤

干性皮肤缺乏油脂，易干燥，产生紧绷感、皱纹和色素，需要保湿、滋润，防止皮肤老化及色素生成。

1. 洁肤 清水洗脸即可，如需要用洁肤剂时，宜用含亲水性及亲油性物质、不含碱性物质的洁肤品。洗脸水勿烫（18～30 ℃为宜）。不要进行过度深部清洁（"去死皮"），以免损伤皮肤的功能屏障，引起皮肤敏感。

2. 爽肤 选用保湿效果好的柔肤滋润型、不含乙醇的化妆水，充分补充皮肤的水分。

3. 护肤 保湿非常重要。一般选用油包水的膏霜类护肤品。

4. 防晒 室内工作者可使用 SPF=15、PAF+～++ 的防晒霜，每 4 h 使用一次；室外工作者应选择 SPF＞15、PAF++～+++ 的防晒霜，每 2～3 h 使用一次。

5. 按摩 用热喷雾蒸面可加快面部血液循环，补充必需的水分，以面部潮红为度，每次 5～10 min。按摩介质应选择滋润度较好的霜或油。按摩时可按皮肤纹理及肌肉走向，配合穴位按摩，时间为 20～25 min。日常护理每周一次，若皮肤较干燥可每周 2 次。

6. 面膜 选用保湿效果好的面膜。敷膜时间一般为每次 15～20 min。

（二）中性皮肤

中性皮肤是最理想的皮肤。以保湿为基础，可适当去油收敛或美白。中性皮肤护理时应注意随气候变化选用不同的化妆品。

1. 洁肤　应根据气候的变化选择洁肤品，如夏季皮肤偏油时可选择泡沫型、弱碱性的洁面乳或香皂，其余季节可选择对皮肤有保湿、滋润作用的清洁剂。深层清洁可选用磨砂膏或去角质膏，3~4周一次即可。

2. 爽肤　夏季可用收敛性化妆水收紧皮肤，其余季节可用保湿性化妆水滋润皮肤。

3. 护肤　春夏季可用水包油型的较清爽的乳、露类润肤品，秋冬季则可用油包水型保湿和滋润度较好的霜类润肤品。化妆前使用温和的油性保湿剂以保持皮肤的湿润。

4. 防晒　室内工作者可使用 SPF=15、PAF+~++ 的防晒霜，每 4 h 使用一次；室外工作者应选择 SPF＞15、PAF++~+++ 的防晒霜，每 2~3 h 使用一次。

5. 按摩　气候炎热、皮脂分泌旺盛时可用冷喷雾蒸面，用水包油型的按摩乳进行按摩，补充水分为主；气候凉爽或寒冷、皮肤干燥时，可用热喷雾蒸面加速血液循环，用油包水型的按摩霜或按摩油进行按摩，充分补充皮肤的油分和水分。

6. 面膜　气候干燥时要注意保湿，若气候炎热可适当使用去油收敛的面膜。敷膜时间一般为每次 15~20 min，每周一次。

（三）油性皮肤

油性皮肤皮脂分泌多，毛孔粗大，易出现痤疮，所以保持皮肤清洁、抑制皮脂过多分泌尤为重要。油性皮肤的油分虽多，但多数缺水，因此去油的同时要注意保湿。

1. 洁肤　可选择中性、缓和的弱碱性且具有保湿作用的清洁剂，洗脸次数不可过多，过度清洁会刺激皮脂腺分泌更加旺盛，造成恶性循环。温水洗脸，35 ℃左右的水温可让皮脂溶解。深部清洁可选用磨砂膏或去角质膏，2~3周一次，注意避开正在红肿发炎的痤疮。

2. 爽肤　选用收敛性化妆水或去油抗痘爽肤水，这类化妆水能进一步清洁皮肤，使在清洁过程中扩张的毛囊口收缩，避免污垢乘虚而入。使用此类化妆水时最好用化妆棉，这样可以将皮肤上残余的油脂和污垢带走。

3. 护肤　选择具有控油保湿功能的水包油型乳液剂、凝胶等护肤品，注意不宜使用过多，以免加重油腻和毛孔堵塞。化妆前先使用控油产品，选用"无油"粉底。

4. 防晒　室内工作者可使用 SPF=15、PAF+~++ 的防晒霜，每 4 h 使用一次；室外工作者应选择 SPF＞15、PAF++~+++ 的防晒霜，每 2~3 h 使用一次。

5. 按摩　一般用冷喷雾喷面，用按摩乳或霜进行按摩，以穴位按摩为主，特别要避开红肿发炎的部位，若炎症太重则不进行按摩。按摩时间每次 10~15 min，每周 1~2 次。

6. 面膜　选择既能控油又能补水的面膜，每周 1~2 次。洗脸后使用含有收敛成分的化妆水，然后用油脂含量较少的水剂或霜剂，勿用油性化妆品。

（四）混合性皮肤

混合性皮肤兼具干性与油性皮肤的特点，其干性区与油性区化妆品的选择使用可分别参照上述。

（五）敏感性皮肤

敏感性皮肤由于对外界多种因素特别是含有香料、色素的化妆品极易产生过敏反应，更需要保养，最好选用医学护肤品。

1. 洁肤　选用温和的、弱酸性洁面乳洗脸，或直接用清水洁面，水温不可过热、过冷，一般在 30 ℃左右。

2. 爽肤：可选用含有防敏、保湿成分的化妆水增加皮肤的水分，皮肤的水合作用增强可降低皮肤敏感性。

3. 护肤　选择润肤、保湿的医学护肤品。

4. 防晒　选用防晒剂 SPF＞30、PAF++ 的防晒霜，一般每 2～4 h 使用一次。

5. 按摩　用冷喷雾喷面，用按摩乳或霜进行按摩，以穴位按摩为主，时间为 10 min 左右。若皮肤较敏感，则不进行按摩。

6. 面膜　皮肤不敏感时，可用保湿面膜。若皮肤处于敏感期，出现红斑、丘疹、水肿和瘙痒症状时，可将几层纱布或毛巾放在冷矿泉水或生理盐水里浸湿后进行湿敷，每次 20～30 min，每天 3 次以上，直至症状消失。

三、防晒霜的临床应用

紫外线可分为长波紫外线（ultraviolet A，UVA）、中波紫外线（ultraviolet B，UVB）、短波紫外线（ultraviolet C，UVC）三部分。其中 UVC 因为波长较短，在大气中就已经被臭氧层给吸收、散射掉，所以无法到达地面；UVB 的波长居三者之中，波长仅能达到肌肤的表皮；而波长较长的 UVA 会深入肌肤的深层，伤害肌肤的真皮层，从而造成肌肤老化。紫外线不但会使肌肤变黑、晒伤、长斑、产生皱纹，严重时还会导致皮肤癌等问题，尤其是激光术后患者，新生皮肤对紫外线异常敏感，所以使用防晒霜是十分有必要的。防晒霜是指添加了能阻隔或吸收紫外线的防晒剂来达到防止肌肤被晒黑、晒伤的化妆品。其作用原理是将皮肤与紫外线隔离开来。

（一）防晒霜的分类

根据防晒原理，可将防晒霜分为物理防晒霜和化学防晒霜。

1. 物理防晒霜　主要指超微粒的氧化锌、氧化钛，它涂抹到脸上后非常均匀，像一面镜子，太阳照射了之后，它就会折射过去，反射和散射紫外线，从而避免紫外线直接接触皮肤。物理防晒品的优点是可以长时间反射紫外线。

2. 化学防晒霜　是将紫外线吸收后再以一种较低的能量形态释放出来，这样也避免了紫外线的直接损伤。根据其吸收紫外光波长的不同可以分为 UVA 和 UVB 吸收剂。化学防晒剂中的防晒系数越高，其防晒的时间就会越长。防晒剂吸收紫外线时，在一定程度上来说，防晒剂也在氧化，吸收到一定的程度，防晒效果就会减弱，达不到防晒效果；而且如果长期使用，会造成皮肤的依赖性，对皮肤细胞及皮肤结构带来破坏，尤其是含铅、汞比较多的化妆品，在若干年以后可能会导致皮肤癌。

（二）防晒系数与防御指数

1. 防晒系数　防晒系数即 sun protection factor，简称 SPF，表明防晒用品所能发挥的防晒效能的高低。它是根据皮肤的最低红斑剂量来确定的。皮肤在日晒后发红，医学上称为"红斑症"，是皮肤对日晒做出的最轻微的反应。最低红斑剂量是皮肤出现红斑的最短日晒时间。使用防晒用品后，皮肤的最低红斑剂量会增长。防晒用品的防晒系数 SPF 为：SPF= 最低红斑剂量（用防晒用品后）/ 最低红斑剂量（用防晒用品前）。

2. 防御指数

（1）PA（protection of UVA）值是表示防晒霜阻挡阳光中 UVA 的指数。PA 是 1996 年日本化妆品工业联合会公布的"UVA 防止效果测定法标准"，它的程度是以 +、++、+++ 三种强度来标示。"+"号越多，防止 UVA 的效果就越好。PA+ 表示可以延缓肌肤晒黑时间 2 ~ 4 倍，PA++ 表示可以延缓 4 ~ 8 倍的时间，PA+++ 表示可以延缓 8 倍以上。PA 的防御效果被区分为三级，即 PA+、PA++、PA+++。PA+ 表示有效，PA++ 表示相当有效，PA+++ 表示非常有效。

（2）PPD（persistent pigment darkening）是美国食品药品管理局使用的 UVA 防御指数，也称为持续性色素沉淀指数，是在紫外线照射 2 h 后所测出的色素稳定指数，用数字标示防晒效果。2 ~ 4 等同 1 个 +，4 ~ 6 等同 2 个 +，6 ~ 8 等同 3 个 +。PPD 是欧美系统采用的，指延长皮肤被 UVA 晒黑时间的倍数，代表长时性的晒黑，在照射 UVA 2 h 后，皮肤仍然持续存在的晒黑。PPD 是最符合防止黑斑产生的保护系数。

一般来说，人体肌肤需要防护的紫外线为 UVA 和 UVB。防护 UVA 的防晒指数以 PA 或者 PPD 表示，防护 UVB 的防晒系数以 SPF 表示。简单说来，吸收紫外线的制剂分为防晒伤与防晒黑两种，SPF 值代表防晒伤指数，抵抗 UVB；PA 值代表防晒黑指数，抵抗 UVA。

（三）防晒霜临床应用注意事项

1. 根据皮肤科专家的研究，最适当的 SPF 值是介于 15 ~ 30 即可。SPF 虽然是防晒的重要指标，但并不表示 SPF 值越高，保护力就越强。例如，SPF15 有 93% 的保护能力，而 SPF34 却只有 79% 的保护能力。SPF 值越大，其通透性越差，会妨碍皮肤的正常分泌与呼吸。

2. 由于 SPF 值过高的产品相对而言质地也会比较油腻、厚重，容易阻塞毛孔，甚至滋生暗疮和粉刺；且一些属于化学性防晒的高系数防晒品，在长波紫外线的照射下，吸收热能后，多半会转换成其他物质，导致肌肤出现过敏的现象。所以使用防晒霜时，除了防晒系数之外，还要考虑其产品成分，避免使用劣质化妆品。若含汞、铅严重超标，长时间使用会造成化妆品中毒，形成黑斑。

3. 根据所处场合选择具有不同 SPF 值的防晒霜。所选用的防晒霜不仅要有防中波紫外线 UVB（晒黑、晒伤皮肤）的功能，也要有防长波紫外线 UVA（使皮肤衰老、长皱纹）

的功能。

4.为避免激光治疗后出现色素沉着，外出一定要注意防晒。由于隔离成分必须渗透至角质表层后，才能发挥长时间的吸收隔离效果，所以应在出门前 20～30 min 涂抹，回家后及时清洗掉防晒霜。

5.防晒霜的使用方法

（1）按照洁面－爽肤水－眼霜/精华－乳液/霜－防晒，后面再用粉底化妆等步骤。

（2）额头使用防晒霜要从中间向两边抹开，抹均匀，不要打圈，因为防晒霜不是保养品，不需要揉进皮肤里让它吸收。脸部是轻轻地自上而下地擦，不要从下往上或者打圈擦。

（3）防晒霜使用需达到一定厚度才有效果。太薄达不到应有的效果，太厚又会给皮肤造成负担。一般涂抹量为 2 mg/cm²。一双手臂一次应涂抹 2～2.5 g，面部一次应该涂抹 1～1.5 g。

（4）眼部和暴露的颈部也应使用防晒霜。因眼部很脆弱，很容易被紫外线伤害。防晒的最大目的不是防止被晒黑，而是防止光老化。

（5）室内工作者：防晒霜选择 SPF=15、PA +～++，每 4 h 使用一次；室外工作者：防晒霜选择 SPF＞15、PA++～+++，每 2～3 h 使用一次。

6.及时进行晒后修复。晒黑是一种烫伤状态，对于已经暴晒过的皮肤，要及时做晒后修复。可用冷水或冰水冷敷，或用超声波冷喷 20 min，以降低黑色素与自由基的活性，并补充水分，最大限度地减轻紫外线的伤害。也可使用含芦荟、薄荷等成分的晒后修复产品进行修复。

四、化妆品皮炎的护理

化妆品皮炎是皮肤美容常见病、多发病。随着美容产品的广泛使用，出现化妆品过敏的人群也越来越多，严重影响患者的身心健康和生活质量。

（一）临床表现

皮损局限于接触部位，界限清楚，自觉有不同程度的瘙痒、灼热或疼痛。皮肤出现红斑、丘疹、水肿、破溃，严重者可有糜烂、渗液及结痂。

（二）治疗原则

询问病因，停用所有化妆品；以局部治疗为主，必要时口服抗过敏药物。

（三）护理

1.皮肤护理

（1）停用一切化妆品，清洗皮肤表面残留的化妆品。

（2）根据不同类型皮炎，分别给予镇静、止痒、消炎等药物冷喷治疗，每日 2～3 次，每次 10 min。

（3）冷却完毕，使用消炎面膜外敷。

（4）可选用脱敏、消炎、收敛等霜剂。

（5）皮炎症状消退后，应用保湿修复类产品进行护理。

2.健康指导

（1）对症护理：告知患者治疗期间避免刺激皮肤，如热水烫洗、肥皂水擦洗、外擦刺激性强的药物、搔抓皮肤等。洁面不宜过勤，一般每天一次即可，使用温和的清水即可。后期保持皮肤干燥，使用防敏型护肤霜。

（2）色素护理：防晒是最有效的措施，治疗期间减少外出。

（3）饮食指导：治疗和康复期间，禁食辛辣刺激性食物。

（王聪敏　张　华）

五、医学功效护肤品的临床应用及护理

（一）医学功效护肤品的概述

20世纪60年代，法国学者首先提出了"医学功效护肤品"（product dermo-cosmetic）的概念，但缺少统一的认识和标准。有些学者将这类产品称为"药物化妆品"，可是由于药物的界定和使用有严格的规范标准，而护肤品缺少这样的特点，因此这样的命名似有不妥之处，然而化妆品进入临床使用后，对皮肤病的辅助治疗起到了重要作用是不争的事实。20世纪70年代，美国皮肤科专家Albert Kligman提出，医学功效护肤品的概念源自化妆品与药物的结合，也可称为药用化妆品及功效性化妆品。国内部分从事化妆品临床研究的医生也认为，医学功效护肤品是一类介于化妆品和药物之间的产品，其主要功效是辅助临床治疗。

（二）医学功效护肤品在皮肤病治疗中的作用机制

1.清洁、软化角质　清洁剂一般无皂基，性质温和，对皮肤刺激小，除含有表面活性剂等清洁成分外，有一些抗敏成分，在达到清洁、软化角质的同时，还可舒缓皮肤敏感。

2.保湿、润肤/恢复皮肤屏障　在普通保湿剂的基础上，添加一些皮肤屏障修复成分，如青刺果油、透明质酸等，达到恢复皮肤屏障的作用。

3.抗炎、抗敏　将某些具有抗敏、抗炎作用的活性成分添加到普通保湿剂中，构成抗敏保湿剂，可缓解皮肤刺激反应。根据剂型不同，分为抗敏保湿水、抗敏保湿乳、抗敏保湿霜、面贴膜等。

4.控油清痘　含有能充分清洁皮肤表面过多皮脂的表面活性剂、抑制皮脂分泌的南瓜子油、锌剂等活性成分及使蛋白质变性的水杨酸等，具有角质溶解作用，达到控油、消除痤疮皮损的功效。

5.美白祛斑　主要含有干扰或抑制黑色素合成、转运等活性成分，如β-熊果苷、维生素 C 及其衍生物、曲酸等，以抑制或减轻色素沉着。

6.抗皱　主要含有：① 细胞生长调节剂，如细胞生长因子、果酸等；②抗氧化成分，如超氧化物歧化酶、辅酶 Q10 等，可减少皱纹，延缓皮肤老化。

7.防晒　防晒成分与一般防晒剂相同，只是不含有香料、色素、致敏防腐剂，因此安全性更高，包括儿童在内的任何皮肤都可使用该类防晒剂。

（三）医学功效护肤品的使用及护理

具有医学功效的护肤品作为皮肤病的辅助治疗，其应用范围已经非常广泛，如湿疹、痤疮、脂溢性皮炎、过敏性皮炎、光化性皮肤病、瘙痒症、干燥性唇炎等皮肤病在接受药物治疗的同时，都可以配合医学功效护肤品作为日常护理，使治疗效果更好，并且预防复发。在欧美及国内，医学功效护肤品的辅助治疗作用已经得到临床验证。针对不同的皮肤类型可选择不同的护肤方案。

1.干性皮肤　正常角质层中的脂质、天然保湿因子使角质层保持一定的含水量，稳定的水合状态是维持角质层正常生理功能的必需条件。如果角质形成细胞中天然保湿因子及皮脂分泌减少，角质层含水量低于 10%，pH>6.5，皮肤干燥、脱屑，称干性皮肤。在干性皮肤的基础上，易出现干燥性皮炎、湿疹、色素沉着性皮肤病、皮肤老化等皮肤问题。

医学功效护肤品中的保湿剂可补充皮肤脂质及水分，恢复皮肤屏障功能，有效纠正皮肤干燥状况，同时含有抗敏活性成分，可辅助治疗及预防干燥性皮炎、湿疹以及其他干燥性皮肤病。干性皮肤宜选用性质温和的清洁乳，清洁次数不宜频繁，一般 1 次 / 天；而后可使用抗敏保湿水，1 ~ 2 次 / 天，补充角质层水分，平衡皮肤 pH，禁用含控油成分的爽肤水；使用抗敏保湿乳或抗敏保湿霜非常必要，春、秋、冬季 2 次 / 天，夏季 1 次 / 天，可有效治疗及预防皮炎、湿疹的发生；宜选用物理防晒剂。

2.油性皮肤　角质层中含有正常的脂质，能使皮肤保持柔润，阻止皮肤水分过度流失，但脂质分泌过多，形成油性皮肤，表现为：皮肤油脂多、油腻，毛孔粗大，角质层厚，水油不平衡，水分相对不足。

油性皮肤的清洁很重要，可选用泡沫剂、凝胶剂清洁皮肤，2 次 / 天。有人认为油性皮肤是由于皮脂分泌旺盛所致，与皮肤缺水无关。其实，油性皮肤的水油是不平衡的，皮肤正常生理功能不健全，经表皮水流失增加，同时，由于有些人过度清洁皮肤，也会造成皮肤缺水。因此，油性皮肤也要保湿，可在清洁皮肤后，外用控油保湿水，达到控油、保湿、调节皮肤水油平衡的目的。可选用化学防晒剂或物理化学混合防晒剂。

3.敏感性皮肤　敏感性皮肤分为生理性及继发性。生理性皮肤敏感是指患者对普通化妆品不耐受，皮肤在受到冷、热刺激后，容易干燥、脱屑、瘙痒、有紧绷感。继发性皮肤敏感是由于某些皮肤病，如激素依赖性皮炎、化妆品皮炎、换肤综合征或激光美容术后等引起的皮肤敏感。敏感性皮肤发生的基础都是角质层细胞间质主要成分——神经酰胺减少，皮肤屏障功能受损，应首先恢复皮肤屏障，使用具有抗敏保湿作用的医学功效护肤品。

4. 皮肤外科及激光术后的皮肤护理　激光治疗一般不会导致皮肤过度敏感。任何激光治疗都要遵守疗程和医嘱，在疗程内的治疗不会导致角质层变薄而致使皮肤敏感，过度治疗则导致皮肤敏感的概率增大。但激光术后的皮肤屏障功能会受到不同程度的破坏，如何促进皮肤的再生和修复很重要。激光术后，医生会嘱咐患者应用一些医学修护类产品以缩短激光术后恢复期，促进术后最佳修复。

激光美容术后初期，局部皮肤可能出现不同程度的红斑、肿胀、出血和渗出等，部分患者愈后可能出现结痂、色素沉着或者色素减退等现象。具有医学功效的护肤品在皮肤外科及激光手术后的正确选用非常重要，它能一定程度上维护并增强手术效果，提高患者的舒适感和对手术的接受度。

对于皮肤外科及激光治疗后有创面者，首先要尽早应用一些促进创面愈合的功效性护肤品，如含有表皮生长因子、胶原蛋白类等成分的无菌性护肤品，以尽快恢复皮肤的屏障功能，减少感染的发生。对于无创性治疗，皮肤有可能出现轻微刺痛、红斑和肿胀等不耐受反应，经皮失水率增加、含水量下降引起皮肤干燥，所以应选择温和、安全的皮肤清洁产品以及具有保湿功效的产品，避免使用具有角质剥脱作用的清洁剂，以减少对皮肤的刺激。一般在清洁皮肤之后，可外用舒缓喷雾液及具有修护功效的保湿霜，以改善皮肤的干燥症状，促进皮肤角质层的水合作用，保持皮肤完整性。

激光术后要暂停使用含有果酸、水杨酸、高浓度左旋维生素 C 及维生素 A 等成分的产品，因为在接受阳光照射后，会加重原有皮肤损伤。另外，具有促进皮肤新陈代谢及促进血液循环等功效的护肤品也应暂停使用，以避免皮肤出现红斑、肿胀。建议使用较冷的水洗脸，对于磨削术后的皮肤可暂不洗脸，使用舒缓活泉喷雾即可。

激光术后皮肤屏障功能的破坏和新生皮肤对于光的敏感性都使得防晒显得尤为重要，根据皮肤术后特点，应选择安全性高且防晒效果好的产品。物理防晒剂通过散射或反射紫外线而防晒，对皮肤刺激性较小、安全性高、不易过敏，但使用起来感觉厚重、手感不好。化学防晒剂通过吸收紫外线防晒，其质地薄透、无色，不会干扰化妆效果或者原来的肤色，使用起来比较清爽、薄透，但常有刺激性，容易引起皮肤敏感。物理防晒剂和化学防晒剂各有利弊，而对于激光术后的皮肤，尽量选用物理防晒剂以减少刺激反应。

（四）护肤品中具有医学功效的成分举例

1. 表皮生长因子　表皮生长因子（EGF）是一种由 53 个氨基酸构成的活性多肽，它的主要生理活性是诱导细胞（尤其是表皮基底层细胞）增殖、分裂分化，促进其生长。EGF 通过与细胞膜上的受体结合，激活受体，加速皮肤新生细胞替代衰老细胞的进程，使皮肤细胞年轻化。

2. 水通道蛋白与复方红参肽　水通道蛋白（aquaporin，AQP）是寄居在细胞膜的一组蛋白，可控制水分子进出于细胞的离子通道。水电泳技术是在不破坏表皮的情况下，将适当的瞬态脉冲电压加在人体皮肤表面，使细胞膜的脂质双分子层形成暂时的、可逆的亲水性通道，从而增加细胞膜的渗透性。目前临床应用的活性修复成分中的代表产品有复方红参肽原液含有红参肽、透明质酸等物质，通过电离子导渗方法将有效成分直接导渗注入皮肤真皮层，起到补水、抗衰老作用。

3.透明质酸 透明质酸（hyaluronan，HA）具有保水、润滑等重要的生理功能，同时细胞表面结合的 HA 可及时将外界生长信号传递到细胞内，促进组织的增生、重建与修复，促进细胞外基质（ECM）的功能恢复，使皮肤弹性、饱满度得以恢复。

4.果酸 果酸临床主要应用于：①治疗痤疮（包括丘疹、脓疱和粉刺）；②改善痤疮瘢痕和其他浅表性瘢痕；③淡化色斑、炎症后色素沉着等；④改善肤色不均匀，提亮肤色，消除肤色暗沉；⑤改善各种皮肤光老化症状如皱纹、肤质粗糙、毛孔粗大等，整体改善肤质；⑥辅助治疗皮肤疾病如皮肤角化异常、痤疮、皮肤异常干燥等。近年来，果酸与其他非侵入式治疗的联合应用受到了大家的关注，例如强脉冲光、点阵激光和皮肤磨削术等，但其安全性和有效性尚待进一步的临床验证。

5.胶原蛋白与重组人胶原蛋白 胶原蛋白多应用于痤疮、激光术后修复和早期表浅性瘢痕的治疗等，主要针对浅表伤口的修复，发挥天然胶原促进组织生长愈合，以及滋养、保水、减轻黑色素沉积和减少瘢痕的辅助效果。重组类人胶原蛋白具有调节强脉冲光和点阵铒激光术后皮肤水油平衡和改善肤质的修复作用。

（杨蓉娅　王聪敏）

第二节　皮肤性质测试及护理

皮肤性质检测技术是应用生物物理学、光学、电子学、信息技术和计算机科学等其他学科的理论和技术，检测评价皮肤生理学和病理学特征的一门技术。VISIA 皮肤检测仪是对皮肤的病理学特征进行定量分析的仪器，其运用先进的光学成像，即时测出和分析表皮的斑点、毛孔、皱纹和皮肤纹理，以及由于紫外线照射而产生的卟啉（油脂）、褐色斑、红斑等（图 9-2-1、9-2-2）。本节重点介绍 VISIA 皮肤检测仪的操作方法及护理。

一、操作目的

通过 VISIA 皮肤检测仪可以检测皮肤表面的问题，如皮肤角质层的含水量、皮肤表面的油脂含量、皮肤表面的色素含量、皮肤表面 pH、皮肤毛孔、纹理、皱纹等；还可以检测隐藏在皮肤基底层的问题，如皮下血管和色素性病变、皮肤弹性评价等。

二、操作方法

1.皮肤清洁。用洁面乳或清水彻底清洁皮肤。用毛巾包裹头部，多余的头发全部塞进毛巾。

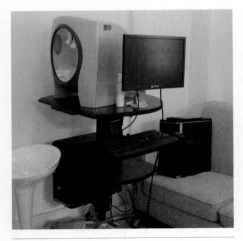

图 9-2-1　VISIA 皮肤检测仪

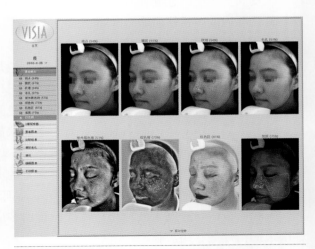

图 9-2-2　VISIA 分析图像

2.接通电源，打开仪器。

3.计算机上填写患者信息，包括姓名、性别、治疗项目、年龄、皮肤类型、皮肤是否清洁等，便于记录及下次拍摄时调出信息。患者坐好面对仪器，将头部放于拍摄的托架内，嘱患者闭上眼睛，开始拍摄。拍摄时按面部左侧、中部、右侧进行。拍摄不同部位时，面部托架也随之进行旋转。

4.拍摄后保存分析图像，并打印分析结果。

5.向患者介绍图像分析结果，根据分析结果告知患者日常皮肤护理中应注意的问题。

三、护理

1.获取影像时，每次拍摄前应拉上窗帘遮挡光线，保持室内光线一致，避免因周围光源产生的失真现象，导致出现误差。

2.按动拍摄键时，获取影像的时间可持续几秒，因此嘱患者在这期间内勿移动，保持正确的拍摄姿势。如果拍摄时移动，就会出现影像发虚的现象，无法得出正确的数据分析。

3.每次拍摄影像时，下巴和前额放置在托架上的位置要一致，影像和上次的位置要尽量重叠，避免误差的发生。

4.拍摄时避免在发际线的边缘处留有头发，应将头发全部包裹在毛巾内，否则仪器分析时会将毛发一同认定，导致结果出现偏差。

5.开机时，先打开仪器的小室灯，再打开电脑主机。关机时，先关闭电脑，再关小室灯。否则拍摄时仪器容易出现故障。

6.每拍摄完一个患者，用乙醇棉片擦拭仪器额头、下巴等接触患者皮肤的地方。

7.经常用干净柔软的抹布擦拭小室灯的光源处，避免灰尘影响分析结果。

（王聪敏　姚美华）

第三节　针清术及护理

痤疮俗称"粉刺"，是一种以黑头粉刺、丘疹、脓疱、囊肿和结节为特征的常见皮肤病。青壮年多见，好发于颜面、胸背部，常因治疗和预防不当而形成囊肿、瘢痕，属于严重的损容性皮肤病。临床中常采用美容针针清技术辅助治疗痤疮，操作简便，引起炎症反应轻微、疼痛轻、创面愈合快，患者易接受，疗效明显。

一、操作目的

通过实施美容针针清技术能明显改善患者的黑头粉刺、丘疹、脓疱等症状，促进皮损早日消退，提高皮损修复能力，减轻痤疮瘢痕的产生。

二、操作方法

1.患者仰卧位，用消毒毛巾包头，用控油洗面奶清洁面部皮肤，去掉皮肤表面灰尘及过多油脂。

2.用离子紫外线喷雾机热喷 15 min，喷口距面部 20～30 cm，使面部的皮肤变软，毛囊皮脂腺口开放。

3.操作者用 75% 乙醇棉签擦拭局部皮损 3 遍，戴无菌手套，坐于患者头侧，开始实施治疗。

4.操作者用左手示指、中指或拇指绷紧需治疗部位的皮肤，右手用消毒好的暗疮针（图 9-3-1）与皮损部皮肤平面呈 30° 角，从皮损最薄处小心刺入患处（暗疮、粉刺、青春痘等部位）。

5.再用另一端圆圈部分轻轻按下患处，保证患处在圆圈之内。以暗疮针环套粉刺基底并朝针刺方向挤压，排出皮脂栓及脓性分泌物，再用无菌乙醇棉签轻轻擦拭脓液。

6.顺势小心地移动暗疮针，暗疮、粉刺、青春痘将随之而出。每使用一次，暗疮针要用爽肤水清洁，使肌肤更加清爽干净、细腻柔滑。

7.用暗疮针分批将黑头粉刺以及毛囊内的皮脂分泌物逐个清除，或将脓肿的底部囊壁刺破，将脓液排出，以达到毛孔排泄通畅（图 9-3-2）。

8.最后用消毒脱脂棉擦拭干净，硫酸庆大霉素注射液擦拭创面，外涂红霉素软膏，

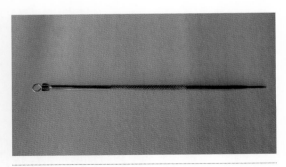

图 9-3-1　暗疮针

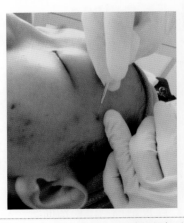

图 9-3-2　暗疮针针头刺破囊壁

再用冷敷膜敷于面部。每周 1 次，6 次为一疗程。

三、护理

1. 针刺前必须清洁面部，先将毛孔扩开，然后清除表面油脂。护士操作时动作要轻柔，避免针头损伤面部皮肤和血管。

2. 挑治过程中，注意观察患者的反应。如患者出现不适，应立即停止操作，报告医生。

3. 暗疮针必须事先加热消毒，放在 100 ℃沸水中约 5 min，取出后再放入乙醇盒中消毒。

4. 患处充分消毒，防止继发感染。

5. 挑治方向必须顺皮纹，以减少瘢痕的发生。

6. 将脓液挤出之后，应停止继续挤压。避免过度挤压，减少炎症扩散。

7. 瘢痕体质、孕妇患者禁用。晕针、体虚患者慎用。

（李　娜）

第四节　超声波补水及护理

超声波是一种频率超过 16 000 Hz 且不会引起正常人听觉的机械振动波。其频率高、方向性好、穿透力强、张力大，比一般声波能产生更强大的能量。当其传播到皮肤时，能产生强烈的振动，并产生定向力和热能，可促进细胞新陈代谢，改善血液循环，提高药物及护肤品的弥散作用和组织渗透性，从而达到美容治疗作用。

一、操作目的

1. 主要用于黄褐斑、色素沉着、皮肤补水、抗老化等皮肤美容治疗。
2. 能增加皮肤对水分及营养物质的吸收，操作简单，效果良好。

二、操作方法

1. 皮肤清洁。用洁面乳或清水彻底清洁皮肤。
2. 留取照片。嘱患者休息约 5 min 后对治疗部位拍照存档。
3. 协助患者取舒适体位，充分暴露治疗部位。
4. 连接电源，用乙醇棉片将治疗头擦拭消毒，待干后备用。
5. 根据皮肤性质将药物或保湿补水产品涂抹于面部皮肤。
6. 打开超声波补水仪，根据皮肤状态选择合适的波形进行治疗。
7. 面部补水时，右手持超声波补水治疗头按照从下颌至耳下、嘴角至耳中、人中至耳上、鼻翼过下眼睑至太阳穴、额头至发际线，按顺序做提拉或打圈按摩。右手导入力量均匀，上提动作可加重力度，下滑动作以安抚为主。左手可大面积跟随探头移动，做辅助上推动作。导入时间一般为 15 min（图 9-4-1）。
8. 操作完毕，观察皮肤反应并做好记录和拍照。治疗部位涂抹护肤品，并告知患者治疗后的注意事项。

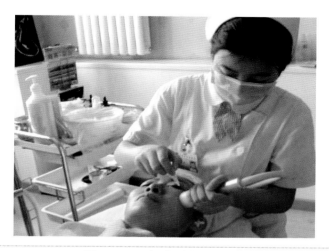

图 9-4-1　超声波补水治疗

三、护理

1. 操作时手法力度应均匀、适中。手法应从下往上做提拉动作，下滑动作应以安抚带过。

2. 药物导入治疗时，应注意所用药物的适用范围，以免引起不良反应。

3. 仪器调节功率要适宜，过大宜出现皮肤红肿。

4. 选择波形时，连续波要连续发射，强度不变，声波均匀，热效应明显，适用于耐受性较强的皮肤。脉冲波间断发射，每个脉冲持续时间短，热效应较小，适用于眼周皮肤或敏感性皮肤。

5. 治疗头不可长时间空载，离开皮肤时应先按仪器暂停键，否则容易损坏治疗头。

6. 操作时，治疗头方向不要垂直对着眼睛，以免造成伤害。

7. 告知患者做好日常皮肤防护，外出注意防晒。

（姚美华）

第五节　面部皮肤清洁及护理

皮肤清洁技术是用皮肤清洁剂或仪器将皮肤表面的油脂、灰尘、污垢、细菌及老化的角质细胞去除，促进皮肤新陈代谢，以增加皮肤对护肤品及药物的吸收。面部皮肤清洁包括表皮清洁和深层清洁。表皮清洁即清除皮肤表面的灰尘、污垢。深层清洁是用物理方法或化学方法使角质层细胞软化、去除。可见，皮肤清洁是面部皮肤护理非常重要的一步。另外，仪器清洁也是一种皮肤清洁技术，在这里不作介绍了。

一、操作目的

1. 改善皮肤肤质、肤色、延缓衰老，保持皮肤健康状态。

2. 通过皮肤清洁，可以保持汗腺和皮质腺分泌通畅，促进皮肤新陈代谢，增加皮肤对营养物质的吸收。

二、操作方法

1. 留取照片并存档。

2. 协助患者取舒适体位，用毛巾包裹头部。

3. 卸妆。彩妆附着于患者皮肤表面的能力强，不易脱落，且大多含油性成分，必须用专用的卸妆液来清除。卸妆时先从眼部、眉毛、唇部开始，然后是其他部位。

4. 表皮清洁。根据皮肤性质选择适合的洁面产品涂于面部，用手指打圈按摩后再清洗干净。

5. 深层清洁。根据皮肤性质选择是否需要去角质，再选择物理或化学成分的产品进行治疗。

6. 清水清洗完毕后，用面巾纸擦干。

三、护理

1. 清洁眼线或睫毛膏时，先将棉片蘸水挤干后，嘱患者闭上眼睛放于睫毛下，然后用棉签蘸取卸妆液开始清洁，防止进入眼睛。

2. 面部涂抹洁面产品打圈按摩时，手法一定是向外斜上方由内而外轻柔提拉，切忌向下方用力。在清洁时不要使用指尖，要运用指腹的力量。为敏感肌肤护理时，手法一定要轻柔。

3. 清除洁面产品时，顺序是先眼部、后其他部位。洁面产品一定要清除干净，切勿残留在面部，尤其注意鼻孔、耳边、发际线、下颏等部位。洁面产品在面部的停留时间一般不超过 2 min。

4. 做深层清洁时，要注意"T 形区"部位，因为此部位是脸部皮脂分泌最旺盛的地方，也是老化细胞最容易堆积的地方。深层清洁的次数不宜过频，否则会降低皮肤的屏障作用，使皮肤变得敏感、弹性下降以及容易产生皱纹和色素沉着。治疗间隔时间可根据季节、气候、皮肤状态而定。耐受性差的皮肤则不宜进行深层清洁。

5. 水温的控制。合适的洁面水温应该控制在 37 ℃左右。温水对皮肤有镇静作用，且便于洗净灰尘、污垢等。水温过低，则不利于清洁皮肤表面的污垢，特别不适合油性皮肤及带妆皮肤的清洁。水温过热则会使皮肤血管过度扩张、皮肤脱脂，特别不适合敏感性肌肤的清洁。

6. 洁面产品的选择。选择时应考虑皮肤的性质。干性或中性皮肤在选择洁面产品时，应选择乳液状洁面乳，因为其性质温和，对皮肤刺激性小，清洁皮肤的同时还可以滋润皮肤；而油性或混合性的皮肤则应该选择控油、清洁力度较强的泡沫洁面乳；敏感性皮肤应选择性质温和、成分简单、抗过敏的洁面乳。

7. 皮肤清洁后嘱患者注意防晒。紫外线照射可使机体产生过量的氧自由基，使细胞损伤、变性，皮肤出现皱纹和松弛。因此，防晒对防止皮肤发生色素沉着、光老化具有重要的意义。

8. 皮肤角质层越薄，吸收能力越强；而角质层过厚不仅会影响皮肤的吸收能力，还会降低皮肤的光泽度。嘱患者日常饮食应注意营养成分多样、均衡和适量，避免偏食，以增进皮肤的光泽和弹性，有助于预防皮肤衰老。油性皮肤者应少食高热量、高脂肪和辛辣刺激性的食物。

9. 对于敏感性皮肤或有面部皮肤疾患的人群，选择洁面产品时要慎重。

10.告诫患者注意化妆品的选择，许多皮肤问题是因为使用劣质化妆品造成的。

11.面部皮肤破损或存在感染病灶者禁止做皮肤清洁。

（姚美华）

第六节　超分子气泡水氧洁肤治疗及护理

气泡氧洁肤仪利用真空负压技术，将大分子水团打碎成含氧丰富的超分子气泡水。将 $0.2 \sim 5 \mu m$ 的超分子气泡水直接打入 $20 \sim 50 \mu m$ 的毛孔，在毛孔爆破后，产生的负氧离子能有效杀菌、剥离毛化角质及污垢、清除毛囊深处垃圾油脂或黑头、深层补水或直接导入营养精华液。传统的气泡水因分子量过大，仅能实现皮肤表面、蔬菜水果表面的杀菌和清洁，而超分子气泡水可达到深层皮肤清洁。洁肤是皮肤治疗"前处理"的核心步骤，若不彻底常常会影响激光医生、注射医生的治疗。

一、操作目的

1.适用于所有人群，对脂溢性皮炎也有一定的治疗和清洁作用。

2.不仅使面部皮肤高度清洁，还可使头皮清洁，对重度痤疮患者也可自行添加甲硝唑等药品使用。

3.可以起到深层补水、缩小毛孔，治疗痤疮、粉刺，提高产品吸收率，淡化皱纹、提升皮肤，美白、淡化色素沉着等作用。

二、操作方法

（一）洁肤

1.清水清洗皮肤。

2.留取照片并存档。

3.协助患者取舒适体位，充分暴露治疗部位。

4.连接电源，更换治疗头，根据皮肤性质调节吸力。

5.面部清洁时，右手持治疗头，使吸头完全贴紧皮肤进行操作。面部朝向侧面，按照从颈部–下巴–面颊–额头–鼻子依次进行操作，操作中根据部位调节吸力大小。左手可跟随治疗头移动，做辅助动作（图 9-6-1、9-6-2）。

（二）导入药液、透明质酸及辅助导入产品

将水晶头安放于左侧，导入的操作方法同"洁肤"，时间为 $3 \sim 5$ min。

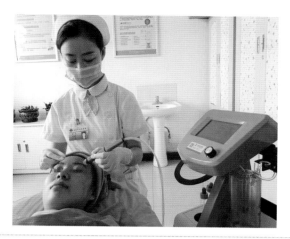

图 9-6-1 气泡水氧洁肤治疗

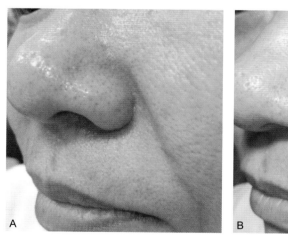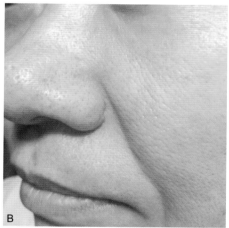

图 9-6-2 A. 洁肤前；B. 洁肤后

1. 导入治疗的药液

（1）主要成分：左旋维生素 C、水解珍珠液、丹参精华、甘草酸二甲。

（2）产品功效：多种生物活性因子和植物萃取精华协同作用，快速渗透肌肤深层。活化肌肤细胞，加速肌肤微循环，促进表皮新陈代谢，还原美白肤色，同时对干燥、敏感、发炎肌肤有免疫与治疗作用。

2. 导入透明质酸

（1）具有补水、锁水作用，适用于各种皮肤。

（2）产品功效：超小分子、高生物活性透明质酸能快速渗入真皮层，像"海绵"一样提供"水环境"和"水通道"，强化细胞间营养物质的传递。使细胞再生，促进表皮新陈代谢、淡化色斑、防止皱纹，使皮肤光滑细致，赋予皮肤弹性张力。

3. 辅助导入产品

（1）导入棒导入精华液、乳液等：帮助皮肤吸收，适用于任何肌肤。

（2）产品功效：美白、保湿、抗老化、收缩毛孔、促进产品吸收。

三、护理

1. 操作完毕，观察患者皮肤反应并做好记录和拍照。

2. 皮肤短暂的微红现象是因为操作时带给皮肤的轻微刺激所致，属正常现象，10～30 min 内会恢复正常状态。

3. 真空负压方式的吸头要完全贴紧皮肤进行操作。若贴敷不紧密，会导致超微气泡水喷出和吸入量不稳定。

4. 治疗后涂抹护肤品。

5. 对有创面及痂皮部位需避开治疗。

6. 对面部"T形区"易出油的患者可重复多次。

7. 治疗后注意防晒。

（安俞熙　陈飞跃）

第七节　红参肽的修复治疗及护理

红参肽具有抗衰老、提高免疫力、促进皮肤毛细血管循环、增强营养成分的吸收与运送、增强皮肤抵抗力的作用。临床中主要用于激光术后肌肤失水、退红问题，也可以用于敏感肌肤的修复。敏感肌肤是指皮肤处于高度敏感的状态，感受力强、抵抗力弱，受到刺激后会产生明显反应。其发病可能与物理、化学、心理、医源性、内分泌紊乱等因素有关，皮肤表现为红斑、局部毛细血管扩张，出现刺痛、烧灼、紧绷、瘙痒、潮红等症状。本节主要讲解红参肽对敏感肌肤的修复治疗和护理。

一、操作目的

减少外界物理、化学等的刺激，促进皮肤屏障功能的修复，减轻炎症反应。

二、操作方法

1. 清洁皮肤。用洁面乳或清水彻底清洁皮肤。

2. 留取照片并存档。

3. 协助患者取舒适体位，充分暴露治疗部位。

4. 连接电源，用乙醇棉片将治疗头擦拭消毒，待干备用。

5. 根据皮肤状态选择合适的参数进行治疗。

6. 将红参肽电离子引导液涂抹于面部，右手持远红外智能激活头按照从下颌至耳下、嘴角至耳中、人中至耳上、鼻翼过下眼睑至太阳穴、额头至发际线的顺序，力量均匀，做提拉或打圈按摩动作，上提动作可加重力度，下滑动作以安抚为主。左手可跟随治疗头移动，做辅助动作。时间为 1 ~ 2 min。

7. 重新设置仪器参数。更换营养智能电离导渗头，导入红参肽 3D 提拉平皱精华，操作者手握电离子能量平衡棒，形成生物电流，操作顺序同上，时间为 5 ~ 6 min（图 9-7-1 ）。

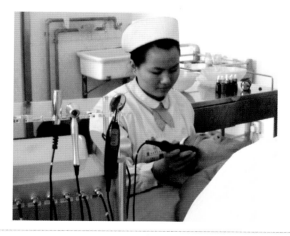

图 9-7-1　红参肽导入治疗

8. 参数设置与上一步相同，加强眼周和口周的治疗，时间为 5 ~ 6 min。

9. 给予红参肽悦颜舒缓冰膜敷面部 20 min。

10. 重新设置仪器参数。更换营养冰疗镇静头导入红参肽保湿修护精华乳，操作顺序同上，时间一般为 5 ~ 6 min（图 9-7-2 ）。

三、护理

1. 操作前先评估患者的皮肤状况，并向患者介绍清洁的目的、方法及意义，使其积极配合。

2. 操作者和患者不可佩戴金属类饰品，以免影响治疗效果。

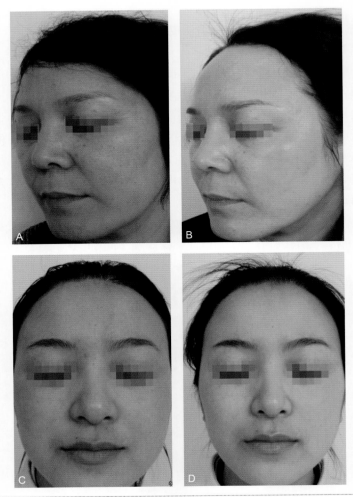

图 9-7-2   A.C. 治疗前；B.D. 治疗后

3. 操作时手法力度应均匀、适中，以患者舒适为主。

4. 治疗头方向不要垂直对着眼睛，以免造成伤害。

5. 操作中根据患者皮肤耐受程度调节电极大小，一般为 3～4 级。

6. 治疗后告知患者做好日常皮肤防护，注意防晒。

（陈飞跃　吴英英）

第八节　果酸换肤术及护理

换肤术是将化学药液涂在皮肤表面，针对皮肤问题，通过化学药液破坏一定深度的皮肤，让相应层次皮肤组织重新修复，以达到调整肤质、肤色的一种医学美容技术。目前临床上应用最广泛的换肤液是果酸。果酸是一系列 α 位有羟基的羧酸换肤液的统称。果酸具有强渗透性，能透过角质层到达皮肤更深处，调整角质的功能，剥脱老化角质，降低角质和表皮之间的粘连性，促进细胞剥脱及细胞更替，同时可刺激真皮胶原合成，解决表皮和部分真皮病变问题，从而达到治疗目的。

一、操作目的

1. 治疗痤疮、黄褐斑、皮肤光老化，对各种类型鱼鳞病和毛发苔藓等疾病有很好的疗效。根据其具有减轻角质层粘连性的特点，还可辅助治疗银屑病、甲真菌病，加快治疗银屑病及抗真菌药的疗效、缩短治愈时间。

2. 果酸换肤不仅是换肤美容方法之一，而且在治疗皮肤科疾病中有广泛应用。

二、操作方法

1. 清洁治疗区。用洁面乳彻底清洁治疗部位皮肤。

2. 留取照片。嘱患者休息约 5 min 后对治疗部位拍照存档。

3. 更换一次性床单，协助患者取利于治疗的舒适体位，并充分暴露治疗区。如治疗面部应用毛巾将头部包裹，注意将耳朵包裹在毛巾内，前胸铺一块毛巾以保护颈部皮肤。

4. 操作者戴橡胶手套，用蘸有活肤液的棉片再次清洁皮肤，去除面部残留的皮屑、脂质、细胞碎屑，并将皮肤调整到均一的 pH。操作中询问患者皮肤有无刺痛感，对有刺痛感的部位涂抹红霉素眼膏保护皮肤。内、外眼角处及鼻孔、唇红边缘处涂抹红霉素眼膏，起到保护作用。

5. 将注射器抽取 1～2 ml 的果酸换肤液至玻璃小碗中。嘱患者闭上眼睛，准备刷酸液。用刷子蘸取酸液，同时开启秒表计时。一般先刷"T 形区"，最后刷面颊处，由里向外均匀轻柔地涂抹酸液。操作过程中要注意与患者沟通，询问患者的感受，并细心观察治疗区皮肤的反应，根据患者的感受和皮肤的反应判断酸液的停留时间（图 9-8-1）。

6. 将棉片遮盖住双眼，右手持中和液的喷雾瓶，快速准确地喷洒在治疗处皮肤，左手拿棉片吸取喷洒液，直到喷洒时皮肤不再出现白色泡沫，可停止中和。

7. 酸液中和后，即刻给予冰水湿敷或外敷冷藏的医用修复面膜。待皮肤反应缓解后，涂抹保湿霜、防晒剂，并向患者交代注意事项及复诊时间。

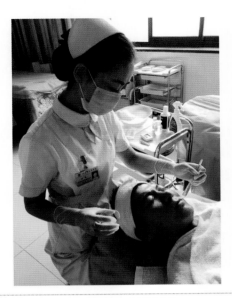

图 9-8-1　面部刷酸

三、护理

1. 果酸浓度的选择。首次治疗时一般宜选择 20% 浓度的酸液，后续治疗浓度可根据前次治疗后皮肤瘙痒、发红、刺痛、结痂、脱屑等反应程度和皮肤恢复时间的长短来选择，可延长在皮肤上停留的时间或提高酸液的浓度。皮肤较粗糙或男士的油性皮肤初始浓度可给予 35%。身体其他部位治疗时如毛周角化等，初始可给予 50% 的浓度，且停留时间可达 30 min。

2. 毛刷蘸取酸液时，每次蘸取量应以刷子上的酸液不往下滴为准。如蘸取量过大，可在玻璃碗的边缘去除过多的酸液，防止酸液流淌或滴入眼睛。

3. 治疗过程中，皮肤可能出现微红、红斑，要及时观察患者的反应。毛囊口角质、油脂堵塞严重者可待皮肤略起白霜时，立即用中和液中止反应。果酸溶液在面部皮肤的停留时间为 2～3 min，一般不超过 5 min。通过逐次延长果酸溶液停留的时间来提高治疗效果。

4. 浅层换肤治疗时，不可能出现立竿见影的效果，而且或多或少都有炎性恢复期。治疗开始前，应与患者做好详细的讲解和沟通，让患者了解该治疗的过程和风险，对于治疗效果有一个合理的期望值。

5. 果酸属于光敏剂，嘱患者避光防晒，外用防晒霜。治疗期间不能使用对皮肤有刺激性的外用药，如维 A 酸类等。治疗部位应避免搔抓，不可自行剥除结痂或脱屑。

6. 化学换肤是一种非常重要的治疗手段，对于抗衰老和治疗一些浅表的皮肤病有很好的效果。操作者要根据患者的需求制订换肤方案，选择适合的换肤剂，严格控制换肤时间。根据患者的皮肤反应，在整个疗程中不断地做调整才能使化学换肤达到最佳治疗效果。

7. 黄褐斑病因复杂，治疗比较困难。虽然果酸可以改善色素沉着，但也可能造成激惹，导致色素沉着反而加重，尤其在深肤色人种中常见。因此，果酸溶液浓度不宜太高且停留时间不宜太长。

8. 禁忌证 ①对化学换肤溶液过敏者；②妊娠及哺乳期妇女；③治疗部位皮肤破损或存在感染病灶者；④近 6 个月内口服过维 A 酸类药物者；⑤日晒伤者；⑥瘢痕体质者。

9. 并发症及处理

（1）刺痛感、痒、灼热感、紧绷感、脱皮或轻微的结痂：刷果酸后的几个小时至 1 周内可能会出现，一般可自行恢复。如果局部刺痛、灼热等症状明显，可给予冷敷。另外，换肤后要轻柔洗脸，不要用力擦拭，以免刺激换肤部位皮肤。

（2）单纯疱疹：复发性的单纯疱疹患者在接受果酸治疗后，可诱发发病。如发病，遵医嘱给予抗病毒治疗。

（3）色素沉着：果酸溶液浓度越高、换肤的深度越深，发生色素沉着的概率越大。出现色素沉着与个体的皮肤质地有关，可外用祛斑类护肤品、防晒霜。多数患者的色素沉着一般 3～6 个月可以消退。

（4）瘢痕：较罕见。中层和深层换肤后，在颈部、手背、上肢和其他皮肤附属器不丰富的部位易出现瘢痕，应给予激光或药物进行处理。

（5）眼睛损伤：治疗时可能发生眼睛损伤。操作时要小心谨慎，必要时使用眼罩或眼药膏保护。

（国　晶　徐晓敏）

第九节　超分子缓控释型水杨酸换肤术及护理

水杨酸对皮肤具有抗菌、抗炎、抗角化过度或抗角化不全的作用。超分子缓控释型水杨酸换肤术主要用于寻常性痤疮的治疗，能有效地将非水溶性活性成分溶解并稳定于水中，同时使活性成分具有缓控释功能，使得祛痘、护肤产品更安全、更有效、更温和。2% 水杨酸疗效与 5% 过氧化苯甲酰（班赛）疗效一致，且副作用较轻。5% 水杨酸用于头癣、足癣和局部的角质增生。30% 的水杨酸用于换肤，可达到 70% 果酸换肤的效果，尤其对于痤疮、黄褐斑疗效更好、安全性更高。适应证包括：痤疮（炎性或非炎性皮损）、肤质粗糙、油性肤质、脂溢性皮炎、黄褐斑、炎症后色素沉着、雀斑、日光性雀斑样痣、轻度光老化等。本节主要讲解水杨酸对痤疮的治疗和护理。

一、操作目的

1. 2% 缓控释型水杨酸凝胶适用于轻、中度痤疮患者。

2. 30% 缓控释型水杨酸凝胶适用于中重度痤疮、黄褐斑、均匀肤色、脂溢性皮炎等患者。

3.能快速缓解由于痤疮引起的肌肤红肿、胀痛等不适感，淡化痘印，有效调理肤质，促进肌肤新生，逐步恢复肌肤美白、细滑。

二、操作方法

1.2% 缓控释型水杨酸凝胶的使用方法：用于祛痘时，在红肿的丘疹上面适当涂抹厚一点；用于调理时，早晚全脸涂抹，祛除黑头和白头粉刺，并预防粉刺的出现。

2.30% 缓控释型水杨酸凝胶的使用方法：取 10 g 涂于治疗区域，根据患者皮肤状况决定治疗时间，一般 10 ~ 30 min 后直接用清水清洗即可。皮肤在治疗后第 2 ~ 3 天开始脱皮，部分患者有刺痛感，可用风扇缓解。用于专业的换肤时，每 2 周一次，连续治疗6 次为一疗程（图 9-9-1）。

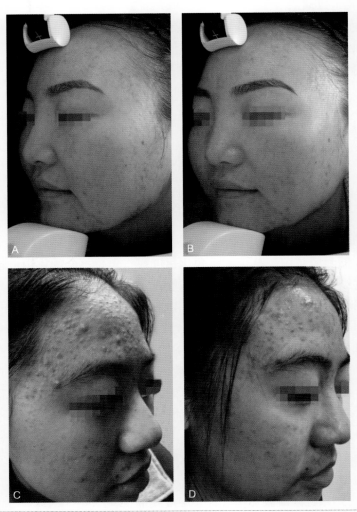

图 9-9-1　治疗前（A、C）、后对比（B、D）

三、护理

1. 判断患者的面部状态及皮肤性质。

2. 清洁面部，治疗前拍照并存档。

3. 用凡士林或油性面霜保护好眼周、口唇和鼻孔周围。

4. 非敏感部位先涂抹水杨酸凝胶，接着按前额、面颊边缘、鼻部、上唇、下颌顺序涂抹。

5. 30% 超分子水杨酸凝胶涂抹于皮肤后，2~3 min 内会感到轻微的刺痛和瘙痒，告知患者不用紧张，由于水杨酸具有脂溶性，进入皮肤的层次较浅，不会导致皮肤发炎，是非常安全的。轻微的刺痛和瘙痒表明水杨酸在发挥作用，一旦停止稀释和按摩，这种症状就会减轻。

6. 根据皮肤情况来选择水杨酸换肤接触时间的长短，掌握好终点反应，出现均匀性的红斑、伪霜反应即可。不需要中和液。30 min 后，用干净、柔和的纱布蘸清水清洗 2~3 遍，直至干净即可。清水温度应比室温稍低，夏天水温可适当稍微凉些。

7. 换肤后冷喷 20 min，涂抹保湿剂及修复类产品。

8. 在换肤的间隔期间，根据患者皮肤的状况，制订下一次治疗的时间和方案。一般在 3~5 天配合使用 2% 超分子水杨酸来进行维持。一次水杨酸换肤相当于一次冲击疗法，而间隔期间可使用 2% 浓度的超分子水杨酸滋养调理面膜，会加强皮肤的治疗效果，缩短疗程。

9. 水杨酸换肤后 2~3 天后会出现轻微的脱屑现象，一般会持续 5~7 天，换肤过程中的时间越长，轻度脱皮的现象也会相应延长。此时需要加强保湿护理，不要使用美白类产品、爽肤水以及叠加控油类产品（控油类洗面奶也不建议），建议患者使用医学护肤品。由于水杨酸具有促进其他成分吸收的作用，不恰当的护肤产品可能会导致皮肤出现不良反应。

10. 换肤期间不要进行桑拿、汗蒸、喝酒或剧烈运动。

11. 由于高浓度的水杨酸对于皮肤表皮具有剥脱作用，会增加皮肤对紫外线的敏感性和晒伤的可能性，故换肤治疗期间应注意防晒。

（陈飞跃　袁　越）

第十节　水光针治疗及护理

透明质酸是提供肌肤保湿滋润的来源，随着年龄的增长，皮肤内透明质酸含量逐渐减少，皮肤也会随之老化。水光注射是直接将透明质酸注射入真皮层，与自身的透明质酸结合，影响细胞的迁移和形态变化，加速色素细胞代谢，刺激胶原新生，防止微生物的扩散，使肌肤保持健康状态，维持机体内环境的稳定，使各层细胞代谢正常，减少皱纹产生的一种微创综合年轻化抗衰老技术。水光注射可以改善缺水状态，使皮肤饱满柔润、光泽度提高，达到高效保湿作用。

一、操作目的

适用于缺水、皱纹、毛孔粗大、皮肤松弛下垂者；雀斑、日光斑、老年斑、黄褐斑、色素沉着等色素性疾病者；毛细血管扩张症、皮肤潮红、酒糟鼻、红斑性痤疮等血管性疾病者；皮肤暗沉、光洁度低、皮脂腺分泌多、痤疮的患者。

二、操作方法

护士协助医生将注射的药物安装在水管注射仪器上，连接好针头和连接管并排气，根据医生要求协助其进行操作治疗。注意注射深度（表 9-10-1）。

表 9-10-1　透明质酸注射的部位及深度

部位	表皮（mm）	真皮 (mm)	皮肤厚度 (mm)
额头	0.1	0.8	0.9
眼角	0.05	0.47	0.53
脸颊	0.1	1.1	1.2
下巴	0.08	0.75	0.83
颈部	0.1	1.3	1.4

三、护理

（一）术前护理

1. 心理护理　护士应热情地与患者沟通，讲解注射前后的注意事项及配合要点，使患者全面了解水光注射，避免因心理期望值过高而产生偏差，通过真诚的沟通取得患者的信任，使患者放心治疗。

2. 询问健康史　询问患者有无高血压、糖尿病、心脏病等病史，有无药物过敏史、用药史（术前 1~2 周是否应用抗凝类、血管扩张类及激素类药物，如阿司匹林、维生素 K 等），生活习惯（如有无吸烟史等）。过去半年内有无行面部整形手术以及植入医用假体并告知主治医生。

3. 面部检查及清洁　清洁面部，检查注射区域皮肤有无瘢痕、溃疡、严重感染、肿物等。对于疼痛敏感的患者术前局部外敷麻醉药，时间约 1 h，待面部有了麻木感后，方可注射。询问是否佩戴活动性义齿、隐形眼镜等。协助患者取舒适的注射体位，将压力球置患者手中。

4. 女性患者应避开月经期。孕妇及妊娠期、哺乳期妇女禁用。

5.采集影像资料　治疗前照相留取资料，便于治疗后进行对照。

（二）术中护理

注射中，观察患者疼痛感受，安慰患者，缓解患者紧张情绪，及时询问患者有无其他不适，观察患者生命体征。

（三）术后护理

注射后用棉签轻轻按压针眼，待注射完毕后，即刻敷专用冰膜 20 min 锁住水分，嘱患者稍作休息。

（四）专科护理

1.麻药护理　面部均匀涂抹麻药后用保鲜膜覆盖，使麻醉起效更充分。

2.肿胀护理　治疗部位约有 1% 的红斑或水肿，注射后即刻外敷专用冰膜 20 min 锁住水分、镇静皮肤、减轻红肿，注意不要用力摩擦治疗部位。

3.注射填充剂需按说明保存，同一针剂只可本人注射使用，未用完的部分不可回收使用。

（五）机器维护

水光注射机器使用完毕后，用专用软布清洁，勿碰水，放置于专用箱内保存，盖好防尘罩，做好使用登记。

（六）出院指导

1.水光注射当日，面部不要进行其他治疗。注射后 1 日，可清洗面部，洁面后用手轻轻拍打面部去除水分即可，不可用力揉搓。注射后每日需饮用 2000 ml 水。水光注射术后平均 3 日左右即可正常化妆。

2.注射 1 周内禁烟、酒，尽量避开强烈的紫外线。注射 1 周后避免桑拿、汗蒸等诱发发热的活动，糖尿病患者 3 周内避免上述活动。

（田欢欢）

第十一节　微针治疗及护理

微针治疗技术是利用定位针上许多微小针头滚动刺激皮肤，使皮肤形成很多微细管道，定位、定层、定量地将多种营养及活性成分直接导入到皮下组织迅速被肌肤组织吸收，从而发挥治疗作用的一种方法。微针对表皮、真皮甚至皮下组织造成损伤，皮肤组织在修复过程中，调动各种修复因素，使胶原的新生增多，胶原重组重排、活力增强及弹性恢复等，可紧致皮肤。

一、操作目的

1.用于改善皮肤性质、肤色、色素沉着、痤疮印迹、光老化等以及皮肤的日常保养护理。

2.由于其独特的经皮给药模式，安全可靠、操作简单、效果显著，对于日常的皮肤护理及某些皮肤疾病，具有广阔的临床应用前景。

二、操作方法

1.清洁皮肤。用洁面乳或清水彻底清洁皮肤。

2.留取照片。嘱患者休息约 5 min 后对治疗部位拍照存档。

3.对疼痛较敏感的患者给予外敷表面麻醉剂（一般患者不建议使用）。面部皮肤每 $10 \sim 12$ cm^2 涂抹 1g 复方利多卡因乳膏，并用保鲜膜封包覆盖，以促进药物的吸收，20 min 后清除利多卡因乳膏。

4.患者取仰卧位，用毛巾将头发包裹。操作者戴无菌手套、常规面部消毒，再用生理盐水清洁面部。

5.操作者取相应的药物涂抹于患者皮肤表面，手持微针治疗仪（图 9-11-1）沿一定顺序均匀滚动，力度要适中，边滚动边涂抹药物，直至治疗结束。

6.治疗结束后给予患者冰敷或外敷冷藏的修复面膜，以减少面部不适。

三、护理

1.操作手法要轻柔，切忌用力过大，给皮肤造成损伤。滚动微针棒时使用手腕带动，动作轻快，切忌用力下压。注意滚动时用力方向要与微针轴一致。面部皮肤需要较深层

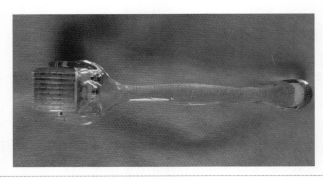

图 9-11-1　微针治疗仪

次治疗时，绷紧皮肤，提高滚动的速度及力度。滚动结束时将微针棒的头部抬高后离开面部，防止划伤皮肤。

2. 微针的选择。根据治疗的需要和患者的皮肤状况决定。直径 0.25～0.5 mm 的微针适用于日常皮肤护理；直径 1.0～2.5 mm 的微针适用于治疗皱纹、瘢痕等。因男女皮肤厚薄不同，对疼痛的耐受性也不同，女性可以适当选择小号的微针；男性皮肤相对较厚，可选用大号的微针。

3. 导入药物的选择。需根据皮肤状态和治疗的需求来选择正确的药物。

4. 眼周涂药时，一定注意保护眼睛，避免引起眼睛的损伤。

5. 治疗前询问患者药物及护肤品过敏史以及对金属类物品是否有过敏史。必要时进行皮肤过敏试验。

6. 严格遵守无菌操作原则，防止感染及其他并发症的发生。

7. 嘱患者 24 h 内禁止面部皮肤沾水，1 周内避免剧烈运动、游泳、桑拿等。48 h 后可化妆。

8. 嘱患者治疗后要注意防晒。

9. 禁忌证包括：①对导入药物成分或金属过敏者；②治疗部位皮肤破损或存在感染病灶者；③妊娠及哺乳期妇女；④瘢痕体质者。

10. 并发症及处理

（1）皮肤疼痛、微红：微针治疗结束后，个别患者可出现这些症状，尤其是皮肤角质层较薄、皮肤较敏感者更为明显，属正常现象。一般给予冰敷或外敷冷藏的修复面膜缓解。

（2）皮肤干燥、脱皮、紧绷感：一般为术后护理不当引起。建议患者使用温和、不刺激的医学护肤品，勿使用含有刺激性成分的产品，如果酸、左旋 C 原液和去角质产品。

（3）疱疹、病毒、细菌感染：术前预防性用药和操作中的无菌观念及术后有效护理可有助于预防感染的发生。出现感染后，可根据病原体给予相应的药物治疗。

（姚美华　刘　丹）

第十二节　脱发的中胚层疗法及护理

脱发是指头发脱落的现象。正常的脱发都是处于退行期及休止期的毛发，由于进入退行期与新进入生长期的毛发不断处于动态平衡，故能维持正常数量的头发。病理性脱发是指头发异常或过度的脱落，其原因很多。应用水光针治疗脱发的作用有：①增强头发的韧性和弹性；②使受损发质恢复健康光彩，效果持久；③修护头发内部组织，补充头发营养；④滋润头发，增加头发韧度。

适应证有：适用于各种类型的脱发。禁忌证有：①胰岛素依赖型糖尿病患者；②脑卒中、患有遗传性或获得性凝血障碍者或正在使用抗凝血药物者；③近期诊断出癌症的患者；④获得性免疫缺陷综合征（AIDS）患者；⑤免疫功能障碍或接受器官移植的患者；⑥因心脏病（如冠心病）服用复合药品的患者；⑦心律不齐的患者；⑧妊娠、哺乳或使用不适当避孕措施的妇女；⑨瘢痕体质者；⑩有严重的神经、精神、内分泌疾病者；⑪治疗前 2 周内曾局部应用过鲜红斑痣治疗药物或其他治疗措施的患者。

一、脱发概述

1.脱发主要原因　遗传因素、精神压力、自身免疫系统异常、激素不平衡、过度饮酒 / 吸烟 / 食肉习惯、营养不良、环境污染、疾病、药物滥用 / 误用等。

2.脱发类型

（1）圆形脱发（斑秃）：由于毛囊的免疫崩溃而发生的免疫疾病，发病原因主要是精神压力或者遗传因素等。免疫特权崩溃后，毛囊内免疫细胞无法将毛囊识别为自体部分，进而攻击使之出现毛发脱落现象。

（2）男性型脱发：由双氢睾酮（DHT）引起蛋白质合成迟缓、毛囊缩小等，头发逐渐细软至脱落。

（3）女性型脱发：妊娠和生育造成激素急剧变化，不规律的饮食习惯，减肥导致营养不良，烫、染、吹发等经常性美发造成的损伤，老化造成毛母细胞活动减少。

（4）脂溢性脱发：脂溢性头皮的防护功能低下导致头皮 pH 紊乱。长居菌——马色拉菌属在功能低下的脂溢性头皮上大量繁殖引发第二次炎症，导致瘙痒、红斑、头皮屑等问题。

（5）休止期脱发：生理期脱发。

3.脱发等级

（1）一级脱发：发际线正常，但脱发往往从这里开始。

（2）二级脱发：发际线后移，额头稍高，通常是从额角开始脱落。

（3）三级脱发：发际线脱落明显，如果不及时治疗，头发会迅速脱落，非常严重。

（4）四级脱发：前额明显秃发，整体头顶部位稀疏，但是头发没有完全脱落，还有一些细软的头发存在。

（5）五级脱发：前额及头旋部位整体脱落，中间形成断带，脱发面积较大。

（6）六级脱发：前额部位基本脱落，头顶部位向后扩大趋势更加明显，中间仅隔离狭窄的毛发带。

（7）七级脱发：是脱发分级里最严重的情况，整体头发只剩后枕部和耳鬓周围一圈头发。

4.脱发程度　脱发分为轻、中、重度，如图 9-12-1 所示。

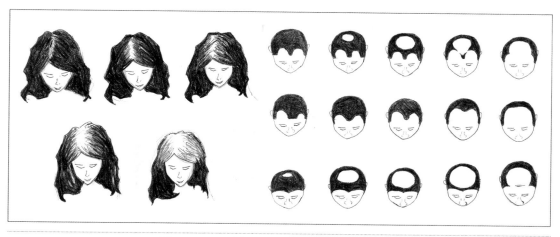

图 9-12-1　男、女患者脱发程度示意图

二、脱发的中胚层疗法

中胚层疗法（Meso Therapy）是 mesoderm（中胚叶）和 therapy（治疗）的合成词，是指将促进毛发生长的药物及营养成分通过仪器进行药物定量注射，精准定位注入皮肤真皮层，促进毛发再生长。

1. 中胚层疗法的优点

（1）不受限于皮肤状态、疾患症状。

（2）对全身无副作用。

（3）可使用多种药物。

（4）直接针对病变位置进行精准治疗，见效快。

（5）增加局部微循环和细胞活力，可提高自身免疫力。

（6）减少繁杂的流程，可进行针对性的治疗。

（7）治疗方法简单、易操作。

2. 操作方法

（1）清洗过程：应用弱酸性洗发露或者药用洗发露清洗头发，再使用头皮打孔 (Scalp Punch) 清洁仪（图 9-12-2）去除头皮的角质和毛囊内垃圾。

（2）留取照片并存档。

（3）对于疼痛敏感者，可外用表面麻醉剂。

（4）用碘伏或其他消毒产品进行头皮的消毒。

（5）利用 King plus 注射平台将 SKM 毛发生长液导入至皮下，全程操作大概 30 min。

（6）根据脱发患者的头皮状态注射，深度为 1.0 ~ 1.5 mm。

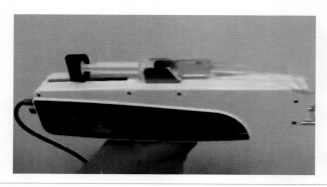

图 9-12-2 头皮打孔清洁仪

（7）根据圆形脱发的范围，毛发生长液的注入量可做适当调整。

（8）操作结束，清洁注射的头皮。

（9）治疗疗程：10～12 次为一疗程，1 次 / 周。

三、护理

1. 治疗当天多饮水，不要淋浴或用洗发露洗头。

2. 治疗后不要染发、烫发、打蜡、喷发胶等刺激头皮。

3. 避免头皮暴露在光线下。

4. 饮食护理　多吃蛋白质丰富的食物、水果、蔬菜，忌烟、酒、咖啡。

5. 为提高头皮防御功能，改善头皮皮炎症状，洗头时用弱酸性或药用洗发露。

6. 保持心情愉悦，减少压力。

7. 并发症及处理

（1）红斑、水肿：属于治疗后的正常反应，3 天后可自行恢复。

（2）局部感染：见于治疗后护理不当、伴有其他疾病者。可外用抗生素软膏，必要时报告医生对症处理。

（3）瘢痕：见于创面感染、治疗后护理不当者。可外用预防瘢痕增生的药物治疗。

（4）色素沉着或色素脱失：少见。一旦发生，根据色素的性质对症治疗。

（5）轻度疼痛：几乎所有患者均可能有不同程度的疼痛感，但都能够耐受，一般不需处理。

（王聪敏　国　晶）

第十三节　美容文饰技术及护理

　　美容文饰技术是以人体美学理论为指导，以人体解剖学、生理学为基础，与现代科技、医学技术、容貌美学、艺术创作融为一体，运用文饰器械将色料刺入皮肤组织内，使其永久性着色，达到美化容貌目的的一种医疗美容技术。文饰技术的操作必须遵循医学和美学的原则，避免发生"交叉感染"和"损容"事故。目前应用较多的是文眉、文眼线、文唇，其根本目的是在原有的形态基础上，利用文饰手段修饰美化、掩饰瑕疵，呈现出更具美感的眉、眼、唇形态，以增强人体整体之美。随着现代社会生活质量的不断提高，文饰技术受到越来越多的爱美人士的青睐，并逐渐从民间步入医院，成为医疗行业中一个独特的美容项目。

一、文身分类

　　1.专业性文身　职业文身师将含碳、铁、硫化汞、氧化铁、硫化镉、氧化铬、二氧化钛等成分的有机色料注入皮肤真皮层。有机金属染料色深致密，立体感强，激光无法去除，可根据情况手术切除。

　　2.美容性文身　美容性文身是指日常的美容技术，包括文眉、文眼线、文唇线、文全唇，通常由手工和机器结合完成。

　　3.业余性文身　业余性文身由非专业人员完成，多采用碳素和黑蓝墨水注入真皮，因注入深浅不一，染色不均，多以失败告终。

　　4.医源性文身　是指为改变皮肤损伤、瘢痕或缺陷而实行局部文身，起到遮盖病灶、美化皮肤的作用。

　　5.创伤性文身　又称异物文身，指因外伤引起泥沙、煤渣、金属、玻璃等异物进入皮内及皮下组织，形成的永久性色素斑块。

二、操作目的

　　修饰眉、眼、唇，使整个面部轮廓显得立体和谐，为容貌增添风采。

三、操作方法

　　1.清洁面部皮肤。根据患者不同的肤质，选择合适的洁面产品，将面部彻底清洁干净。文饰部位常规消毒。

　　2.留取照片并存档。

3. 设计描画理想的眉型、唇型、眼线。设计时应考虑到求美者的脸型、眼型、唇型、年龄、气质、性格、肤色、职业、时代性等因素，确定符合自身特点，同时征求求美者的意见，双方达成共识再行操作。

4. 文饰部位敷表面麻醉剂 20 ~ 30 min(眼线除外)。

5. 准备及调试好文饰器械、色料。将表面麻醉乳膏轻轻去除。

6. 文饰操作

（1）文眉：求美者取平卧位，头部置于舒服且便于文饰的位置。清洁消毒眉部皮肤。操作者戴无菌手套，坐于求美者的一侧，将肘关节找好稳妥支点，右手持文眉机（图9-13-1）或文眉笔（图 9-13-2），蘸取少量色料，沿画好的眉型，顺毛发的生长方向进行文饰。遵循文饰原则进行文饰操作，文饰深度不可超过真皮浅层 (以无明显出血为宜)。注意用力均匀，掌握层次，一般外浅、里稍深，头尾浅、中间深。文饰过程中反复用 0.1% 苯扎溴铵棉片擦去浮色及渗出液，观察着色效果，以便观察着色情况。同样方法文另一侧。双侧都结束后，观察眉型高低、长短、颜色深浅是否一致，若有不对称及时进行调整。文饰完毕在局部涂抹红霉素软膏，防止感染（图 9-13-3）。

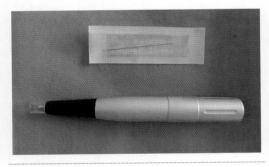

图 9-13-1　文眉机

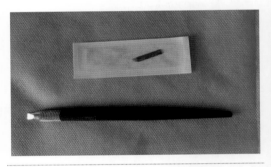

图 9-13-2　文眉笔

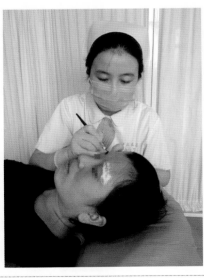

图 9-13-3　文眉

（2）文眼线：文饰前用眼药水滴眼数次。右手垂直持机，针尖露出约 1 mm，蘸少许眼线色料。左手分开眼睑，暴露睫毛根部。沿上、下眼线的标准位置反复文饰，然后擦掉浮色。用无菌棉片蘸少许利多卡因注射液，边文边擦，直至着色均匀、眼线成型。一般同时文双侧下眼线或双侧上眼线，便于比较两侧的对称性。文饰完毕用生理盐水或眼药水冲洗双眼，然后于文饰部位涂抹红霉素眼膏。

（3）文唇：消毒红唇及周围组织。左手绷紧固定唇部皮肤，右手垂直持机，蘸少许文唇色料，先文出唇线轮廓。若需文全唇，再文好唇线后换复合针，采用密集短横线法文饰，从边缘向中心慢慢文刺，直至上色均匀。文刺过程中用浸有生理盐水及肾上腺素的棉片与浸有利多卡因的棉片交替擦拭。文饰数遍后擦拭检查，不足再补色。出血较多者用肾上腺素涂抹止血。文饰完毕用红霉素眼膏涂抹全唇。

四、护理

（一）术前护理

1. 操作者客观地向求美者讲解注意事项、文饰设计、文饰后的效果及可能出现的并发症。对眉、眼、唇的设计要点如下：

（1）眉型的设计：眉型要与脸型相适宜。设计时应达到自然、协调、比例适度。圆脸型的眉毛应眉头稍高，略向上斜，要突出眉峰，眉尾不宜过长，以达到使面部拉长、五官舒展的效果；方脸型应设计强调弧度的高挑眉型，正好掩饰了面部的棱角，让脸型更柔和；长脸型的"一"字眉是最佳选择，以达到缩短、分割脸长度的视觉效果；正三角脸型适合长眉型，眉峰位置近于外眼角上方，可使上面部显得宽展些；倒三角脸型在眉峰的位置线条要圆润一些，要尽量缓和这种棱角，并且眉间距离可以适当窄一些，眉型不要太长；菱形脸眉头不必很粗，眉尾不必上挑，只需要在眉峰的地方带一点棱角即可，眉毛略长的自然眉型是比较适合的。

（2）眼线的设计：小眼睛最好只文上眼线，上下眼线全文会显得眼睛更小，上下眼线应外延；圆眼睛的眼线应文得细长，使眼睛显得长些；窄长的眼睛应文得短粗一些，扬长避短，掩饰不足。若眼睛凸出者，上眼线的线条要细，且要做出流畅的感觉，下眼线的颜色要淡些；眼睛一双一单，要注意加粗单眼皮的上眼线，其他部位均可按眼线标准位置进行文饰，注意两侧眼线要对应。

（3）唇型的设计：在唇型的设计中，无论是纠正厚唇、薄唇或一般的唇型，都应在原唇基础上进行。紧贴于唇红线，向内或向外稍做调整即可，切忌过分夸张，否则形成二重唇，影响美观。

2. 了解受饰者的全身状况，如有无药物过敏史、瘢痕体质、有无精神异常等。

3. 求美者需进行必要的检查，排除心脏病、高血压、糖尿病、血液病或有出血倾向、传染性疾病等。

4. 填写文饰知情同意书。

5. 文饰用品须经过消毒灭菌，防止交叉感染。

6.操作者洗手，戴口罩。

（二）术中护理

操作过程中要掌握好深浅、浓淡，同时要注意浓淡过渡的自然衔接。若是颜色浓淡界线太明显，会失真。文刺时手法切忌过深、过密，文得太深会引起点状出血，影响着色，甚至变色。刺入过浅则不易着色。所以文刺时用力要均匀一致、深浅适当、浓淡相宜。

（三）术后护理

1.选择适合的色料。术前要综合考虑求美者头发的颜色、肤色、年龄、气质、工作环境等选择合适的色料，这需要经验的累积。

（1）如文眉时肤色偏白，不太适合用深色，可以用浅咖啡色；如果肤色偏黑，应该用稍深的颜色，可选用黑咖啡色，或黑咖啡色加一点黑色，但不能选择黑色。年轻人皮肤有光泽，头发光亮，眉色可略浓些；老年人皮肤松弛，头发花白、缺少光泽，眉色宜浅淡。

（2）文眼线的色料一般选择黑色。

（3）文唇的色料一般选择红色系。皮肤较白及唇色较淡者可选桃红、玫红等浅色系，皮肤较黑及唇色较暗者可选深红、朱红等深色系。

2.文饰美容技术应遵循宁浅勿深、宁短勿宽、宁轻勿重的原则。操作时要注意留有修改的余地。

3.文饰针为一次性用品，操作中一人一针，严格遵循无菌操作原则。

4.设计眉型时应观察眉毛的动态形态，如扬眉、皱眉时的对称性。切忌剃光眉毛，以免影响文饰的效果。文饰深度不超过表皮下 1 ~ 1.5 mm，以不出血为准。操作时，文饰针切记误伤受饰者的眼睛。文饰后应经常修眉以保持理想眉型。

5.文眼线时文饰不可过深，以不出血为宜，以免造成眼睑水肿、色料渗漏、洇色。上眼线应文在睫毛根部及上缘，较下眼线宽、颜色较深，内细外宽；下眼线应文在靠近睑缘睫毛根内侧，细而光滑、整齐，内侧窄于外侧，内侧不超过泪小点。文饰后勿揉眼睑，每日数次用眼药水点眼。

6.文唇时严格无菌、无痛操作。切忌使用单一的咖啡色和黑色文唇线，切忌文饰过深，造成瘢痕。文饰后 2 h 内冷敷以减轻肿胀。保持唇部及口腔的清洁，用眼药膏涂抹滋润唇部。可口服抗病毒的药物，预防唇部疱疹。文饰后 8 ~ 10 天脱痂，1 个月后可补色 1 次。

7.文饰前检查机器性能，保证安全使用。根据文饰的深浅选择适当的档位，持机的手需有支点，以保证文饰动作的稳定。暂停文饰时需关机。文饰机出现故障时应及时停机。文饰完毕用消毒液擦拭机身，卸下针套，清洗后浸泡于消毒液中。

8.文眉适应证包括：①眉毛稀疏、散乱、色淡者；②双侧眉不对称者；③眉毛残缺不全（如断眉、半截眉）者；④眉毛发白、脱落眉中有瘢痕者；⑤要求美化眉型者。禁忌证包括：①眉部皮肤有炎症、皮疹者；②眉部创伤未愈合者；③有传染病或皮肤病者；

④瘢痕体质或过敏体质者；⑤精神、情绪不正常（不配合或期望过高）者；⑥严重糖尿病、高血压、心脏病患者；⑦面神经麻痹者；⑧犹豫不决者为相对禁忌证。

9. 文眼线适应证包括：①重睑者（大小眼睛均可）；②睫毛稀少、睑缘苍白、眼睛无神者；③眼形不佳，欲美化者；④倒睫、眼袋术后，欲遮盖切口痕迹者；⑤希望美化眼形且条件具备者。禁忌证包括：①眼部疾患者（如睑缘炎、睑腺炎、结膜炎、睑缘痣、赘生物等）；②睑外翻、甲亢、眼球突出者；③瘢痕体质、过敏体质者；④严重疾病者；⑤精神状态异常、心理准备不充分、期望值过高者；⑥单睑、眼睑松垂者应在美容手术后再文饰。

10. 文唇适应证包括：①唇红缘不清晰、不明显、不整齐者；②唇形不理想、唇色不佳者；③唇部整形术后留有瘢痕者。禁忌证包括：①病毒性疱疹、湿疹、唇干裂和唇部感染者；②过敏性体质、瘢痕体质者；③传染病、血液病患者；④精神异常或审美异常及审美心理缺陷者；⑤未成年者。

11. 并发症及处理

（1）局部感染：一般不常见，如文饰区出现红、肿、热、痛反应，应及时局部外涂抗生素药膏，口服抗生素。

（2）过敏反应：局部出现红肿、水疱、渗液、瘙痒等症状，严重者出现全身过敏反应。可局部外涂皮质类固醇激素，严重者可口服抗过敏药物及皮质类固醇激素。

（3）眼部损伤：若由操作不当引起眼部损伤，如导致角膜划伤、眼球刺伤、睫毛损伤等，应立即请眼科会诊。

（4）眼睑肿胀：因文饰刺激或注射麻药引起，一般不需特殊处理，术后24 h内间断冰敷，1~2天即可恢复。

（5）瘢痕：一般由瘢痕体质或继发严重感染导致。

（6）唇部疱疹：文唇时较常见，局部涂抹抗病毒药膏，术后多饮水，忌食辛辣刺激食物。操作前可预防性口服抗病毒药物。

（7）交叉感染：文饰后如并发传染病，应及时就诊。严格消毒、无菌操作可预防交叉感染。

五、不良文饰的去除及处理

随着社会的进步，文饰美容经过20年的演变，人们的审美观念不断改变，对它有了新的审视。现在可采用多种方法将一些不良的文饰去除，以达到求美者理想的效果。

（一）不良文饰去除适应证

1. 双侧眉不对称、颜色不佳者。

2. 眉头过粗、过方、生硬者。

3. 眼线形状、颜色不佳者。

4. 上、下眼线位置偏离睫毛根部者。

5. 眼线过重、夸张、褪色、边缘不整齐者。

6. 唇线形状不佳、文色发黑者。

（二）不良文饰去除方法

1. **药物褪色法**　美容性、业余性文饰可选择用文刺针按常规文刺方法走针，表皮出血后用棉签蘸褪色液反复擦拭创面，直至求美者有蛰痛感。在需要去除皮损上走空针至皮损泛白，10 min 后涂褪色液，用棉签反复擦拭，再用 0.9% 的生理盐水棉签去除褪色液，外涂红霉素软膏。此法需反复治疗多次，临床效果欠佳，适合在文刺过程中出现错笔或文刺时间较短、色浅者。

2. **磨削术**　是利用机械磨损来修复不良文饰的方法。在治疗不良文饰时，通过磨削机高速旋转的磨头，对不良文饰处的表皮和真皮浅层进行可控制的机械性磨削，将色素磨除使颜色变淡。

3. **电灼褪色法**　利用高频电流使得组织气化、碳化、凝固变性，达到去除不良文饰的目的。

4. **激光去除法**　利用高频电治疗使组织蛋白质碳化、气化、凝固变性，达到去除不良文饰的目的。Q 开关激光是去除不良文眉、文眼线的理想方法。不良文饰的去除应根据文饰颜料的成分、颜色来选择对应波长的激光治疗，也就是说，蓝黑色文饰选择 1064 nm、755 nm、694 nm 波长，红色文饰选择 532 nm 波长。需要引起注意的是，肉色、粉红色、红色和棕色文饰在激光治疗后可变为黑色且难以去除，应事先跟患者沟通交流。

5. **手术去除**　对于文饰颜色深达真皮深层甚至皮下组织的，常规物理、化学等治疗方法无法将文饰去除，可在医生指导下选择手术切除不良文饰。

（三）激光去除不良文饰注意事项

1. 去除文眉

（1）签署知情同意书。

（2）常规皮肤消毒，局部浸润麻醉。

（3）电灼深度不可超过真皮浅层(约 1 mm)，边操作边用棉球擦拭，直到原文眉变浅或消失。

（4）术后用纱布按压，以减少出血，创面涂少许烧伤软膏。

（5）保持创面清洁干燥，术后可理疗，促进创面愈合。

（6）术后 7~10 天痂皮自然脱落，不可强行撕脱。

（7）如 一次去除效果不理想，间隔半年可行第二次去除。深度不超过真皮浅层以避免损伤毛囊。

（8）创面涂红霉素眼膏，保持干燥，暴露创面。

2. 去除眼线

（1）签署知情同意书。

（2）常规皮肤消毒，局部浸润麻醉。

（3）先按照文眼线的正规位置进行文饰，再用电针去除不良眼线，控制深度，避免损伤睫毛囊。

（4）如上、下眼线同时修补，应按先上眼线、后下眼线、再外眦角的顺序进行，以免色料涂染创面。

（5）创面涂红霉素眼膏，保持干燥，暴露创面。

3.去除文唇

（1）签署知情同意书。

（2）局部消毒、麻醉。

（3）对黑色唇线和多余的文饰部位进行电灼，不可过深，以免产生瘢痕。

（4）创面涂红霉素眼膏，保持干燥，暴露创面。

（王聪敏　姚美华）

第十章

皮肤美容的心理护理

⑩

第一节 皮肤美容心理学概述

一、心理学的概念及产生

心理学（psychology）是一门以解释、预测和调控人的行为为目的，通过研究分析人的行为，揭示人的心理活动规律的科学。它渊源千载而历史仅有百年。从苏格拉底、柏拉图、亚里士多德等人开始，历代哲学家都把对"心"的探讨视为哲学上的主要问题之一。直到19世纪后期，特别是1879年冯特在德国莱比锡大学建立了世界上第一个心理实验室，用自然科学的方法来研究各种最基本的心理现象。这一行动使心理学开始从哲学中脱离出来，成为一门独立的科学，它标志着心理学的诞生。因此，在描述心理学发展史时最常用的一句话是：心理学有着非常古老的历史，又有着十分短暂的现在。心理学是一门正逐渐趋于成熟的科学。

二、皮肤美容意识与人体审美意识起源

皮肤美容意识（skin beautiful consciousness）的起源究竟是什么？这是美学家一直面临的一个重要问题。有所谓"起源于原始宗教意识""起源于游戏""起源于人类爱美的天性""起源于劳动"等。日本学者竺原仲二则认为："美起源于人的感官的愉悦。"在所有感官性愉悦中，由于"饮食男女，人之大欲存焉，"所以，"食"——味觉愉悦感和"色"——对异性（主要是女性）的愉悦感，则是美意识起源的最重要的两大契机。前一个契机有利于自身生命的保护，后一个契机有利于种族生命的延续。

从汉字"美"表面来看，"羊大"为美，似乎"美"字的形成源于羊的形象。然而究其

根本，则是源于羊的肉味所带来的甘美的感觉。出于维持生命的本能，美味给人以最直接的生理快感。因此，不论美意识后来有了怎样的变化，其契机在于味觉的快适感。

除了"食"，与人的生存本能关系最密切的则是"色"，即男女相悦之情。"色"本意为性欲，实际上指属于女性的一切特征，如丰艳的肉体、纤丽的四肢、令人喜爱的容姿、温柔娴雅的举止、魅人的嗓音、华丽的装饰、芳香的粉脂等。由此看来，"色"满足的是视觉方面的愉悦，但是这种视觉快感的背后却潜藏着两性间接触性的快适感。由于这种原始、基于生命本能的快适感，从而使"色"的对象成为"美"的对象，这是美意识起源的又一个深刻的契机。

人作为审美的主体，是如何将自身作为审美对象的呢？皮肤美容意识与人体审美意识究竟有何关联？要阐述这些问题，我们不能不涉及"巫术"（witch）这一原始文化现象。人类最基本的生命活动是维持生命和繁衍后代，人类最基本的生命冲动也莫过于食欲和性欲。但是原始人满足基本生命愿望的活动，并不像动物那样是单纯的生物反应，或仅仅是行动前思索一下而已，他们要把种种生命活动放在各类文化的仪式中间进行。原始人尚不能理解今天人们所熟悉的宗教和理性的科学，他们只能实践着非理性的巫术。迄今为止，人类用身体装饰表达各种意图的方法有千百种。早期的人体装饰审美功能与功利功能密切相关，往往是人与人关系的信号，或者是一种宗教的符号。人体装饰的功利性目的是人体装饰美赖以生产和发展的前提。

三、美容心理学

美容心理学（cosmetic psychology）是以心理学特别是医学心理学为基础，以皮肤美容特别是医学美容实践为领域的应用心理学分支学科。美容心理学是建立在广泛的心理学及分支学科基础之上的，涉及一般的心理学理论，如动机、需要、人格等，还涉及医学心理学及其相关的分支学科和社会心理学。其主要研究内容有：容貌审美心理学、容貌发展心理学、美容社会心理学、美欲、求美动机和行为、求美者人格与心理类型、美容手术者的心理、美容心理咨询、心理美容疗法等。

（国　晶　王聪敏）

第二节　美容医学沟通与设计

一、沟通的功能

临床医学、美容医学与沟通学是彼此相关的三个不同的学科。临床医学的人文学特征之一就是其实践中的医患沟通过程。作为临床医学组成部分的美容医学，由于其特定的目的与对象，与沟通学有着密切的关系。沟通学是美容医学咨询最为重要的基础与手段。

沟通指信息传递和交流的过程，包括人际沟通和大众沟通。美容医学人际沟通是咨询师与求美者之间的信息以及情感、需要、态度等心理因素的传递与交流的过程，是一种直接的沟通形式。大众沟通也称传媒沟通，是一种通过媒体（如影视、报刊、网络）中介的大众之间的信息交流过程。

沟通的主要功能体现在：①沟通是求美者获取信息的手段；②沟通是咨询师与求美者思想交流和情感分享的工具；③沟通是求美者满足需求、维持心理平衡的重要因素；④沟通是医患减少冲突，改善人际关系的重要途径；⑤沟通能协调团队的行动，促进效率的提高与组织目标的实现。

二、医学美学设计基础

从广泛意义上说，医学美学设计应该是形象设计的组成部分，因为它的目的与形象设计具有一致性。从手段上说，美容医学对人体的改变具有越来越大的力量，例如颅面美容外科对人的容貌改变。医生要考虑技术的可能性，如何设计容貌的改变是一个不可缺少的程序。

医学美学设计的基本原则在于美容医学的实施过程中，自始至终贯穿着美学原则的实施，任何一种医学手段在多数情况下具有不可重复的特征。"只能成功、不能失败"是对美容医学并不过分的要求。为此，医学美学设计应更为严谨。医学美学设计的实施必须依赖专业知识的限制，例如解剖学、组织学方面的条件限制，同时还要受到医学美容技术能力的制约。医学美学设计的基础包括人体艺术与科学，美容心理学是医学美学设计的主观科学基础之一。医学美学设计的根本目的在于提高美容医学的品质，提高美容医学的服务质量，使美容医学成为创造美的艺术化的医学。

（国　晶）

第三节　求美者的术前期待与术后满意

一、求美者的术前期待

期待是指对未来美好想象的追求。对一般的求美者来说，希望获得同情和支持，得到认真的诊治和护理。期待对求美者是一种心理支持，客观上对疾病的恢复是有益的。但如果求美者期待的目标无法实现时，便会导致失望，出现情绪消沉、精神崩溃，所以是需要预防的。

求美者的术前期待是指求美者对手术所要达到效果的期待。美容整形求美者的术前期待比一般患者复杂得多。比如，一个脑外伤的患者，术前不过是期待手术不要出现危险、术后能止血等。而皮肤美容整形求美者根据缺陷不同、年龄不同、审美观不同等，对手术结果的要求有高低不同的层次。求美者的期待可分为 4 种类型（表 10-3-1）：

表 10-3-1　求美者的期待类型

期待	求美者客观条件	受术心理特点	评价
纠正缺陷或畸形	多有明显的容貌或形态缺陷	美容愿望强烈，对手术改善程度不太苛求	期望往往合理
弥补瑕疵或不足	有些无伤大雅的小缺陷，生理形态正常，属于美学方面的缺陷	求美意识较强，其中有些人爱挑剔，对手术要求高	合理，但有时也会过分要求
期待美丽或完美	不存在众人公认的容貌或丑陋	多是出于职业需要，爱与他人攀比，或自我意识过强	部分合理，需要精心鉴别
改变五官或相貌	存在或不存在容貌缺陷	体象往往存在障碍，对容貌十分看重，动机特别	往往不合理

二、求美者的术前期待与术后满意的关系

求美者的术前期待与术后满意度有密切的关系。两者之间是一个反比关系，可以用一个公式表述：求美者对手术后的满意度 = 1/ 术前对手术的期待。

许多研究表明，理想化的术前期待是术后潜在问题的原因。在达到理想的手术效果和现实的手术期待之间存在着一个矛盾。大多数医生喜欢对准备手术的求美者展示事先编辑好的成功手术的相关资料。

基于求美者的期待与满意度的关系，美容医生在术前降低求美者的期望值是一项十分重要的心理疏导工作。

三、求美者的术前心理疏导

1.降低求美者的期望值。由于术前求美者的期望值对术后的满意度影响极大，所以术前降低求美者期望值的心理疏导工作显得十分重要，并且要为求美者术后的落差感做好心理疏导准备。特别是对于自恋型的求美者，更要重点疏导。不少求美者对美容医学不同程度地存在一种幻想，似乎美容医学无所不能，能将一切丑陋化为美丽。美容医生应特别注意科学与真实地宣传美容医学的实际功效，纠正求美者不切实际的幻想。如果不能纠正，宁可不手术。

2.调整求美者的情绪。美容医学，特别是美容外科手术对求美者是一种心理刺激，大多数求美者对手术有害怕和顾虑心理。临近手术时，求美者的心理负担加剧，心情紧张，焦虑恐惧，甚至坐卧不安、夜不能寐。医学美容工作者应该针对求美者的情绪做好心理疏导工作，特别要善于对求美者解释说明，让其心中有数，消除顾虑和其他一些不良心理。

3.对美容手术作必要的说明。有些求美者对美容医生过分信任，术前表现出心情轻松。这一现象提示，求美者可能对手术的并发症不了解或对手术效果过于期待。美容医生必须向求美者说明手术可能出现的情况，绝不能因求美者的信任而对其过分承诺。

（国　晶　刘　畅）

第四节　心理诊断与皮肤美容求美者的选择

美容医学的特殊性决定了美容医学诊断多维性的特点。美容医学判断是三维的临床判断，自始至终都必须从生理、心理、社会三个方面考虑。

一、美容心理诊断的概念和意义

心理诊断是运用心理学的方法和技术，对个人的心理特质（认知、情绪、气质、个性、能力、行为方式等）及心理治疗的效果提供客观依据。

心理诊断的方法有会谈法、观察法、问卷法、个案法及心理测验等。心理测验是重要的定量方法，有些人甚至将心理测验作为心理诊断的代名词。心理诊断的基本任务是在临床中鉴别个体心理活动及行为正常或异常的程度、性质。

美容心理诊断是在美容医学的诊断过程中，采用心理诊断的方法，对求美者的心理特点和是否存在心理问题进行判定。美容心理诊断是美容医学诊断的重要组成部分。在西方一些国家，美容手术前要进行常规的心理测试，以排除心理疾患。求美者的心理障碍通常包括：体象障碍、人格障碍、精神分裂症、智力迟缓、神经官能症、癔症等。

美容心理诊断还有助于避免不必要的手术。由于容貌的缺陷，求美者或多或少存在心理问题，较轻的心理问题通过美容手术往往会自行解决，但倘若存在较严重的心理障碍，手术是不可能解决根本问题的，反而会带来许多麻烦，此类教训实在不少见。因此，在美容手术实施前，进行有效的心理诊断以排除严重的心理障碍，如一些神经症、癔症等，是十分必要的。

二、针对性心理护理

希波克拉底说过："了解患者是什么人，比了解患者患什么病更重要。"对美容医学来说也是如此。美容医学的性质决定了单纯手术治疗而忽视求美者的心理因素是不能做好美容医疗工作的。了解求美者的心理是美容医学的重要任务，此项工作在与求美者开始接触时就应该进行。在初步交流中，应该注意了解求美者的心理状态与人格特征，如果发现异常，必须做进一步的心理检查。心理护理与治疗的有效性关键在于对心理状态、动机、需要、人格特征等心理要素的把握，因此，心理诊断就是收集这些资料，以便对求美者的心理做到准确的了解，并对其做出相应的心理护理或治疗。

（李慧莉　国　晶）

第五节　心理障碍的治疗与疏导

一、心理治疗的定义

心理治疗也称精神治疗，是以心理学的理论为指导，应用心理学技术和方法解决心理问题的过程。心理治疗是以良好的医患关系为桥梁，通过语言和非语言的治疗性交往，以达到促进机体的各种功能，增强患者免疫抗病能力，改善患者的病理心理过程，减轻或消除情感障碍和其他精神症状，并改善其不能适应环境、不能接受自己的行为模式，促进人格的成长与发展。广义的心理治疗也可理解为，通过心理活动治疗患者的精神症状和躯体疾病的所有过程。

心理治疗中的所谓言语治疗交往，是指医患之间以言语、经验、知识，配合手势、姿态等表达形式进行沟通的过程。心理治疗中的所谓非语言治疗性交往，是指医患间通过情绪、情感行为，甚至借助仪器设备进行沟通的过程。

二、心理治疗的流派和范围

心理治疗的流派很多、方法各异，可概括为两个类型：言语性心理治疗和非言语性心理治疗；3个派系：精神分析治疗、行为主义疗法和人本主义疗法。具体方法名称很多，至少有200余种。

心理治疗的范围随着心理咨询和医学心理学的发展不断扩大，已不仅仅局限于心理障碍和心理疾病的治疗，而是应用于更为广泛的心理困难的治疗。现代心理治疗已被认为是改善情绪状态和人际关系，促进人格发展，提高个人素质和增进心理健康的方法，甚至把心理治疗看成是社会改革和不同文化间的交流，以及解决人类各种问题的方法。由此，心理治疗具有了狭义和广义之分。狭义的是指典型的针对病态心理的治疗，广义的是针对一些心理困难或不适的治疗。

三、心理治疗的形式

1. 个别心理治疗　个别心理治疗是指患者与治疗者之间单一的治疗性交往形式。
2. 团体心理治疗　团体心理治疗是以2人以上的群体（或团体）为对象而进行的心理

治疗，一般由 7 ～ 12 名或更多的人员参加，可多至 50 ～ 60 人。这些人一般都有共同或相似的问题需要解决，由 1 ～ 2 名心理专家主持治疗。

3.家庭心理治疗　家庭心理治疗是把家庭看成是一个小社会，是一个系统；个体与家庭的关系是相互联系、相互影响的，家庭由个体组成，个体是家庭的一部分，个人的心理状态与家庭密切相关，家庭功能的不良可表现为个体的心理问题。

4.社会心理治疗　社会心理治疗包括两个方面：一是对个体进行帮助和指导，使他们顺利适应社会；二是逐步改善社会环境，尤其是对社会支持系统进行研究，以良好的建议和必要的努力逐步改善人们生存的社会空间。

四、美容心理治疗的作用和意义

（一）精神心理医学在美容医学中的作用

美容医学、心理医学与精神医学有着十分密切的关系。这些学科的结合，在国内外都已经成为一个重要的趋势。例如，日本整形外科学者和精神病学专家合作，诊治了 25 名求美者，其中有 8 名求美者存在心理问题，经过专家的心理治疗，取得了良好的效果。研究表明，精神心理医学参与美容医学的过程，具体有两个方面：

1.鉴定和筛选患者　对一些存在一定程度心理障碍的患者是否进行手术，是一个十分棘手的问题，需要精神心理专家的参与。

2.协同或联合治疗求美者　由于求美者中心理障碍的发生率相当高，许多求美者寻求治疗是处于病态的动机，因此，心理医学、精神医学配合整形手术治疗或单独运用于求美者的治疗均是必要的。Ohjimi（1988）与精神病学专家合作诊治了 22 名美容整形求美者的结果也证实了这一点。他们将 22 名具有心理障碍的求美者分为手术与非手术两组，分别采用手术和心理治疗（表 10-5-1、10-5-2），不但手术组取得了良好的效果，而且非手术组也取得了同样好的效果。不能不令人惊叹，美容手术与心理疗法竟然有异曲同工的效果。

表 10-5-1　具有心理障碍的美容患者术后结果 ($N=9$)

心理障碍种类	满意	不满意	总计
体象障碍	1	0	1
人格障碍	3	0	3
精神分裂症	0	0	0
智力迟缓	0	0	0
神经官能症	3	0	3
正常	2	0	2

表 10-5-2　具有心理障碍的美容患者心理治疗结果 (N=13)

心理障碍种类	满意	不满意	总计
体象障碍	3	0	3
人格障碍	0	1	1
精神分裂症	1	0	1
智力迟缓	1	0	1
神经官能症	3	0	3
正常	3	1	4

（二）心理治疗和疏导对于皮肤美容医学的意义

心理治疗对于皮肤美容求美者的意义是多方面的：

第一，帮助求美者克服体象问题。大量的研究资料表明，美容整形求美者存在一定的体象问题或障碍。对于有些求美者，即使在外表缺陷纠正后，消极体象也不会随之消除，还需要心理调试才能够真正接受自己。也就是说，用手术等医疗手段使容貌改变是迅速的，但是体象的改变不是那么容易。皮肤美容医生应该充分理解这一点，在治疗的同时还应该注重求美者的"心理美容"。

第二，对求美者手术前后的心理疏导。手术前后是心理问题比较容易发生的时刻，特别是手术结果与预期相差较大时，求美者会有强烈的情绪反应，这要求医务人员一方面做好求美者术前的心理护理和心理准备；另一方面还要及时做好心理疏导工作，解除手术对求美者心理的不良影响。

第三，帮助求美者作出合理解释。对有些不适合手术的求美者，应对他们实施心理疗法，以解除心理负担。Ohjimi 等在对非手术的求美者的心理治疗过程中，成功使 85% 的求美者放弃了对美容手术的要求。心理治疗可以使那些心理敏感的求美者建立信心，从而避免不必要的美容手术，也避免产生新的烦恼。

第四，与美容手术联合使用（手术 - 心理疗法）。对于心理问题较为严重而又不愿意放弃手术的求美者，在心理治疗的基础上，再进行手术治疗，也可以达到良好的效果。

第五，治疗一些有严重心理障碍的求美者。对一些根本不适合美容治疗的体象障碍的患者如体象畸形症者，以及一些体象妄想病症者，主要应采用心理治疗。

（国　晶　龚丽娟）

第六节　美容手术失败的心理护理

一、美容手术失败概述

美容手术失败分两种情况：一是狭义的美容失败，即美容专业医护人员、美容施术者、周围人群以及求美者本人均认为手术未达到预期效果，或存在并发症等；二是广义的美容失败，即美容专业的医护人员、美容施术者、周围人群认为手术是成功的，但求美者本人不予认可。为论述方便，我们将第一种美容手术失败称为客观性美容失败，将第二种美容失败称为主观性美容失败。这两种美容手术失败的求美者心理状态有不同的特点，心理护理也有所不同。如对客观性美容手术失败的求美者应以手术为主、心理护理为辅，而对主观性美容手术失败的求美者则应以心理护理为主。

二、美容手术失败对求美者的心理影响

在我国，一个人决定是否接受美容手术，需要克服许多心理负担。首先，中国的传统文化一贯主张"身体发肤受之父母，不敢毁伤"，颜面部的改造尤为尊先敬祖的国人所不容。其次，美容医学毕竟是一件新生的事物，特别是有创伤性的美容手术，要想接受还颇要一些勇气。因此，求美者有着与其他手术患者不同的心理负担。如遭遇失败的打击，往往会带来十分消极的心理反应，有的甚至想自杀。美容手术失败对求美者的消极心理影响概括为5个方面：

1. 更加自卑。求美者由于先天性或后天性原因造成容貌破坏，长期以来心理压抑，多数人都有自卑心理，期望通过手术改善自己容貌或形体上的缺陷，重树信心，维护自尊。手术一旦失败，必然使其希望破灭，自卑感也随之加重。

2. 心理闭锁。容貌缺陷者由于自觉不如别人，常会伴有孤独感，在心理和行为上将自己与他人分割开来，接受美容手术是其开放内心世界的一次尝试，美容手术失败会使刚敞开一条缝隙的心灵之门更紧密地封闭起来。

3. 情绪抑郁。容貌缺陷者常会伴有一种悲哀、冷漠的心境，自我谴责、自我责备和回避他人。

4. 术后心理综合征。一般术后的患者会有一些心理变化，如依赖感增强、行为变得幼稚、自尊心过强、猜疑心加重、主观感觉异常、情绪容易激动、焦虑和恐惧等。

5. 女性特殊的心态。女性对美具有敏感性，其美感较细腻，有互感性，易受暗示，喜欢模仿。女性在遭遇美容手术失败的打击时，所受心理创伤更为严重。

三、求美者对手术不满意的原因

求美者术后对手术效果不满意的原因与其对手术的期望、自身的美学修养、人格等有关。

（一）求美者方面的原因

1.求美者对手术效果的期望值过高　有些求美者总希望美容手术对自己的外貌有一个彻底的改观，或希望不留一点手术痕迹，或希望和某某明星一样漂亮，有的求美者把自己的外貌改观完全寄托在手术上，而不认真考虑自己原有的外貌基础。这种对手术期望值过高的人，往往对成功的美容手术也会不满意。对这类人，在术前谈话时就应该了解他们这种不正确的认识，并加以解释。

2.求美者缺乏必要的医学美学知识　有些求美者缺乏必要的医学美学知识，也是对成功的美容整形手术不满意的原因之一。如有的求美者鼻梁较低，一味要求垫高，但他们不知道鼻部的皮肤弹性有一定的限度，如果填得过高，则张力过大，假体压迫皮肤，可导致皮肤发红、充血、淤血、破溃。若医生术前未说明，则手术虽然成功，求美者术后仍会不满意。医护人员应广泛宣传医学美学知识，提高人们的审美意识，增加医学常识有助于减少手术不满意的发生率。

3.中年人容易对手术结果不满意　中年人对成功的美容整形手术也容易出现不满意，尤其是更年期的女性更是如此。更年期的女性由于内分泌的变化常引起心理上的变化，好哭、好激动，当周围人议论她们的容貌时，其常常会误以为别人说自己手术效果不好，因此对手术结果不满。

4.求美者之间的相互攀比　在门诊求美者中，尤其是在住院求美者中，若一位医生为两位求美者做同一种手术，虽然手术都成功，也可能有一位求美者不满意，原因就在于互相攀比。

5.求美者的人格障碍　国外学者对比特殊人格与正常人格患者的研究表明，患者的人格类型也与术后的满意度有密切关系。最容易满意的患者是回避型人格的患者，甚至比正常人还容易满足，其次是依赖型、表演型患者；满意程度最低的是偏执型人格的患者，其次是分裂型、边缘型的患者。研究提示我们，对待一些特殊类型人格的求美者，尤其要做好降低其期望值等一系列心理疏导工作。

（二）美容医生方面的原因

少数医生为了炫耀自己的技术水平或为了谋取经济利益，往往喜欢夸大手术效果，不愿意把客观的结果说出来，甚至隐瞒并发症的可能性，最后手术虽然成功了，但手术出现令求美者不如意的地方，求美者也会不满意。

四、客观美容手术失败求美者的心理特点和护理

1. 客观美容手术失败求美者的心理特点

（1）悲观失望：求美者原本希望美容手术能改变自己的外观，使自己变美。然而恰恰相反，手术不但没有使自己变美，反而变得更丑甚至毁容，于是产生悲观情绪，甚至对生活失去信心。

（2）迫切求医：求美者在悲观失望的同时，又期望能尽早解除痛苦，求医心情迫切。

（3）矛盾心理：求美者一方面想通过再次的美容手术改变外观；另一方面由于手术的失败而害怕再次手术，担心第二次手术失败，从而陷入恐惧、犹豫的困惑中。

2. 客观美容手术失败求美者的心理护理

（1）同情与安慰：应客观地向求美者解释手术失败的原因，同情和安慰求美者。

（2）树立再次手术的信心：向求美者表示同情和安慰的同时，更应加强心理暗示治疗。向求美者介绍再次手术的效果、方法、优点等，使求美者再次树立手术的信心。

（3）消除恐惧心理：应给予求美者热情的接诊、耐心的解释，使其正确认识再次手术的必要性和成功的可能性，消除恐惧心理，使其主动配合再次手术。

五、主观美容手术失败求美者的心理特点与护理

1. 主观美容手术失败求美者的心理特点

（1）主观感觉异常：求美者缺乏正确或合理的审美观，尽管医护人员和周围的人都认为手术是成功的，但求美者仍对手术的效果感到不满。

（2）四处求医：求美者对手术效果感到不满意，因此产生不敢轻信医生的心理而四处求医，寻找技术高超且可以信赖的医生。

（3）多疑多虑：求美者对术后的正常反应过程及出现的并发症产生种种忧虑，如怀疑隆鼻材料是否有毒等。

2. 主观美容手术失败求美者的心理护理

（1）帮助求美者树立正确的审美观：应了解求美者的家庭背景、社会环境，对求美者的精神状态和审美观的形成有一个初步判断，可利用图片或周围人群作对照，引导求美者形成正确的审美观。

（2）消除求美者的疑虑心理：医护人员应耐心地听取求美者的述说，仔细解答，消除各种疑虑，使求美者正确地认识自我。

（3）辅助药物治疗：对一些心理状态不健康的求美者，可辅助使用精神药物。

（王聪敏　国　晶）

第七节　皮肤医疗美容纠纷原因及防范

一、医患冲突与纠纷的概念

医患纠纷是指医患双方对治疗结果及其产生原因、医疗服务质量等问题产生认知分歧，而导致的利益性争议事件。产生医患冲突的原因主要有服务态度问题、医疗事故问题和未满足患者要求问题。美容医疗纠纷除了与一般的医疗纠纷有共性外，还有其特殊性，突出表现在手术效果、手术并发症、求美者本身的心理问题以及沟通本身的原因。

二、医患冲突与纠纷的种类

医患纠纷由医源性因素或非医源性因素引起。医源性纠纷主要是因医务人员责任心、技术水平、服务态度、法制观念及医德医风等方面出现问题，患方利益受损而引起，可以分为责任性、技术性、权益性、恶意性、医德性纠纷等类型；非医源性纠纷主要因患方缺乏必要的医学知识，对医疗工作产生误解，对现行医疗制度不理解或不良经济动机等因素引发，可以分为认知性、经济性、社会性纠纷等类型。

1.责任性纠纷　责任性纠纷主要是指医务人员责任心不强，或违反操作规程，造成患者非正常死亡、残废、组织器官损伤、功能障碍、病情加重等不良后果，并对此后果承担主要责任的纠纷。

2.技术性纠纷　技术性纠纷主要是指由于医务人员专业知识不足、技术水平太低，造成患者的非正常死亡、组织器官损伤、功能受损等不良后果引起的纠纷。这类纠纷的责任由医院方面承担。

3.权益性纠纷　有些医院和医务人员对患者的权益认识不足，在医疗过程中经常出现侵犯患者正当权益的现象，其中不少酿成了医患权益性纠纷。

4.恶意性纠纷　恶意性纠纷是指个别医务人员利用故意伤害、不作为等手段，使患者受到伤害，由此产生恶意性纠纷。

5.医德性纠纷　主要由医务人员的医德、医风问题所引起。

6.认识性纠纷　认识性纠纷主要指医患双方由于专业知识掌握程度不同，对临床医疗过程中所出现的疾病现象和治疗过程存在不同认识，从而引起的纠纷。

7.经济性纠纷　经济性纠纷主要表现在患者对医院的收费机制产生怀疑，从而不愿按时缴费引起的纠纷。

8.社会性纠纷　社会性纠纷是由于社会和经济体制的转型，致使部分社会矛盾聚焦于医疗保障制度的改革。医院作为医疗保障制度的实施主体，难免与患者之间产生矛盾。

三、美容技术差错与医患冲突原因

美容技术差错和事故发生率比较高，有些美容技术虽说并不复杂，但各方面要求并不低。近年来，不少学者分析了造成美容技术差错与事故发生率上升的原因有以下几点：

1. 从业人员素质不高　皮肤美容科医生特别是美容外科医生的素质要求很高，除了应该具备医学基础知识和技能外，还需要具备一些专科的知识和技能以及美学修养。

2. 经济利益的诱惑　美容医学的发展得力于经济的刺激，但不规范的商业化或利益驱使，易发生医患冲突。

3. 美容技术的滥用　由于美容技术良莠混杂，一些人由于无知或利益的诱惑，不负责任地滥用美容技术。

四、医疗美容纠纷的心理原因

根据临床分析及有关研究证明，美容整形法律的产生，是具有一定的心理学背景的。据 Napoleon 对 10 起美国医疗美容法律纠纷的研究表明，控告医生的美容患者具有以下心理特征：①自恋 - 边界型心理为表现特征；②曾有过两次或更多次的美容整形外科手术经历；③在早期的医患关系上过于理想化；④出现了一些手术并发症等。

成为被告的医生在行为上具有下述一些特点：①默认或鼓励患者起初的理想化行为；②未能充分了解患者心理痛苦的广度和深度；③没有用特定的方法改善患者的心理伤痛；④当患者对医生的看法由很好变成很坏时，他们表现出拒绝行为，对患者无法忍受。对一些自恋 - 边界型患者的个案研究发现，当出现问题时，医生没有用有效的心理治疗方法来应对，从而导致法律纠纷。

案例 1：女，35 岁，因为爱美而做了隆鼻术，术前医生告诉她不会有肉眼可见的瘢痕。手术没有产生歪鼻和其他损害，但是可见的瘢痕使患者很不满意。由于医生没有很认真地考虑患者对瘢痕的抱怨，患者打算起诉他。患者宁愿放弃工作也不愿意别人看见她的瘢痕。在她幼年时，其父醉酒后曾经强暴了她，之后她接受了一些精神治疗。她打算离开家，甚至自杀，不愿意再次接受精神治疗。她认为医生用暴力"蹂躏"其躯体，并给她带来了痛苦，所以起诉是必要的，她把医生说成"法西斯"。心理医生建议她进行长期的心理治疗，不必急于做出手术或起诉医生的决定。但是，她是否能够听从劝告尚不清楚。

案例 2：女，60 岁，在经济上能够完全独立。在她的童年时代，便成为父亲性虐待的受害者。从 55 岁以后，她先后接受了 7 位著名美容整形外科医生的 15 次美容手术，其中 8 次是在患者坚持下纠正上次手术所造成的"糟糕"结果。每次接受新的整形手术时，她会不断愤怒地指责曾为她手术的医生。她把医生都看成性虐待者，在蓄意蹂躏她的躯体。她正打算把上次经历的手术当做医疗事故起诉，并要求进一步的手术纠正她的"手术综合征"。医生听完她的讲述，了解了实情后，告诉她无须进一步的手术，也没有必要起诉医生。在以后的两年里，尽管她没有起诉医生，但是仍然接连不断地做美容手术，并且认为这是她的身体不健全的结果。

这些案例提示我们对患者心理深处探索的重要性，特别是对一些相关经历的了解有助于防止纠纷的发生。

五、美容医疗纠纷的防范措施

1.定期学习医疗风险防范知识，结合现实案例强化医疗风险意识，将风险意识铭刻在每一个医务人员的脑海中，时刻提醒自己注意医疗安全，以免给个人和单位造成不必要的经济损失和精神损失。

2.遵守医疗卫生法律、行政法规、部门规章、诊疗、护理规范及常规等。严格医疗机构管理，健全各种医疗规章制度。规范操作，不断学习，增加知识储备量，提高技术水平，预防和减少并发症。重视学术科研，充分发挥医院各职能部门的作用。

3.更新观念，建立医患信任关系，提供优质服务。患者首先是人，其人格并不因为身患疾病而被降低；相反，因其身心正在承受病痛折磨，更应得到医方的尊重和保护。高度重视患者的自主权、知情权，把患者视为一个高级生命个体，享有宪法、法律赋予的各种权利，这些权利是神圣不可侵犯的。

4.提高服务品质，以人为本，对患者要做到热心接待、耐心听取、细心观察，并进行积极的治疗。强化医务人员的管理，培养综合服务能力，严谨工作作风，善于积累资料，总结经验教训。加强医德医风教育，使每一个医务人员都具有良好的职业道德和高度的责任感，增强防范意识，做好医护保护。

5.加强医患沟通，尊重患者的知情权，并告知治疗的局限性和治疗过程中可能出现的风险，让患者心中有数，并积极配合治疗。

6.保守患者的秘密，保护患者的隐私，尊重患者的人格。为患者保密是维护患者的利益和尊重患者隐私权的需要，也是建立良好医患关系的必备条件。

7.加强临床医学检验，为避免和解决纠纷提供科学依据。建立先进的现代医疗诊治制度，保管好完整、详细的病历资料和书面诊疗记录。

8.重视医疗投诉，妥善处理医疗纠纷，化解医患矛盾，保障医疗工作正常运转，建立医疗事故报告制度。抓好医疗安全三级预防，尊重和保护患者的合法权益，从失败中汲取教训，减少医疗美容差错事故的发生。对手术失败者热情接待、积极治疗，将危害降到最低程度。

六、求美者的鉴别与选择

如遇到下列求美者，可暂缓手术或劝其不要手术：

1.带着明星照片、画刊和一些人体模型，让医生模仿做手术的求美者，应特别注意。

2.对自己的畸形并不在乎，求医并不心切，或畸形很轻微，只是想尝试一下。

3.求美者认为通过美容整形手术才能解决婚姻和职业问题，或成为知名的人物。

4.求美者要求美容整形的部位不明确，而让医生来决定做手术的器官和部位。

5.对要求手术绝对保密的求美者要警惕。

6.求美者年幼或心理上特别幼稚，存在不切实际的幻想，要求过高。

7.家庭成员、亲属、朋友反对做美容手术的患者，因手术往往得不到肯定的评价，反而会受到谴责，而术后达不到预期的满意效果。

8.由于审美观、宗教信仰不同，要求美容后的效果不一，绝不能以医生的意志强加于患者，这样会引起误会或效果不佳。

9.医生应了解求美者所期望的要求，分析目前的医疗水平能否达到，然后再决定是否手术。

10.医生应具备较高的审美修养和审美能力，绝不能求美者要求什么就做什么，这样术后容易出现医疗失误或纠纷。

为避免引起不必要的纠纷，对以下求美者应拒绝手术：

1.指着画报要求医生把形态正常的鼻子或口唇做成某个明星的样子。

2.求美者蓬头垢面、衣冠不整、仪表不佳，表明他们有可能缺乏基本的审美素养。

3.本人并不想做手术，是在家人或朋友的建议下前来。

4.对手术缺乏信心，对同一问题反复追问，表现出不信任的态度。

5.对医生满口虚伪的夸奖或奉承之词的求美者。

6.过分挑剔，对一些轻微的畸形或瘢痕也极端苛求者。

7.对医务人员态度粗暴无礼者。

8.对医生治疗方案不同意的求美者。

9.术前拒绝照相者。

10.多次不按时就诊或入院者。

这十条标准看起来是经验之谈，实际上反映了求美者的心理状态。在这些求美者的行为和表现背后，正是美容整形手术的心理禁忌。

七、预防美容医疗纠纷的措施

1.语言沟通技巧　求美者来就医时或多或少都有一些心理活动或心理异常，医务人员说话要有耐心，要充满同情心，解释要清楚，尤其对于那些有严重缺陷的求美者。

2.明确沟通内容　医生与求美者及家属沟通的内容应包括：①向求美者介绍自己；②向求美者及家属交代诊疗计划；③向求美者讲解有关检查、治疗和手术的必要性及可能发生的并发症或意外；④要认真倾听求美者的问题，准确回答并给予适当的鼓励和安慰；⑤对手术后的病情变化和处理，要随时向求美者交代清楚。

3.知识面广泛　美容外科涉及许多学科知识，只有掌握广泛的知识，才能制订出最适合求美者的治疗方案。

4.尊重求美者的权利　尊重患者的自主权已成为医疗道德的重要原则，成为构建现代医患关系的基础。

5.执行谈话与签字制度　术前谈话是医生履行告知和说明义务，也是求美者对侵袭性医疗行为的危险与痛苦表示愿意承受。

6.术前、术后照相　术前、术后进行对比照相可显示美容整形手术的效果，便于总结经验，进行学术交流。当术后对手术结果不满意时，医生还可用术前、术后的对比照片进行解释。术前、术后拍照时不应化妆，其照片大小、位置、背景角度都应尽量一致，以便于前后对比。

7.完善的病历记录　术前、术后病程记录和手术记录等都是重要的法律文件，要求记录准确、实事求是。

8.注意相互补台　医务工作者之间应互相尊重、互相学习、互相帮助，绝不能互相看不起甚至恶意拆台，应有自知之明、谦虚谨慎，绝不可故意贬低他人以此来抬高自己的名气和威望。

（王聪敏）

第十一章

皮肤美容科护士工作规范及档案管理

第一节　皮肤美容科护理人员工作职责

为规范皮肤美容科护理人员的工作行为，更好地服务于求美者，减少医疗事故与纠纷，维护求美者和护理人员的合法权益，促进皮肤美容科医疗工作标准化、制度化，保证科室工作的连续性和整体性，提升护理质量及服务水平，特制订本职责和制度。

一、护士长职责

1.在科室主任和护理部的领导下，组织制订本科室护理教学、科研及护理工作计划，参与行政管理工作。

2.根据工作计划，结合本科室情况制订并组织实施护理工作计划，经常检查、定期总结。

3.安排本科室护理人员的日常工作，负责护士的排班及工作任务的分配，做到科学、合理。督促落实各级、各岗位护理人员的工作职责、各班工作流程、美容专科疾病护理常规、护理质量标准和健康教育等内容。

4.组织本科室护理交班和护理查房，参加术前和疑难、危重、死亡病例的讨论及护理会诊，指导护士制订护理方案。认真查看护理文书，及时审签护理病历。

5.组织落实各项护理规章制度和技术操作常规。对复杂的美容技术或新开展的护理业务，亲自指导并参加实践。

6.有持续改进措施，落实跟踪记录，成立质控小组，按照护理质量标准进行质量自查。做到每周抽查，每月讲评分析，提出改进措施，使护理质量持续稳定、不断提高。

7.督促护士认真执行医嘱，落实查对制度，严防差错事故发生，确保本科室的护理安全。

8.参加科主任查房，协调沟通医疗护理工作关系，了解对护理工作的要求及存在的问题。

9.定期召开护理人员会议及求美者座谈会；经常征求求美者意见，指导护士改进工作，提高求美者对护理工作的满意度。

10.负责科室护理事故、差错、纠纷、缺陷、不良事件等调查分析，提出改进意见并及时上报护理部。

11.制订业务训练、教学计划，并组织护理人员培训，定期考核、讲评。

12.组织科室开展医美护理新业务、新技术，了解国内外本专科护理技术动态。负责皮肤激光美容和（或）整形美容及手术室的全面管理，确保整形美容手术的正常开展。

13.负责本科室仪器、设备、器材、药品、被服等物资管理，做好请领、使用、维护、保养和管理工作。

14.掌握本科室护理人员的思想、业务能力和工作表现，提出考核、奖惩和培养使用意见及人员调整的建议。

二、门诊及病房护士职责

1.在护士长和科室主任的指导下工作，承担本科室求美者的日常及心理护理工作。

2.严格执行无菌操作制度及各项护理技术操作流程，严格做到"三查七对"。

3.参加值班、病房巡视，观察求美者的病情变化，发现异常及时报告。

4.落实护理三级查房，分管求美者的入院、住院评估和健康教育，完成护理病历的书写，确保服务质量。

5.参加医美护理教学、科研、业务培训工作。参加护理病历讨论，并做好记录和整改措施。

6.定期更换治疗室床单、被套（如使用频繁或污染随时更换）。定期更换消毒容器及消毒剂。

7.随时巡查并保持治疗室物品完备与环境整洁。定期检查药品、物品，防止损坏及过期。定期对仪器设备进行保养和维护，并做好登记。

8.掌握皮肤美容和手术室工作规范，熟练配合皮肤美容外科手术，保证各种无菌手术包的供应，保证手术室各类材料物品完备。

9.定期对治疗室/手术室进行空气消毒与监测，并做好登记。

10.随时巡查医疗废物是否正确处理，确保医疗废物的正确放置与处理。

11.负责治疗/手术前准备（清洁、备皮、皮肤外敷麻醉等）及治疗/手术后处理（清洁、冷敷或冰敷、舒缓、敷药等）。

12.负责求美者的皮肤修复及日常美容护理工作。遇有疑惑问题，及时请教医生协助处理。

13.负责求美者治疗/手术前、后的照片采集工作，保证照片采集的质量，并及时录入电子文档。

14.负责搜集求美者的门诊纸质病历，按就诊时间、病种及相关治疗进行分类，及时归档。

三、导诊护士职责

1.在护士长和科室主任的指导下工作，并负责前厅（前台）的迎宾和接待工作。

2.开诊前做好一切准备工作。备齐各项诊疗用品，并按固定位置放好。

3.热情待客，耐心解答问题，有计划地安排求美者就诊。遇求美者对诊疗方面有意见时，护士应主动协助医生进行解释及处理。

4.负责新就诊求美者的登记、分诊、导诊工作。认真填报就诊人员的基本信息。合理分诊，按照"分诊、导诊制度"认真做好各项工作。

5.对候诊人员进行美容知识宣教。

6.负责复诊求美者的档案提取及导诊安排。

7.负责前台电话接听及前厅环境的保持。

8.在其他咨询或医护人员繁忙时，做好调度配合工作，并主动帮助完成部分服务工作。

9.规范资料填报，日报、月报资料按时收交。

（王聪敏　龚丽娟）

第二节　门诊病历档案管理

病历档案是指医务人员在医疗活动中形成的文字、图像、图表、影像、切片等资料的总和，是医务人员通过门诊、查体、辅助检查、诊断、治疗、护理等医疗活动获得有关资料并进行归纳、分析、整理形成的医疗活动记录，是最原始、最真实的个人健康档案。随着新的《医疗事故处理条例》正式实施，作为处理医疗纠纷的直接书面证据，病历档案被提到更加重要的地位。

一、病历档案的重要性

1.病历档案是医疗科研的"信息库"。病历档案是医务人员对患者生病入院后从检查、诊断、治疗直至痊愈出院或死亡的全部过程的真实记录，反映着每个历史时期对一种疾病的认知，既检验着医疗知识的正确与否，又是医学创新的详实记录，为医疗、科研提供了重要的信息资源。医学研究人员可以通过对既往病历的综合分析，总结疾病的发病特点，做出明确诊断，同时找出临床有效治疗方法，减少并发症与后遗症的发生，提高医疗水平，创新诊疗技术，推动药物更新，促进医学进步。

2.病历档案是实施医疗保险的重要依据。怎样界定投保人所患疾病是否在投保范围、报销比例是多少、所有的检查与所使用的药品是否属于报销范畴等，都需要病历为其提供依据，因此可以说现代医疗保险公司的每一项业务都离不开病历档案。

3.病历档案是司法鉴定的有力保障。病历档案作为一种特殊的法定文件，可以为司法工作提供科学的鉴定依据。病历档案记录着疾病发生与检查治疗的全过程，既记载着患者的现在，也记录着患者的过往健康史。当发生医疗事故、医患纠纷、刑事伤害、工伤致残等案件时，病历档案可为司法机关提供具有法律效应的铁证，是解决纠纷、进行司法仲裁的权威性文件。司法机关只借鉴病历档案内容，也只相信病历档案。因此，可以说病历档案是维护当事人合法权益的最有力保障。

二、病历档案管理的意义和要求

（一）病历档案管理的意义

病历档案的重要性越来越为人们所熟知，使用病历档案的领域越来越广泛，小至人们自身的健康档案，大至医疗保险、司法审判、伤残鉴定等，病历档案在社会生活中发挥着越来越大的作用。同样，病历档案对医院的生存和发展也至关重要。病历档案管理是医院管理的一部分，体现着一个医院的管理水平。病历档案检查已成为医院等级评审及等级复审的重要内容，是医疗系统自身评价的指标之一，是判定一家医院医疗、护理水平的根据。

（二）病历档案管理的要求

1.必须真实、客观、准确，不能凭想象主观臆断。

2.必须由具有专业医学资质的人员书写。

3.必须由患者的经治医生本人或直接参与患者检查、治疗活动的医生书写。

4.病历档案的完成必须遵守一定的时间限制，即按照《病历书写基本规范》的要求在规定时间内完成。

5.患者的病情、病史、特殊检查、特殊治疗等必须向患者本人告知，由本人确认并签字，如果患者不具备完全民事行为能力或为抢救、保护患者，可以与患者的近亲属或法定代理人签订授权协议，向授权人交代病情，由其确认签字。

6.病历档案不得随意涂抹，必须修改时要按《病历书写基本规范》有关要求进行。

三、皮肤美容科门诊档案管理

皮肤美容科门诊应对接受治疗的求美者进行个人资料的收集并建立个人档案。科室配备专职护士负责档案管理，每日负责为求美者照相、协助管理病历。医生负责承担患者的就诊工作，制订治疗方案及计划，发放健康教育处方，并指导求美者填写病历。

（一）个人档案的内容

求美者个人档案分为纸质病历、电子病历、照片资料三个方面的内容。

1.纸质病历　包括求美者姓名、地址、联系电话、皮肤状态、主诉、皮肤科检查、治疗前谈话、注意事项、本人签字、医生签字、治疗方案、治疗表格（包括治疗日期、次数、参数、疗效、收费、医生及治疗者签字）、粘贴照片处、回访记录等内容。

2.电子病历　准备一套病案管理系统，每位求美者都有一份与纸质病历相对应的电子病历。设有病案查找系统，输入求美者的姓名、汉语拼音或病案号均能查找到求美者的就诊资料。

3.照片资料　每位求美者每次治疗前均需对皮损处照相，电脑里有每位求美者的图像资料文件夹，输入求美者的病案号就能找到其照片，便于医生及求美者查看治疗前后的疗效对比。

（二）个人档案的建立及使用

1.个人档案建立的方法　将接受治疗的求美者按病种进行分类，每个病种按该病名第一个字的汉语拼音首字母进行流水编号，如鲜红斑痣第一个患者为X1，第二个为X2，后面的求美者以此类推；同样，如太田痣患者为T1、T2……编号写在纸病历的右上角，每种病历满30份存放一个文件盒，文件盒的侧面打上病历的起止号码，按顺序放置在病历架上。照相护士同时把编号也写在求美者的门诊病历上，并让其熟记其病案号。求美者复诊的时候，导医护士看到门诊病历上的编号就能找到其治疗病历。如果求美者忘记带门诊病历或忘记其编号，导医也可通过病案管理系统很快查到其病案号，以方便其就诊。每日于治疗结束后，由档案管理员将当日的病历分类归档，将门诊病案按序号准确放置在专门的档案柜并上锁，保证安全以防丢失。

2.档案使用方法　求美者病历中的姓名、性别、年龄、地址、联系电话等内容由其本人填写。皮肤状态、主诉、皮肤科检查、治疗方案等由医生填写，术前谈话由医生交代，并签署知情同意书。治疗前后注意事项、健康教育等内容由护士交代。对于接受激光美容治疗的求美者，医生应在记录表中填写日期、治疗的次数、波长、脉宽、能量、疗效、收费等项目，并签名。治疗者一栏由操作者签名，操作者无论是医生还是护士都应严格执行接诊医生的医嘱。治疗过程中如有不良反应要及时报告医生并作记录。求美者复诊时仍需常规照相，接诊医生要记录疗效和有无副作用。

3.个人档案与电话回访、健康教育相结合　为加强医患沟通以及指导求美者术后心理、生理恢复，消除隐患，护士需按求美者病历中留下的联系方式定期电话回访，了解求美者术后的生理、心理变化，及时解答求美者的疑问，指导护理方法，提醒求美者治疗复诊的时间，并做好回访记录。对于电话咨询不能解决、需当面指导检查的，帮助其预约医生复诊。

门诊病案是门诊诊疗工作的真实记载，真实反映了激光整形美容医疗机构的医疗质量、医疗特色和科室管理水平。激光整形美容门诊病案管理的标准化，有助于确保求美者治疗与健康教育的连续性，也可为求美者复诊时给医生提供信息参考。

（王聪敏　张　华）

参考文献

[1] 胡琼华, 刘林嶓. 美容外科与护理技术概论[M]. 北京: 科学出版社, 2006.

[2] 李世荣. 整形外科学[M]. 北京: 人民卫生出版社, 2009.

[3] 何黎, 刘玮. 皮肤美容学[M]. 北京: 人民卫生出版社, 2008.

[4] 杨蓉娅, 戴耕武, 潘宁. 皮肤外科学[M]. 北京: 科学出版社, 2015.

[5] 朱红穗. 现代护肤美容学[M]. 2版. 上海: 东华大学出版社, 2007.

[6] 周展超. 皮肤美容激光与光子治疗[M]. 北京: 人民卫生出版社, 2008.

[7] 杨蓉娅, 樊昕主译. 皮肤美容激光与光子治疗技术[M]. 北京: 北京大学医学出版社, 2016.

[8] 王聪敏, 张岚. 皮肤美容科护士规范操作指南[M]. 北京: 中国医药科技出版社, 2015.

[9] Garcia O., Schafer M. The effects of nonfocused external ultrasound on tissue temperature and adipocyte morphology[J]. Aesthetic Surgery Journal, 2013, 33(1):117-127.

[10] Atluri P, Barone F, Cervone F, et. al. Clinical effects of noninvasive ultrasound therapy for circumferential reduction[J]. American Journal of Cosmetic Surgery, 2012, 29:114-119.

[11] 谷廷敏, 郑永生, 杨蓉娅主译. 注射充填颜面美容[M]. 北京: 北京大学医学出版社, 2011.

[12] 范巨峰. 注射美容外科学[M]. 北京: 人民卫生出版社, 2013.

[13] 吴念. 整形外科诊疗常规[M]. 北京: 中国医药科技出版社, 2012.

[14] 方方, 张国成. 协和皮肤外科学[M]. 北京: 中国协和医科大学出版社, 2007.

[15] 杨蓉娅, 隋志甫主译. 注射美容图谱[M]. 北京: 北京大学医学出版社, 2016.

[16] 刘娟, 刘俊英. 外科手术后患者疼痛的观察与护理[J]. 中国实用医刊, 2002, 29(8): 62-63.

[17] 李淑迦. 临床技术操作规范. 护理分册[M]. 北京: 人民军医出版社, 2007.

[18] 吴钟琪. 医学临床"三基"训练医师分册[M]. 长沙: 湖南科学技术出版社, 2009.

[19] 费成林, 于学洁. 伤口换药进展[J]. 内蒙古医学杂志, 2006, 38(10): 921-922.

[20] 顾劲松, 刘林嶓, 杨加峰. 美容外科学概论[M]. 北京: 科学出版社, 2015.

[21] 胡志红, 整形美容外科护理学. 北京: 中国协和医科大学出版社, 2012.

[22] 刘林嶓. 美容外科学[M]. 北京: 人民出版社, 2014.

[23] 李世荣. 现代整形美容外科学[M]. 北京: 人民军医出版社, 2014.

[24] 杨晓惠, 田永成, 刘宁. 美容整形外科手术学[M]. 长春: 吉林大学出版社, 2005.

[25] 崔爱华. 21例下颌角矫正术后并发症的观察要点及预防[J]. 内蒙古中医药, 2011, 30(23):24-25.

[26] Terenzi V, Leonardi A, Covelli E, et al. Parry-Romberg syndrome[J]. Plast Reconstr Surg, 2005, 116(5):97-102.

[27] 林姬, 李雪萍. 腹壁整形术围手术期的观察及护理[J]. 齐齐哈尔医学院学报, 2007, 28(13):1645-1646.

[28] 柳大烈. 美容外科学[M]. 北京: 科学出版社, 2003.

[30] 杨晓惠, 李健宁. 实用整容外科手术学[M]. 2版. 北京: 人民卫生出版社, 2000.

[31] 王亚荣, 马宝敏, 徐国庆. 足背游离皮瓣修复虎口皮缺损10例的护理[J]. 中国误诊学杂志, 2009, 9(17):41-54.

[32] 亢华章. 腹部带蒂皮瓣移植术后的护理[J]. 实用手外科杂志, 2006, 20(4):226.

[33] 蒋文峰, 刘莉, 樊桂莲, 等. 皮瓣移植术的临床观察及护理[J]. 护理实践与研究, 2010, 7(2):62-63.

[34] 中华医学会. 临床技术操作规范[M]. 北京: 人民军医出版社, 2004.

[35] 李玉芝.体表肿瘤切除术961例护理配合[J].齐鲁护理杂志,2009,15(16):105-106.

[36] 薛富善,袁风华.围手术期护理学[M].北京:科学技术文献出版社,2001.

[37] 郭林,崔大平,杨磊,等.拇外翻术后113例并发症分析[J].中国医疗前沿,2008,3(12):1-2.

[38] 王继萍,范金财.毛发单元移植行前额发际美人尖再造[J].中国美容整形外科杂志,2006,1(4):268-270.

[39] 吴学清.自体头皮毛发移植患者的围手术期护理[J].中华护理杂志,2006,41(12):1118-1119.

[40] 戚可名.女性美容整形外科学[M].北京:人民军医出版社,2001.

[41] 代秀菊,涂平,秦俭,等.米诺地尔对培养人头皮毛囊生长的影响[J].临床皮肤科杂志,2002,31(1):6-8.

[42] 刘玮,张怀亮.皮肤科学与化妆品功效评价[M].北京:化学工业出版社,2005.

[43] 潘红梅.透明质酸的研究现状综述[J].四川食品与发酵,2003,39(1).

[44] 周秩,陈力.果酸在皮肤科的应用[J].中国中西医结合皮肤性病学杂志,2009,8(6):389-391.

[45] 涂颖,何黎.激光治疗对皮肤的损伤及护理[J].临床皮肤科杂志,2008,37(8):548-550.

[46] 叶春婷,李叶杨,邹海燕等.胶原贴治疗寻常痤疮[J].中华医学美学美容杂志,2006,12(5):287-289.

[47] 周双琳,张进,吴英英,等.复方红参肽原液电离子导渗对女性面部肤质改善的疗效观察[J].实用皮肤病学杂志,2012,5(3):143-146.

[48] 周双琳,王海燕,岳丹霞,等.小分子鱼胶原蛋白粉对改善女性面部肤质的疗效及安全性观察[J].实用皮肤病学杂志,2011,4(3):143-145.

[49] 郭恒斌,曾庆祝.鱼皮胶原蛋白及胶原活性多肽的研究进展[J].食品与药品,2007,9(8).

[50] 刘畅,王聪敏,赵志力.术前备皮对手术野感染的影响[J].实用皮肤病学杂志,2011,4(1):43-45.

[51] 赵辨.中国临床皮肤病学[M].南京:江苏科学技术出版社,2010.

[52] 李邻峰,刘玲玲,董福慧,张军,等.皮肤外用药局部不良反应评价专家共识[J].中国全科医学,2015,18(4):483-484.

[53] 雷洁.窄谱中波紫外线治疗寻常型银屑病的疗效观察[J].临床合理用药杂志,2015,4(8):23-24.

[54] 曲剑华.北京市医疗美容主诊医师培训教材-美容中医科[M].北京:中国医药科技出版社,2014.

[55] 李淑迦,巩玉秀.护理学分册[M].北京:人民军医出版社,2009.

[56] 张学军.皮肤性病学[M].北京:人民卫生出版社,2013.

[57] 高鹏,温丽英,于豪.皮肤病学[M].北京:中国古籍出版社,2012.

[58] 费成林,于学洁.伤口换药进展[J].内蒙古:内蒙古医学杂志,2006:921-922.

[59] 乔先明,李会民.实用无痕毛发移植术[M].北京:军事医学科学出版社.2014,7.

[60] 吴念.整形外科诊疗常规[M].北京:中国医药科技出版社,2012.

[61] 赵启明,邹成霖.皮肤美容外科学[M].杭州:浙江科学技术出版社,2003.

[62] 刘玮,甄雅贤.现代美容皮肤科学基础[M].北京:人民卫生出版社,2011.

[63] 项蕾红,周展超.皮肤美容激光治疗原理与技术[M].北京:人民卫生出版社,2014.

[64] 林挺,李雪梅,廖春,等.308nm准分子激光治疗白癜风发生水疱的原因与防治措施[J].临床误诊误治,2015,28(2):81-83.

[65] 周展超主译.激光与光[M].北京:人民军医出版社,2007.

[66] 王宝玺,晋红中.皮肤病与性病诊疗常规[M].北京:中国医药科技出版社,2012.

[67] 王金,吴艳萍,徐瑞,等.595nm脉冲染料激光治疗鲜红斑痣的临床疗效分析[J].包头医学,2014,38(4):201-203.

[68] 王敏华.强脉冲激光治疗色素性病变580例护理[J].临床和实验医学杂志,2007,6(8):266-267.

[69] 齐向东,王炜,高景恒.微创美容外科学[M].杭州:浙江科学技术出版社,2013.

[70] 刘宜群. 中医美容学[M]. 2版. 北京: 中国中医药出版社, 2012.

[71] 宿曼. 孙振东. 电离子导入疗法的新进展[J]. 医疗卫生装备, 2006, 27(7):30-31.

[72] 赵维亚, 陈康, 刘琳. 儿茶素内服及直流电离子导入治疗黄褐斑疗效观察[J]. 中国误诊学杂志, 2004, 4(1):84-85.

[73] 王燕. 如何做到正确的面部清洁[J]. 按摩与康复医学, 2012, 3(10):200.

[74] 茅伟安, 张立超, 张健, 等. 5-氟尿嘧啶无痛微针阵列治疗寻常疣的临床观察[J]. 新疆医科大学学报, 2013, 36(4):505-508.

[75] 孙华. 妥塞敏联合微针治疗黄褐斑疗效观察[J]. 中国美容医学, 2015, 24(5):51-54.

[76] 陆洁, 何梅, 谢洪霞, 等. 微针联合Q开关1064nm激光治疗黄褐斑疗效观察[J]. 中国美容医学, 2014, 23(10):827-830.

[77] 罗宇杰. 像素激光联合微针治疗面部痤疮瘢痕的疗效观察[J]. 海南医学, 2014, 25(13):2001-2003.

[78] 中国心理卫生协会和中国就业培训技术指导中心. 心理咨询师[M]. 北京: 民族出版社, 2012.

[79] 胡佩诚. 临床心理学[M]. 北京: 北京大学医学出版社, 2009.

[80] 王伟. 人格心理学[M]. 北京: 人民卫生出版社, 2007.

[81] 何仑. 美容心理学[M]. 北京: 科学出版社2006.

[82] 胡佩诚译. 健康心理学[M]. 北京: 中国轻工业出版社, 2006.

[83] 张宁译. 人格障碍治疗指导计划[M]. 北京: 科技出版社, 2005.

[84] 顾瑜琦. 心理危机干预[M]. 北京: 人民卫生出版社, 2013.

[85] 韩红英. 医学美学[M]. 北京: 人民卫生出版社, 2002.

[86] 于民. 中国美学史资料选编[M]. 上海: 复旦大学出版社, 2008.

[87] 彭庆星. 医学美学导论[M]. 北京: 人民卫生出版社, 2002.

[88] 刘菡. 美容医学咨询与沟通[M]. 北京: 科学出版社, 2006.

[89] 谭晨译. 心理咨询与治疗经典案例[M]. 7版. 北京: 中国轻工业出版社, 2013.

[90] 戎惠珍, 厉建鸣, 贾高蓉, 等. 激光美容科门诊患者档案的建立与使用[J]. 中国美容医学, 2009, 18(11):1690-1691.

[91] 高琼, 喻亿玲, 罗明灿, 等. 美容门诊病案管理[J]. 中国美容医学, 2015, 24(5):85-87.